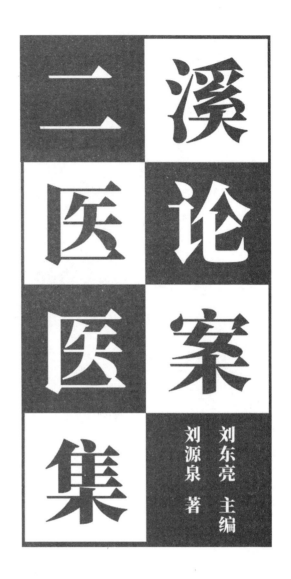

二溪论医 二溪医案 二溪医集

刘东亮 主编

刘源泉 著

U0293835

甘肃科学技术出版社

甘肃·兰州

**图书在版编目（CIP）数据**

二溪医论医案集 / 刘源泉著 ； 刘东亮主编 .
兰州 ：甘肃科学技术出版社， 2024. 9. -- ISBN 978-7
-5424-2923-0

Ⅰ. R249.7

中国国家版本馆 CIP 数据核字第 2024DT3470 号

二溪医论医案集

ERXI YILUN YIAN JI

刘源泉 著　刘东亮 主编

责任编辑　杨丽丽
封面设计　苟春媛

出　版　甘肃科学技术出版社
社　址　兰州市城关区曹家巷 1 号　730030
电　话　0931-2131575(编辑部)　0931-8773237(发行部)

发　行　甘肃科学技术出版社　　印　刷　兰州人民印刷厂
开　本　787 毫米×1092 毫米　1/16　印　张　16.75　字　数　398 千
版　次　2024 年 9 月第 1 版
印　次　2024 年 9 月第 1 次印刷
印　数　1~2 000
书　号　ISBN 978-7-5424-2923-0
定　价　78.00 元

# 编　委　会

著：刘源泉

主　编：刘东亮

副主编：燕忠生　陈淑珍　许　斐　莫金花

编　委：刘正午　刘根午　刘旺国　刘强国

刘长国　刘胜国　刘仁杰　刘　明

刘　朔　盛连杰　刘月强　任守义

高　瑗

# 作 者 简 介

刘源泉（1898—1972），字二溪，号农俗子，甘肃秦安刘文魁中医世家第七代传人之一，乡人皆称"刘家药铺老二"。精通传统医学，擅治内科疑难杂症，多年沉疴，精于妇科、儿科。曾当选为秦安县第五届人大代表、秦安县政协第一、二、三届委员、甘肃省政协第一届代表。多次出席甘肃省卫生工作代表会并发表对诸多疑难医案的独到见解。

清光绪二十四年（1898）农历十月六日，刘源泉出生于秦安县魏家店镇。幼年入私塾，然迫于家贫，少年即辍学事农，耕余则随父学医以传承祖业。一经入门，倍加勤奋，常于田间垄畔利用歇息之机，或执卷研读，或默诵汤诀。青年时，学有所成，崭露头角，于是弃耕，协助父兄行医乡里。1956年魏店卫生院成立时参加工作。

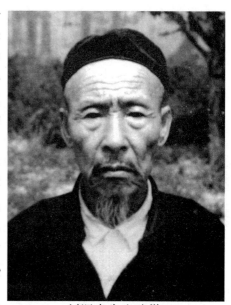

刘源泉先生遗徽
（1898—1972）

刘源泉对诸多奇症、难症、伤寒杂症及多年沉疴有独到见解，尤长于妇科、儿科。著有《脉理定义》《妇科集要十条》《妇科医案》《小儿科歌诀》《实践经验九则》等书稿多部。邑人成怀卿曾作诗赞誉："名重秦封姓字扬，保元寿世慕岐黄；玉函秘试叔和手，金匮艺精仲景方。人增日月杏村暖，誉满乾坤桔井香；种德堂前春意满，口碑乐道寿而康。"

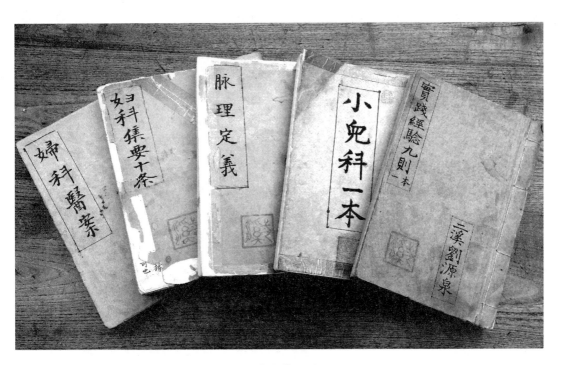

二溪遗著原稿

一 調経門

○ 一妇人李姓適苟氏漢族年二十四歳通渭共和公社

藜灘生產隊家庭中農成份經閉三年零四個月以

在吉川区卫生所治疗幾次毫無效菓在六零年春

天秉我所就診詢其病因主訴云在五六年秋天生產

以後未曾滿月因天燥氣热口渴欲飲不得其開水需

便飲以涼水至半夜發生腹疼不甚严重次日早晨小便

《妇科医案》手稿之一

柴胡二分 升麻一分 胆草二分 艾草一分 生姜大枣为

引水煎几次温顿口服渣再煎服

○症 方 歌

○加味六君主治前　　带下黄色心憂煎

不得於人氣凝郁　　宜服此湯带可蠲

党参白术苓三钱　　半夏陈皮二钱姜

甘草升麻一钱用　　只有柴胡亦二钱

姜枣二为引水煎服　　即苦咽乾加籠胆

《妇科集要》手稿之一

脉理定義

○浮沉迟數四大綱領訣

○浮脉輕浮皮面中
渾如側耳聽松風

却非洪大疑爲散
表病能分脉理通

○沉脉剛柔底部中
較來微弱不相同

實爲有力虛無力
數熱迟寒一理通

○迟脉迟來狀若何
二三一息至無多

知非緩澀偏爲慢
表裡寒侵氣不和

《脉理定义》手稿之一

流涕時汗時熱伤風發热自汗頭疼身重此為之小

風但大風有八種則大治之小風有四十五種則小治之

若大病小治則病不疗小病大治变症百出 余性鄙陋

尚加文化有限医疗不高希同道者多多批評

指正是賊焉

○ 中風治法

○ 凡中風之症有大小之不同治疗有輕重之别业斯道

者須分大小輕重而治之可也如偏枯風痱風懿風痹

《实践经验九则》手稿之一

○二指紋形色歌

○說罷面部色和形

○須要分出三關紋

必須固定風氣命

風寒惊急裡和外

靈寔熱凉观指紋

青黄赤白黑五色

紅主傷寒青主風

再將指紋細推尋

詳細泰看定吉凶

寅卯辰位要分清

癍滯嘔吐在其中

若診脉法無可憑

欲知疾病观其真

白色血寔卧不寧

《小儿科歌诀》手稿之一

# 序

刘源泉，甘肃秦安人，祖上七代皆为良医。幼承庭训，精研岐黄，又博学经儒，尤以《周易》《内经》《伤寒》《本草》为最，自成一派。行医六十余年，足迹遍布陇东。每遇疑难未决之症，求先生会诊，往往经先生之手，便洞晓机括，转危为安。由于诊务繁忙，无暇多问，常以舌脉为宗，长此以往，练就了精湛脉法。遂声名鹊起，历久弥远。先生诊疗之余，笔耕不辍，晚年著成：《脉理定义》《实践经验》《小儿科

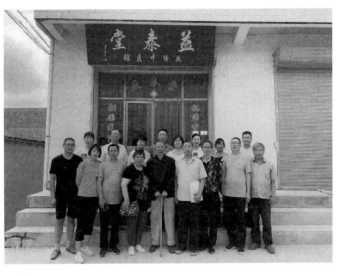

歌诀》《妇科医案》《妇科集要十条》等医术著作。经弟子整理编辑，才得以传世。大作既成，即将风靡杏林。

俗言：不为良相，愿为良医。医者，仁术也。虽为小道，念及苍生，非诚实坚毅，聪颖善思之辈所能及。先生性情温和，寡言慎思，然其济世救人之心无异于良相治国。读先生医案，书写优美，理法简明，用药时而轻灵，时而厚重，有古名医之风。常有不可为而为之，施药救人权在一心，拳拳活人之情溢于言表，读来犹如长者在侧，如沐春风。老先生尤其擅长妇科，儿科，以脉断证，近乎通神，此等绝技，无不令人折服。诊某区长之夫人，经停八月，腹痛下坠，多医诊为怀妊，服安胎药不效。刘老摸脉云：肝大肺小必有子，心肾俱旺知是孕，此人肝脉滞涩不大，心肾虚弱不旺，闭经无疑，嘱活血通瘀汤，血下痛减而愈。书中精彩未能详尽，若能窥其全貌，当有酣畅淋漓之感。先生治病救人，著书立说，志在光大祖国医学，但凡有志之士，皆可传承经典，仔细研读，增长见闻，为我国医学而奋斗。是为序。

刘维忠

二零一九年七月十五日

# 目　录

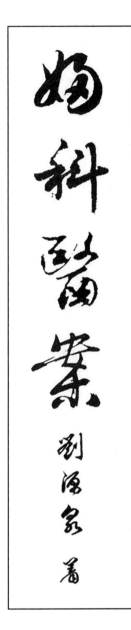

妇科醫案

刘渊家 著

# 自 序

医者，意也。意者，理之至也。而为医者只能医病，而不能医其医。若能医其医，而又能医病者，可为名医矣！盖夫医为仁术，至精而至诚。精者细之义，诚者心之理。凡人之疾苦，全依赖于医之精诚。若以性命委托于庸医之手，岂不嗟乎！所以治病者之为难，治医之症犹难也。人之病，有虚、实、寒、热之不同，医之性，有温、凉、补、泻之各异。偏寒、偏热、偏尅伐、偏滋补有己之定议，此为偏见之病，而实在治之不易也。医之理，实在是定理也，此谓医病易而医医难也。

医医难，而医妇女之病最难。所以难者，而妇女七情六欲所伤者犹多，所以谓之难也。妇女病，在古妇科书中共分为六门，一门有四五十条者，有六七十条者，有八十余条者。在疾病上，以总的来说，不外乎六六三百六十余种疾病而已。余之不才，以在妇科上详细分辨，能分为四百六十几种。余写医病之案四十余条，所以分为六门。以调和经血为第一，不孕为第二，妊娠为第三，血崩为第四，带下为第五，杂病为第六。在此六门内，条例不均有七八条亦有六七条的，共为四十八条之多。一条之内和一条之内的病因、主诉、症状、脉象，治疗、处理、方名及加减化裁，各照其病期、病史之长短，病因之何缘，主诉详或不详，现在症状是否明确，诊断可能正确；脉理是否详细，治疗可能准确；处方处理恰当合适。以在理论方面，字简而言词浅。主诉方面，话多而繁冗。治疗立方方面，以检查脉理为度量。份量方剂之大小，以人之老少和病之轻重、与时间的关系为标准。有在用药上先轻而后重者，有先重而后轻者，有病未好而药先停者，有病已好而药不停者，此所谓法外有法也。至于方味和方名，有在古方中而加一二味者，有减一二味者，有用古方者，有用时方者，有用余所制之方者，此所谓方中有方也。所以方法并用，而业斯道者，立方依法而治，其病焉有不愈者哉！

刘源泉

一九六六年六月八日（农历丙午四月二十）

# 凡　例

一、本部分条例分成五门，最后第六门是杂病门，条例只有四五条而不多。以载阴道出虫和出寸白虫、阴吹和尿不禁以及经后清水不止。在这几条中，未写出病源、病理及脉理者也，所以学者明医理欤。

二、本部分前五门内，分出的经闭、不孕、妊娠、血崩、带下五门。在这五门中，有多的条例，有少的条例。其中诉说各有不同，症状各有所异，诊断程度各个不一，脉象各有沉浮，治疗各有补泻之别。

三、本部分之一案之中，而在治疗上有前后之不同；有老少之各异；虚实之不同；新陈之各异。病有轻重寒热之分，药有温凉补泻之法也。

四、本部分之内的方法，或与古法不同。是余根据病的轻重、新久，是否已有治疗，又以病例（实际）的方法方式而写的。先以个人信息，次以主诉、症状、诊断、脉象、治疗、处方、病后转变以及嘱咐，禁忌之物而组成的。

# 一、调 经 门

## (一) 湿伤血经闭

一妇人李姓，汉族，年二十四岁。经闭三年零四个月，已在区卫生所治疗几次，毫无效果。一九六零年春天来我所就诊，询其病因。

主诉：在一九五六年秋天生产以后，未曾满月。因天燥气热，口渴欲饮。不得其开水，而便饮以凉水。至半夜发生腹痛，不甚严重。次日早晨小便时，尿道有微痛之势，尿色浊如米汁，急迓①医治疗。作方用白胡椒、炒薏苡仁、石花菜之类治之，经数次而不效。腹有小胀，又迓某医诊断为寒气渗入胞宫。宜用樗②根皮一两（炒），水煎温服数剂后，自觉有微热。即告医，医曰"病当好矣"。又数剂，二目干涩不明，再无任何医治疗，至今四十个月，而经血从未行过。

现症：腹痛而胀，欲有下坠之势，面部、四肢常常发肿，食欲不振，夜不成眠，早轻晚重。黄昏后两目不明，少有劳动，腰背皆疼，气促无力之症现矣，今来就诊。

诊断：为湿伤血，血不足而经血闭止。

脉象：六脉浮而无力，沉而涩滞，唯有两尺沉浮不现。

治疗：先宜辛温之品，以散其小肠之寒，亦止其小便之浊。如白浊已止，而再用通经之品、养血补气之剂，以收其功。

处方（宜分清化浊法治之）：

——**化浊分清汤**

专治妇人、男子小肠有寒，膀胱有湿，而小便有白浊、白涩者，宜此方治之。

高良姜钱半　补骨脂二钱　益智仁二钱　小茴香三钱　吴茱萸钱半　台乌三钱　木香钱半　焦术二钱　草薢二钱　炙甘草一钱　生姜二片、盐一撮为引

水煎热服，空心为妙。忌生凉之物并冷水、露水、湿潮之气。

——**温经活血汤**

专治妇人在经前产后，饮水过多，水湿渗入血分，血被湿伤。先下白淫、白浊，久则经闭不通，腹痛下坠者，宜治。

当归三钱　生黄芪五钱　苍术二钱　陈皮钱半　柴胡钱半　酒白芍三钱　牛膝钱半　三棱钱半　莪术钱半　焦山楂三钱　肉桂二钱　香附三钱　炙甘草一钱　生姜、大枣引

水煎温服。如少食，加莱菔子三钱；如腰疼而经不行者，加红花钱半。

此方连服五剂，而经血畅行，而无胀，口知味而食欲增加，疾病如失。余在医疗闭经

---

注释：①迓：音"yà"，迎。此处为"延请"之意。
　　　②樗：音"chū"，臭椿。

不通者，以此方治愈多人，而不止一二人而已。

例如前方治症，效如桴鼓，不但治妇人之病如此，而治男子、小儿尿有浊汁如米汁者，皆效果良好，故写于此，以待后有高明之医师再参考而更正也。

### （二）经闭腹大如瓮

一妇人住通渭县，现年三十岁。患经闭二年有零。经本庄村医生诊断，以怀孕而治。再加之以迷信的说法："身怀贵人，必须至三年后而生产"。直害的此妇腹大如瓮，食欲大减，四肢倦怠，面色无荣。一日推一日，直至有工作干部邀余往诊。至其家以见患者，余因问其故，干部说："此人是病，非怀孕而有斯病也。"

主诉：在大前年，因患外感而经血适来，加之发热口渴，喜饮凉水，愈饮愈香。如此七八日，至病愈之后，经血从未至矣。至今年秋，已三年多。依旁人说"三年不产，必生太子。现在腹中有块，亦能动弹，既非儿，即妖魔矣。"

现症：腹大如瓮，而有下坠欲产之势。夜卧不安，腹部跳动如胎儿。四肢发胀，面色少荣，口干不饮，似寐非寐，似醒非醒，倦怠无力，精神欠爽，邀余诊断。

诊断：为瘀血停滞，气虚不能行瘀所致。

脉象：浮涩而无力，沉细而不现，两寸微弱。

治疗：宜通经行气逐瘀汤，按病加减治之。

处方（宜通经行气之法治）：

#### ——通经行气逐瘀汤

专治经闭腹大如瓮者，宜用。

川椒三钱　川厚朴三钱　枳实三钱　红花钱半　五灵脂三钱　大黄三钱　干漆三钱（烧）　血竭三钱　生甘草钱半　酒引

水煎。频频温服。再另用雄鼠粪一两（烧灰存性），研细分三次，以药汁空心冲服。

一剂服后，腹如雷鸣，而有微疼下坠之势，邀余再诊。余往诊，诊得少有好转，腹部虽然未减，而有软缓之势，以手按之而不疼，食欲仍然如昔。

主诉：现在病情大好，再服原药，必见很好的效果。

余因病因人，定出原方宜服，服药如前法。

第二剂药，服了一遍之后，腹鸣更急，至下午未及服二遍药时，经血暴下，如崩之状，而腹疼不止。病家邀余再往，余因手头急症未处理恰当，而未曾往诊。至翌日早晨，病家又来诉曰："下血盈盆，着急无法。但患者说'不妨，大病去矣'。至天明，血不下，而人有昏晕之状，欲吐不吐之势，汝再往看病如何？"余往至其家，先诊。诊得六脉沉浮皆濡而无力，不大不躁。宜再用养血补气之品，调理而安。至今此人身体健壮，按期生育。

### （三）经闭误为怀孕

一妇人丁某某，汉族，现年二十一岁。一九五二年，经闭八个月不通。自己在二三月之内，月信未至，认为怀孕。至三四个月，而少有腹疼，邀某医诊断。医未凭脉辨症，而听主诉，以为身怀有孕。开一保产汤服之，服后而有腰疼之症现矣。又一月腹疼又作，再迓某医诊断，又曰："恭喜！孕已五月，应常服保产无忧汤为佳"。从此每月服保产汤二三剂，如此坚持八个月有零。直至一九五二年冬天，杨某来叫余前往看病，先以身怀有孕告知。

主诉：怀孕已经八个月半之久，常常腹疼，而不甚严重。但在疼的时候，口不能食，不疼的时候，食欲亢进。在这几天，腹疼欲死，水米不能下咽，腰疼腹胀，始终未见胎儿活动。不知是何原因？还有下坠之势。

症状：腹疼、腰疼、下坠，但是无血可下，夜卧不安，呻吟不止，口干潮热而不欲饮。

诊断：为经血闭止而不通。常常腹疼，愈久愈疼，而经血不行所致之患。

脉象：两少阴脉不旺，肝脉沉而滞，肺脉大而无力、虚浮，两尺脉沉而不滑。所谓"肝大肺小必有子，心肾俱旺知是孕"，此人肝脉不大，心肾不旺，何为怀孕者矣！

治疗："此病实属经闭，而非怀孕也。根据脉理和症状，结合本人主诉以及各方面的症状，是经闭之极。最好办法，且休服药，待至明日再看病情如何。若至明日，经血崩溃，大病即去。若明日经血不至，再议服药。"伊曰："若疼不止，该当何治？"余曰："经血一通，疼即立止。"当日晚，果然经血适来，腹疼少减。翌日早，又来邀余。往诊，诊毕伊曰："病当如何？"答："当服药，而病即安。"又问："昨不服粒之药，今服大剂，是何办法？"余曰："前不服药者，恐汝疑其是胎也。而经来服药者，当知是病也。今拟一方而治之者，是安全治疗法也。"即宜活血止疼法治之。

处方（宜活血行瘀法治之）：

## ——活血通瘀汤

专治妇人经闭数月，而似胎非胎者，宜用。

丹参五钱　酒白芍三钱　陈皮二钱　三棱钱半　莪术钱半　焦山楂三钱　五灵脂三钱　蒲黄三钱（炒）　炙甘草一钱　血余炭三钱作引

水煎温服。一次下咽，腹疼大减；二煎下咽，下血减少，而腹不疼。至次日，少有血水淋漓，时有时无，腰有微疼。越三日，而安全如旧，复康。

## （四）气滞经闭

一妇人，刘某某，年二十五岁，靖远人，汉族。于一九六五年十月内，来我所门诊部就诊。余因路途相距五百里之遥，好奇而问。

主诉：在初结婚时（年一十八岁），经血行过一次。腹部不疼、不胀，亦无癥块之形；不发热，不怕冷，身体似健康人一样，饮食如常；暖则汗出遍体，寒则无汗；夜卧贞静，大小便如常。只有时鼻中似衄非衄，亦无头疼目眩之状，已经五六年之久。迓医多次治疗，毫无效果。大概我一世则不望矣！

诊断：为气滞经道，而经闭不通。所以然者，气为血之帅，血为气之母也。而气滞不能运血下行，而血随气溢于上也。所以鼻中欲衄不衄，似血非血者也。

脉象：寸关浮中沉皆宜，惟而两尺脉沉伏不现，更滞涩。此所谓"两手尺脉皆沉伏，此病分明是闭经"也。

治疗：以上均按病人所说的情况，和脉理结合研究，宜导经斑蝥汤治之。

处方（宜导经法治之）：

——导经斑蝥汤

大黄四钱　红花二钱　桃仁二钱　焦山楂三钱　五灵脂三钱　延胡索二钱　当归四钱　斑蝥五分　朱砂二钱　麝香一分　大酒引

先将蝥、砂、麝三味研细，分两份备用。再将前七味水煎，煎成过滤，兑大酒三四杯，以药汁冲服药末，渣再煎，服如前法。此药宜于空心服。

二诊主诉：服药后，腹有微疼且响动，但无下血之感觉。直至半夜，似有物出于小便。天明时至厕所，忽然经血暴至。一次，再无点滴之血。愿将原药再服一次如何？余曰善。

再诊脉象：亦如前所诊，在两尺脉，少有沉滑之象，而不见伏形。余思之良久，为争取达到患者的期望，再想办法，取得更好的疗效，让病家心情愉快地回家。

治疗：再用导经散服之，再看病情如何。

处方：

——导经散

专治经血不行，或二三年，服之均宜。

斑蝥五分　朱砂二钱

共研细末分两次，开水冲服。不可再用大剂，恐伤其血液，及以后生育，则成困难。此方如法而服，服后经血通畅，二日而止。

嘱咐：在汝回家一路，勿喝冷水，勿吃冷食，勿以冷水洗手足、洗衣服。至下一次经期，勿怒气，勿坐湿潮之地。

## （五）营养不良经闭

一妇人李某，年二十三岁，汉族。在女孩之时（十六七岁），按月行经至十八岁结婚之后，再无行经。在一九六一年五月，来门诊治疗。

主诉：从十八岁结婚，至今四年，一概未曾行经，腹不疼不胀，饮食如常，但身体日渐羸瘦，一年甚似一年，至去年春天，食欲亢进，家事冗繁，四肢无力，每在下午，疲倦至极。迳某医治疗，以缺乏营养诊断，连服数剂补药。身体未曾精爽，经血亦未通畅，更加还有头眩，耳鸣响之病出现。而腹疼、飧泻、尿涩等症。至今年，有医疗队的医生，针灸十次，并喝红花水三碗，亦无效果。今来您老人处诊治，不知是否有效。

诊断：营养不良，水湿伤血，血不能养气，气虚不能蒸发血液。血不足，则经不行。身体羸瘦，气虚则四肢疲乏倦怠。此所谓，无血可行，实非经闭之症矣。

脉象：两寸浮而无力，两关沉濡，两尺微弱，似有似无。总的而言，是阳脉虚，阴脉弱，气虚血弱之脉。宜当大补阳气，以养血为宗旨。

治疗：宜养血补气之品，大剂服之。数十剂后血足气旺，而经血自行。治之之法，补气养血为主，扶其阳养其阴为法。此所谓益水补火法，宜补血汤加味治之。

**——加味补血汤**

专治妇人身体羸瘦，经闭不通者，宜用。

丹参一两　炙黄芪八钱　当归五钱　川芎三钱　党参三钱　泽泻二钱　柴胡三钱
陈皮二钱　炙甘草钱半　生姜、大枣引

水煎，候温顿口服，渣再煎服。连服三四剂，再来诊断。病家如其言，连服四剂。又来，因而问。

主诉：在前二剂药服后，未觉得有效果，我心甚忧。再将后二剂药服过，觉得精神爽快，不由自主爱做活，参加生产。我想将原药再吃三四剂，看经血能行否，如不行，再调办法，汝看如何？余曰："但服此药必须多吃几服，吃至经行为止。如以药剂、服数大小来算，则不是解决病之理欤。"

诊断：病情如前，只有颜面少有红润，而带喜悦之容貌。观其行动，少有步健之势。

脉象：两寸浮大，少有力。两尺浮不足，而沉细不涩。

处方（以前方中加益母一两，增炙芪二钱）：

**——加味补血汤（又一方）**

丹参一两　炙黄芪一两　益母草一两　当归五钱　川芎三钱　党参三钱　泽泻二钱
柴胡三钱　陈皮二钱　炙甘草钱半　生姜、大枣为引

水煎一盅，候温顿口服，渣再煎服。

嘱咐：再吃四服。服药时忌吃生冷，勿喝生水，勿坐湿地。宜各方面谨慎，以治好病为目标。

"汝病三四年，经过多医治疗，服药惘效。曾吃过红花水二碗，以及针灸十次，皆无点滴之功效。在这次治疗，就是多吃几服药，勿以剂量大小为算，只以经血通畅为度，余非把你的病治好不可。这四服剂量大的药吃后，如经血不行，再来诊断。如若经行时，腹不疼不胀，尔勿来。"伊曰："若经后再有些许之病，我来告诉汝知。"余曰："可以。"

以后半月之谱，伊来告诉余曰："四服药吃后，到第二日下午，少有腹疼，我不以为然。至半夜，觉得经血适来，大喜，吾病好矣！"但不知以后，再有何疾否？

**（六）血虚闭经**

一妇人刘某，年四十岁，住秦安县伏峡村。爱人腿脚不便，不能劳动。这妇人是家中主要劳动力，再无其他劳动者。于一九六二年来门诊治疗。

主诉：在一九五二年，因小产以后患胀泻一月之久。以后腹泻已好，从此再未行经。至一九五三年春天，以为怀孕，心中怀疑不安，忆之再三，想起去年六月小产，至今多半年矣，经血至今未行。只是有几天腹疼，亦未觉得再有其他疾病。如若是孕胎，将近半年，应有胎动矣。既然如此，再过几个月看如何。又经夏过秋，以至交冬，依然如此，至一九五四年，亦无大患。人以为是孕胎，自己以为是经闭，至今一年推一年，从未治疗。在这几年，因生活紧张，更加无心治疗，至今年春天，腹疼下坠，腰疼不止，不知是何原因？来您处治疗，是否能好？

诊断：为病后血虚经闭。再加之三四年，营养不良，不能生血以养胎，何况能生血者

也。经过困难之际，生活少有充足，而体质好转，气强而血亦旺矣，血旺亦有气行之势。余想，此等疾，在这几年很多，曾未治疗过，有如此之经闭也。

脉象：两寸浮大而有力；两尺沉伏，全无之象；两关浮中沉者宜。身体粗实，但颜面而有皱皮。

治疗：宜通经活血为主，行气破血为辅。先以通其经血之滞，此以活其血之不行也宜行气活血治之。

处方（行气活血法，气行而血亦行矣）：

——**行气活血汤**

专治经血不行，而有气滞之象者，宜用。

当归三钱　川芎二钱　香附三钱　陈皮二钱　柴胡二钱　三棱钱半　莪术钱半　焦山楂三钱　木香钱半　木通钱半　生甘草一钱　生姜引

水煎，候温顿口服。连服二剂，看是如何。若经行则可，经不行，再来诊断。吃药后三日未来，余想，此病愈矣，不愈必来。至第四日又来。

主诉：在未吃以前，有腹疼之象，下坠之势，腰疼令折，及服药以后，腹鸣如雷，且腹不疼不胀，腰亦不疼，但下坠未除，经血未行，较前只觉得精神爽快矣。

诊断：为气滞而血不行。所以气滞之故，全在于血，血活则气不滞，气不滞，而血自行矣。

脉象：两寸浮大，而沉脉紧；两尺沉而滑实；两关如故，而浮中沉者宜。

治疗：宜用原方，加五灵脂二三钱，倍三棱、莪术。再服二三剂，看是如何，再商酌治疗。

处方（宜原方治之可也）：

——**行气活血汤（又一方）**

专治妇人经闭，症状如前者，宜用。

当归三钱　川芎二钱　香附三钱　陈皮二钱　柴胡二钱　三棱二钱　莪术二钱　焦山楂三钱　木香钱半　木通钱半　五灵脂三钱　生甘草一钱　生姜引

水煎，候温顿口服，渣再煎服。如前法，服后再看以后病情。

越三日，其爱人来，主诉："服药后当夜，腹疼，不一伏时，而经血大行，行了一次，腹即不疼，而经已行未止也。但不知再吃不吃药？任汝安排。"余曰："经已行矣，不必吃药。但是，在经期之间，要注意饮食，勿吃生冷，勿当风坐卧，勿怒气，勿坐湿地。以避不洁之物的感染。"

**（七）气血两虚闭经**

一妇人名李某，年二十七八岁，是郭北乡月阳村人。在一九六三年春天，来我门诊就诊，因而问及。

主诉：从女孩之时，至今二十八岁，均未曾行经。在十七岁结婚，至今十一年，亦未曾行经，亦未曾生产。在前几年，腹无胀疼之势，体质以然精爽。在这二三年来，腹胀腹疼，有时四肢发肿，面目亦浮肿。每至下午，身体疲倦至极。饮食无味，更还有时两乳肿胀，令有手不可按之势。如此之病，难对人言。从去年，我思想胡乱不安，愈想愈难过，在最后一段，不由我心中发愁，欲寻无常自尽。却又想到好多妇人，来您处看病治疗，也有生育的，也有病好而未生育的，没若我也来您处看一看，是否能好，仰告您。

诊断：为从小到大，一共未曾行经，是为闭经之极者也。前后一共有十四五年之久，经血未行。但是此人瘦弱至极，所说之话，令人愁痛。余想办法，一定要治好斯病，以好为至。解决此人的生育之困难也。

脉象：阳脉虚浮，无力；阴脉弱小而涩，此为阳虚阴弱之脉。从阴阳而论，是气血不足之证；从无力涩小而言，是阴阳俱衰之病。而何能引其经血哉！

治疗：补阴益阳，滋阴补虚，宜大补气血为主，更兼推陈以致新。去瘀而生新，既瘀不去，而新从何而生也。宜用八珍益母丸，改为汤剂治之。

处方（是八珍汤内加重益母草治之）：

## ——八珍益母汤

专治妇人气虚血弱，经闭不行之症宜用。

党参三钱　白术三钱　当归六钱　川芎三钱　白芍三钱（酒炒）　茯苓三钱　熟地六钱　益母草一两　炙甘草钱半　生姜、大枣引

水煎一盅，候温顿口空心服，渣再煎服。服后再看如何。

此药连服四剂，而本人又来。

主诉：此药连服四服，我觉得精神爽快，心中更有高兴之象，再无寻无常之意。不知再服几服如何？余曰："尔病非七八服不能好，希望你多吃几服，以经行为止。而还更必要的是，希望身怀有孕，方为尔病真好矣。"本人大喜曰："我愿如是有也。"

诊断：阳为阴所养，阴为阳所配，而阴阳有相得，无失之所愈也。在服药后，而人精神大有好转也。

脉象：两寸浮而少有力；两尺弱小，而有沉紧之象。此是脉象好转之势，无力而转有力，弱小而转沉紧者，是阳强阴旺之象也。

治疗：在服药以后，精神爽快，心情高兴，更有活人心情者，此所谓愁转为喜也。

处方：再以原方，治症同前。

本方不加不减，再吃四服。休息一礼拜，如经血不行时，再来诊断。此后，至八日下午，而经血适来。至今，生下女孩已二岁矣。

后记：此人在今年古二月初间，又来诊断，是否有病或是孕矣。

主诉：从去年十一月初间，行经一次，至今三月有零，经血未行，但不知是孕是病？给我详细地看一下，以决我心怀疑不安，望汝勿瞒我，以实言相告。

诊断：体质亦强，颜面有孕痕，口唇红润。问及饮食，少食发呕，而喜吃酸物。腹无胀疼之感，四肢有倦怠之势，而喜卧懒动。此分明是孕，而非疾也。

### (八) 经闭论法

按：经闭之症，而且多亦繁，不能一例一条，而皆述于医案中。而扩大门类之数例，余摘其重要几条，载而记之于此，以备学者作参考。

凡闭经之症，变症百出。而有经闭腹疼者，有腹胀者；亦有不疼不胀，腹内有块而跳动者；有一块在右者，有在左者，亦有左右皆有者；有经闭而腰疼者，有腿疼者，有四肢面目浮肿者，有头疼连及腰背者；亦有下坠不止，产门肿大者。其经闭症状不一，而症病因各有所属。至于治之之法，而各不一致。主要的办法，有四个纲领，以下细述：

如本病妇的身体瘦弱，而不健壮者，宜补血养气法治之。如急欲通利，反伤其血。而气愈燥血愈不足，经血愈不行也。

如本妇人身体强健，而无发热、怔忡、不寐之症状，每月一两次潮热、口渴，但月月如是。而经血不行者，是热伤阴血也。故热为血之贼，火为气之贼，必须用清热通经法治之。如用寒凉之品，是凝其血液，经血愈不行矣。

如本妇人身体强健，脂肉丰富，行动气促，而有痰鸣于喉间者。是脾脏有湿，而湿生痰，阻于经络，则湿不去。而伤及血液，所以有气促，痰鸣经闭之症见矣。治之之法，宜用燥湿利痰通经法治之。所以痰去，则不阻血，而湿亦去矣。湿去则不伤血，经自通而畅行也。

如本妇人四肢温和，身伶体俐，音清色悦，常无愁容者。在为外容内碍，而无腹疼胸疼之患，但有鼻衄之势。此病以为血热至极，而经不下行，形成闭经之症。治之之法，宜导经法治之。万勿用寒凉之品投治。此等之症，而实属于不能推陈致新之故。如能推其陈瘀之物，导其经路，通其血道，而血即行，何患经闭之不通乎！

此四法，在妇人经闭之症上，治疗用药之大法也。如治斯症者，则能得到很好的效果。此是余在妇科中，独得其至妙之大法，亦谓法中之法。而又创造出与众不同之方，亦谓方外之方者。余性钝，不能得经旨之妙。但在人民群众中，以在五十余年的治疗过程中，结合病因、病理和病机的转变，通过药方的加减处裁，以古法为基础，新法为目标。以古方经方为本，时方加减为标，以处裁变化更为法，例外之方为方。

在党和政府的培养教育下，吾学习了白求恩、雷锋等人的革命事迹和精神后，提高了自己的思想觉悟和认识，决心发愤图强，发挥自身专长，写出了这本《妇科医案》，以供学者参考，并留予后世，为妇科治疗之觚衬[①]哉。

### （九）经闭结论

经闭之症，而且繁多，不独此数条而已。有十几年不行者，有七八年不行者，有二三年不行者，有一半年不行者。至于行之、不行，年月之多少，在于治疗之及时与不及时。如治疗及时，即闭即治疗，而治疗之即通也。在此，还需检查本人之年龄老小，体质强弱。经闭之年月多少，或生育几次经闭，或从结婚而未生育。亦有行经几次而不行者，有经行几年而不行者。有因吃冷水而经闭者；有因经血适来，而怒气冲血而经闭者；有因经血适来，而负重经闭者；有因经血适来，思虑过度，而经血不行者。种种原因太多，而无法一条一条的尽写出来，以供大家参考，是余之粗陋之极也。

---

**注释：**①觚衬：音"gū chèn"，觚，系纤绳的用具。衬，原本写作左"衤"右"规"。因字形接近繁体"衬"，故代之。觚衬，应为"参考工具"的意思。

　　吾行医道五十余年，在治疗妇人经闭之症，实难尽述。只能择其重要者，而写出几例，以供后学者参考，并指正。余在此症治疗过程中，只能凭其己见、偏意以治疗经闭。在得其法处，是在前文写出的"通经四大法则"，是为得法也。如此治疗，而没有经血不通者也。

　　主要大法，是养血法、补气法、通经活血法、推陈致新法、祛瘀生新法、导经通瘀法。此数法，全在视其人，而观其形，审其脉，而问其因也。如能执定此数者，治疗经闭之症，则不远矣。此乃余之鄙见。但与各家妇科，有所不同。若不同处，可是不离于古法、古方的原则，在古方法的原则上，加减处裁。份量大小、药味多少，都是按病情、体质，老少、肥瘦、生活、营养以及其人喜怒哀乐之因，病理、病机之变化而定的，所以与其他不同也。

# 二、不孕门

## （一）子宫口小不孕

一妇人，年四十一岁，是金城王某之女，牛某之妻。从十八岁结婚，二十三四年，未曾生育。在一九五二年秋天，仰余诊断。因此人年龄将近生育末期，故详细而问。

主诉：在十四岁行经，月月如期，按时而至，不失其月信之常。至十八岁结婚后，年年月月如此，以后就是有些怕房之忧也。不知从何而生之由，直至今日，生育之事，我无希望矣。在早几年，到兰州的医院检查过几次，医生言，胎口倾右，所以不能受孕。如要受孕，必须做手术治疗。拨端胎口，必能受孕。我在思想上不同意，因此未作手术。以后我想，人生一世，无儿女乃为大事，又到医院检查，仍然要做手术治疗。结果，手术以后，三年之谱，仍然如昔。我再到医院检查，医生说，胎口倾左，又做手术治疗。以后三四年之久，仍不受孕。我心如焚，年龄已三十六七，就是生育，则无望之矣。想尽办法，再到医院又检查毕，医生说，子宫后倾，则无所望焉。从此，我收回生育念头，再不做此想了。至一九五零年回家，我姑说乡下之医，可胜于城市之医。每在兰州治不好的病，来在乡下治好了。汝试治之，可能望好哉。

诊断：为胎气不足，不能撑大子宫口所致。从她主诉中所说的"怕房"一句，余理想以为，男子怕房，阳痿不举也；妇人怕房，阴中之气不强也。所以气不强，而有怕房之理也。如阴中之阳气强，愈战愈胜，何所怕房之有也。

脉象：两寸浮数有力，而代散。关脉在左手细小，而结；在右大而不实。两尺沉涩，而不滑。此脉所谓阴胜于阳，而阴中之气不足也。

治疗：益其血而养其气，滋其阴而补其阳也。故阴中之阳以强，而子宫口可能撑大，何愁玉子种不到蓝田乎？以此理推之，必须用补阳益阴法治之。

处方（此方治不孕者甚多，而不止数人而已）：

**——启宫汤**

专治经准不孕，即子宫后倾者，宜用。

炙黄芪三钱　川芎二钱　白术三钱（蜜炒）　半夏二钱（炒）　香附二钱（醋炒）茯苓一钱　神曲一钱　橘红一钱　生甘草一钱或五分均可

嘱咐：将此药汝三服，待经至之日服起，服至经尽之日为止。如药尽经不尽，再来取药。如经尽药尽，停药勿服。以过三四日，候浊汁退尽，新血生足，方可性交，否则不济事矣。至下一期将到，再来诊断。

因此，妇人在治疗过程中，大有信心。以后如期而至，又来诊断。

主诉：在先一次诊断后，至次日经血适来，就服其药，以至第三日，药尽经止，其他按汝所嘱。至今以行经来算，一月零两天了。以经尽而算，二十九天了。就是在昨天欲来，因天雨不止而未来。但不知因何缘故，经血未来也。余曰："有甚感觉否？"答："无甚感觉，就是命不如人。经前经后，好睡觉，比先一次，经后不懒。这一次，不知行与不行，至今不乏也。"

诊断：与前相同。今一月零两天，只因在早，经血按时，不失其月经之常。今一月零两天不至，或者可能是受孕矣。

脉象：左寸少有紧盛，而不显；右寸如昔。左关脉亦不见其大，右关脉亦不见其小。左尺脉沉滑之象，似有似无；右尺脉沉滑全不见，或者似乎是而似乎不是。

嘱咐：汝病似有几分好转，凭汝之主诉，与余之诊断，更以脉理鉴别，而似是似非，且休服药，再过几日，如经至汝来治疗。若经不至，汝再勿来，待至下一月，再看可也。虽然如此，所戒勿犯。犯则发生不测之祸，一生则无望矣。

后记：以后经血未来，至三个多月，其丈夫来说：必定是孕，只是不知是男胎，是女胎，是否可能决定？余曰："可"。至四月半，来就诊。余诊得两尺脉沉滑，左甚于右。少阴脉紧盛，肝脉大，肺脉小。此正合"肝大，肺小，必有子"之说也。再者，左尺沉滑而实，正是男胎也。至次年，果生男孩，至今十三四岁。余想，此人在十八岁结婚，至四十二岁生育。在这二十四年期间，经过中西医的多次治疗，难道无一人治之对证？无一效者哉？至余所用"启宫汤"，三服而即受孕生育。此一案，特提在不孕门第一条，以作大家的参考。

### (二) 气燥不孕

一妇人，名失考，汉族。在十九岁生一男孩，名仓保。从生过小孩以后，至三十七八岁时，再未生一个小孩。在一九五零年三月内，邀余往诊。

主诉：在十七岁结婚，十九岁生育，只生一次。至今三十八岁矣，在这十九年中，百法使尽，吃药惘效，在经期，每月行经血量太少，不过一两点而已。在时间上，只一半刻。再思再想，还是治疗，多吃药饵，补不足血液，可能望生育哉。

诊断：为气燥血虚所致。气燥血愈不足，则血愈虚。血愈虚而不得血液所养，则气愈燥。此所谓气血不能平衡，火升则水降，水升则火降矣。此等之疾，不穆为昼为夜者，而夺血阴。何能经血之多行，时刻之拉长也。

脉象：两寸浮大弦紧，两关沉紧，两尺濡涩，而细无力。以脉象证明，此为阳强阴弱，气强血虚之脉也。

治疗：补血清燥法，以补阴清燥，益水制火为标。宜壮阴液之不足，其血自多；宜止气分之热，其气不燥，不燥则热自平；热自平，则热不伤血。此所谓"热为血之贼"也。

处方（此方"种子指南方"加减而组成）：

### ——清燥补血汤

专治久不生育。气燥血不足，经量少者宜用。

当归身三钱　川芎二钱　熟地三钱　吴茱萸一钱　香附二钱（炒）　白芍二钱　茯苓一钱　丹皮钱半　酒黄芩二钱　延胡索一钱　陈皮钱半　甘草一钱　生姜、大枣引

水煎一盅，候温顿口服，渣再煎服。将此药连服三四剂，再诊断治疗，以照病情加

减。如最好，到下一次经期，依经血量多少，进行调治。以后，到经期时又来邀余治疗，因而往诊。

主诉：在昨天下午，忽然经血适来，从前比较，血量多在百分之九十以上，就喜而忘忧。至半夜，又来一次，似白天一样多。至天明，又有一些，不多。但觉得精神有畅快之感，不知再行与不行，实难肯定。如再能坚持一天，就是两天半，我病可能好矣。病好，是否能生育？

诊断：如前所述，当时没有显著的效果。从精神上、面容上，以及精神状态上，都有稍微的清爽之气。再加之声音清亮，唇有润而不燥，是以知有好转也。

治疗：再补血清燥法治之，但在经行即止之时，恐其对血有碍，不如改用一味四物之丹参粉也。

处方（此方名一味四物汤，对妇人之病不孕门，大有奇效）：

——丹参粉

专治经血如期，而不受孕者，宜用。

净丹参四两（筛去沙土，研成细末）

《本草备要》云：丹参一味，功同四物也，故名。研细粉，每早空心，黄酒送二三钱。每次经行后，连服半月，而病人大喜。至下一经期，而不至，病家又来。

主诉：已过期五日，腹不胀不疼，饮食如平日。不知因甚而不至也，如若是病，必须早治疗。如是受孕，我夫妇喜之不尽。余曰："既然如此，勿诊断，勿治疗。勿以为病，勿以为孕，勿喜，勿怒。勿学健康而举重，而且还要忌房。再待一礼拜，或两礼拜，再看汝之动作与饮食而治疗。"以后至五个月，其人给余送来十个自产梨（此八月十五日），笑而言曰："我病好，以后或生男生女，即告汝知。"至次年正月十二日，其丈夫来报曰："喜哉，生一男孩。"注：此一条是十九年未生育者也。

（三）血虚不孕

一妇人，住通渭县鸡川镇，和魏店相距三十里之遥，来此就诊，因而问及病史。

主诉：从十七岁结婚，至今三十七岁，从未生育。经血有时一月，有时二月，还有的时候两三月不等。在最多的一次，五个月半才行一次。起初以为有孕，至五月整，毫无发呕择食之事。至五月半，经血暴下，但腹不疼。至下午，因下血过多，头昏目花，急以蜜水三碗而饮。饮后，血仍不止。再以白土，和百草霜数碗饮之，饮后血量少减，至翌日而血止。而腹胀如鼓，口不能食，食则发呕。后隔一月之谱，腹胀消失，而白带下不止，每日小腹疼而下坠。从此以后，月月如此，一月甚似一月。数年而治无一效者，已十七八年矣。

诊断：为湿伤血，血不足以养胎。所以血量减少，带下增多，年年月月如此。治无一效之理，所以治之者，而不求其本，而专治其标也。即有医治之，宜用辛热之品治之，而不知带下为湿热之证，而用辛热治带者，焉有腹不胀疼也。此等治法，非善治带之医也。

脉象：两寸口浮大而沉滑，两尺迟涩而濡，两关沉紧而滑。从脉理而论，此所谓湿伤血之象也。

治疗：先宜燥湿清热，而以止其带。次从养血理虚，以培其气血。如血足而气强，所以血足而热自消失，气强而湿自化。湿化、燥消，而不伤气与血也。不伤血而不孕即孕也。

处方（此方，不但治不孕下带，即生育之人下带亦可治之）：

**——加味芍药汤**

专治不孕，而常下带者，宜用。

当归三钱　炙黄芪五钱　酒白芍三钱　山药二钱　干姜钱半　苍术二钱（炒）　酒黄芩二钱　牡蛎三钱　龙骨三钱　炙甘草一钱　小米一撮　樗根白皮一两（烤黄色）为引

水煎温服，渣再煎服。

嘱咐：此药煎时，不可水量太多。如煎的水量多，增加水湿力量，对病无效矣。此药汝连吃五剂，吃药时，勿吃生冷食物，勿饮冷水。药吃完后再来，照病情调治。汝勿急，以带症减少，乃为效果。嘱罢，病家欢喜。去后隔十日，病家如言而来，因再问。

主诉：至家因找樗根白皮不得，找以椿根白皮，如法烤用，随将药如法服用。用了三服，而腹不胀疼，觉得白带减少，下坠全无。便四五服用完，白带减少六七成之谱。口能食，食则知味，而不呕。如像这五剂药之效，再吃五剂，我病将好矣。余曰："给你看了再说，如需用五剂，取五剂，如需用三服，取三服。"

诊断：为湿伤血，今来复诊。为湿伤血减轻，白带少下，湿热而不伤气，则气强。气强，血液日旺。湿减热退，而气血强旺，何患其人而不生育乎。

脉象：两寸浮大而沉迟，两尺沉涩而虚濡，两关沉而不紧。前两关沉紧者，腹中疼也。今腹中不疼，而无沉紧之脉也。《妇科十条》中所说"两关沉紧腹中疼"也。

治疗：仍以前方三服，吃后再来。看疾病的情况如何，再加以处理。伊云："如不好再来"。余曰"三服以后，如带症全无，汝不必来。如有些许之带，再来诊视。如离下次经不远，亦勿来。"

再嘱咐：此三服药服如前法，不可认为疾病减轻，而忽视药力。如若吃药后，病好休来。待至下一经期，经至即来。余好解决你的生育困难问题。以后，果如言而至。因而再问。

主诉：后三服药吃了，带症全没有了。我的精神爽快，食欲加增。以至本月十一日天亮时，无些许之疼，觉得有点滴之经。我急呼快去魏店看病我夫妇二人同心相印而来的，望您老人家大发慈悲，赐灵药，以救我二人之性命。

诊断：以前症状全无，而精神焕发，食欲增加，睡眠安然，而有强健之形。面有喜容，而无愁势，尽以不孕为念。

脉象：六脉浮中沉皆宜，而两尺脉大于两寸，两寸脉而小于两尺，两关脉而不沉紧。此所谓"女人之脉，尺大于寸"也。

治疗：形态精神，各方面都好，宜不孕之法，再服三剂，如下一经期经不至，而必受孕矣。

处方（此方治愈多人，经准不孕者，而不下千人而已。即经不准，亦能服之）：

**——加减种子汤**

专治妇人经准不孕者，宜用。

当归三钱　川芎钱半　吴茱萸一钱　熟地三钱　香附二钱（炒）　酒白芍二钱　茯苓一钱　丹皮一钱　延胡索一钱　陈皮钱半

水煎一盅，候温顿口服，渣再煎服。

嘱咐：汝所取三服，一日一服，服至经尽为止。如药服完，而经未尽者，再来取药。如若正好药完经止，汝勿来。另外，在经尽不可入房。一定要待至三日，浊汁退尽，新血聚生，方可入房。汝勿疑，此乃种子之妙法也。如经后腹不疼不胀，白带不下，汝休来，待至再一次。如若经血不至，尔不要来。在此之际，谨慎欲情可也。如不然，有暗产之忧，而汝不知也。以后一概未来，至十月满足生一女孩。此人来告知曰，如此而已。

## （四）经乱不孕

一妇人，年三十四岁，在十九岁生过一胎未育，至今十五年从未生育。夫妇已在各处治疗，往惘无功。在一九五二年秋月，来就诊。

主诉：在结婚第三年，生育一次，未成。以至一年有零外，产后始行经。但在经期之时，两月未止。所下血量，如宰猪杀羊而已。以后血止，从此，经血亦不至矣。又四五个月，请医治疗，说好了，是孕脉。至一年多，而腹不疼不胀，亦不见其腹大。但是，身体爽快，劳动亦不倦息，食欲正常。经过多次治疗，毫无效果。又一年多，以为再无经血适来之时。隔不多日，忽然经血暴崩，有不可收拾之状。急宜发灰、锅煤、蜜水饮之，而血有少止，而腹疼不歇。一日推一日，再未治疗。但是经血不止者，已三月多。从此，有时十天，有时半月。经血一至，至而不去。如此症状，将近十年矣。

症状：当时经血忽续忽断，时有时无，常常腹疼，血行以后，带下不止。面如枯骨，舌色无荣，身体羸瘦，饮食少进，疲倦无力。而毛发枯焦，有不可治疗之状态。

诊断：为经血量太多，血虚不能养气，以致气虚，无力以运血。所以经血不能按时而行，血聚多日暴下，似崩。崩下多日不止者，气虚。气虚不能理其血也。此属气虚伤血不孕。

脉象：两寸虚浮而无力，两尺浮细而微沉取则无，两关有沉紧之势而不急。若见急疾，则难治矣。

治疗：宜大补气血为主，少佐以健胃消食之品，为正治之法也。如不健胃，则胃关不通，肺不得其胃所养，则气燥，而金不生水，则肾亏矣。宜十全大补汤治之。

处方（此方十全大补汤中，加山楂、川朴之类）：

## ——十全大补汤

专治妇人气血不足，而不受孕，经行不止者，宜用。

党参三钱　白术三钱（炒）　茯苓二钱　熟地三钱　当归三钱　川芎二钱　白芍二钱（炒）　炙黄芪二钱　肉桂钱半　炙甘草一钱　山楂钱半　厚朴一钱　生姜、大枣引

水煎一盅，空心温服，渣再煎服。所以方中加山楂者，有消化宿食之功。厚朴有宽肠厚胃之功，肠胃以强，蠕动力加快，而食欲必能增加。饮食增加，而服大补之品，而不泥膈，则无少食之患矣。

嘱咐：此药汝必须多服几服。在初次服时，每早空心服一次。服过三服之后，一日早

晚各服一次。如此依法而服，不妨碍饮食。汝服至八九服，或十三四服后，再来诊断。另外，忌茶、酒、辣椒、萝卜之类，恐伤气血而不效也。以后，有一个月之谱。此人又来诊断，因而问及病情。

主诉：在前一服药，两次吃后，经血即止，而腹不胀不疼，饮食如常。随将二三服药吃过，我觉得心情畅快，精神精爽。再连吃七服，均是一日两次，共吃了十服。我虽然身体未发育，但是在夜间睡眠很好，亦不觉压褥之感。而喜之云我病愈矣！吃药后，我就从我的思想上决定，休息几日，再去诊断。直至今日是二十八日了，经血亦未至，腹不疼不胀，但不知是何原因，烦您再看一下如何？

症状：身体虽然瘦弱，精神大有好转，而腹部不疼，以如平人，面有红润之色，唇无干燥之形，饮食增加至一倍。常有喜容，含笑之形者也。

诊断：为气虚血弱之势，大有好转。至今将近一月，经血未至，但不知经血再至而不至。如若经血按时而至，照病处理。如经血不至，如何处理也？

脉象：两寸浮大而有力，两尺沉滑而有力，唯有两关浮中沉紧。但是少阴之脉，亦不见其沉紧之象，肝脉不大，肺脉不小，亦是平常之脉也。

治疗：先宜十全大补汤治之，若效果良好，再宜八珍益母丸，再继续服之。服至经至之日，再议。

处方（此方可作汤剂，亦能制作丸剂服之）：

——八珍益母丸

专治气虚血弱，而经血按时不至者，宜用。

党参三钱　白术三钱（炒）　当归六钱　川芎三钱　白芍三钱　茯苓三钱　熟地六钱益母草一两　炙甘草钱半

共研细，炼蜜为丸，如弹子大，净重二钱。每服一丸，白汤送下，早晚各一次，服至经行为止。如经气行，少有腹疼者，亦可继续服之。如经血行尽，不可服也。如经行二日半至三日乃止者，汝不必来。若三日不止，汝是必来告知余可也。其人乃去。

以后又一月多，乃至告曰："先一次二天半而止，只一月有零还未至也，不知如何？"余曰："再休吃药，再待一月，汝来我看，是否有孕乎。"病家男人，欢天喜地而去。不日来诊，余曰："少阴脉紧盛，必有子。"以后十月满足，果生一男孩。

## （五）经血准期不孕

一妇人年二十七岁，名刘某，适王氏，汉族，住通渭县新景乡。在十七岁结婚，从十八至二十岁这三年，连四胎均是小产，以后从未生产。

主诉：结婚以后，在十八九二十岁时，三年中间，小产四次。这六七年以来，从未生育。经血月月一至，三日必尽，尽则无带下之患。不知是何原因，在这六七年内，一概未生，但不知是否为病，是否能再生育？平时饮食如常，劳动时时参加。但在劳动时，腰疼如折，气促气短，而心跳动，在夜间有盗汗，下肢体力不佳，有疲倦之状况。不知生与不生，请诊断。

症状：月月经血按期而至，经前无腹疼之症，经后无下带之形，体力劳动如常人，有时心跳气促，夜间盗汗。明是血虚不足之所致也。

诊断：为胎气无力之所致也。而腰疼着，是肾气不强也。所以胎气无力，肾气不强，而使流产之症成矣。其根归于胃脾之气不足，不能通达于肺，肺燥不能滋肾水，以致肾气不强也。如宜强肾气，即强胎气，胎气以强，焉有流产之症出现矣。

脉象：两手之脉，阴阳俱弱。阳脉无力，阴脉有余，余而不足，其症无依。但阳寸之脉无力者，阴中之阳不足也。

治疗：宜大补胎元之气，如胎元之气以强，而阴中之阳亦强也。阴中之阳，是血中之气也。宜猪肚汤治之。

处方（此方治愈小产之症很多，而不只数十人而已也）：

——**补气猪肚汤**

专治妇人小产数次后，而不受孕者，宜用。

党参一两　莲子一两（去心）　扁豆一两（去皮）　猪肚子一副（以开水洗净）

将前三味药装猪肚子内，以麻缝其开口，放水内煮熟吃。如流产一次者，分四次食之；如流产二三次者，分二三次食之；如流产四五次者，一次食之。连吃二三服，则无流产之患矣。

嘱咐：此药吃后，经来之时，切忌生冷，不可坐卧湿地，不可参加重劳动，更不可生气，勿与他人吵嘴为要。如将此药分三次吃，若腹不疼不胀，而无带下之疾者，可不来再诊断。待至经期以后，尔来诊断可也。待二十几日，又来。

主诉：维将此药吃后，再无犯的感觉，只觉得气不促，心不慌，精神爽快。以在二十九天下午，忽然经血来潮，腹不疼不胀。但不知月月按期而至，此一月短少一日，是何原因？希汝再诊，看是如何。

症状：在经前无胀疼之症，来经无胀闷之形，心不慌，气不促，身无倦怠，形态精神，面无愁容，行动伶俐。

诊断：如前，亦为胎虚无力之所致也。而连流产三四次，所以将胎气伤愈矣。用猪肚汤者，大补虚，而兼以养胎。胎气强足，何患流产之症不愈也耳。

脉象：两手之脉，阳浮而大，有力。阴脉而弱，沉细而数。按脉辨症，而为阴阳虚弱之象。

治疗：宜大补气血为主，佐以健脾养胃之品，宜治之，方为得其经旨之法也。

处方（此方在气血俱虚之人，而惯于小产数次，而不孕者，宜之）：

——**大补元煎**

专治妇人，气血大坏，精神失守，不孕者宜用。

潞党参三钱　怀山药三钱　熟地三钱　杜仲二钱（炒）　当归三钱　山茱萸钱半　枸杞一钱　炙甘草一钱　生姜、大枣引

水煎空心温服。如元阳不足，而多寒者，加附片钱半、肉桂钱半、干姜一钱；如气分偏虚者，加炙黄芪二钱；如大便泄泻，而小便浊汁者，补骨纸二钱、五味子钱半。

本方在治病之时，全要灵活，加减应用。如不规其病情而治，是守其古，而不尊其新法者也。余之妇人之病，有先补其血者，亦有先养其血者。有气血兼补者，而有补中带消

者，亦有补中行滞者。种种办法，亦视病人之情况而治，效果良好。

嘱咐：汝将此药连服三服，再来诊断可也。汝若不来，非精神清爽，行动灵便时不可。另外，汝至下一经期，如经来，二三日经尽，勿来。如二三日不止，再来可也。

以后，如其言，下一期未来。直至次年春天，刘某爱人来告曰，生一男孩，已四十天矣。

## (六) 血虚气燥不孕

一妇人，从结婚以后，十年未曾生育。经他村医生多次治疗，毫无效果。于一九六二年，来我院门诊治疗。

主诉：在十八岁结婚，至今二十八九岁，十年之久，从未生育。已在一九五四至一九五六年之间，年年治疗，从无效果。但是在治疗中或不在治疗中，经血月月按期而至，至而三日经尽，而腹不疼不胀。由于在经行之时，少有发热口干之象，最严重的就是血量太少。第一日很少，不过一毫升之许，第二日，稍有增多，而至多不过五六毫升之许，至第三日，依然不过似初次之量，仍然是一毫升之谱。量虽不多，可是月月按时而行也。

症状：身体不肥亦不瘦，两腮有红色丝纹，唇有微干现象，面无愁容，声音清亮，似有可为。

诊断：为血虚气燥之所致也。其病理之由，而阴血不旺，不能养其胎元之气。气燥，以夺阴血之液，液之不足，所以气必燥也。血虚气躁，而焉能生育乎？

脉象：两寸脉浮大而有力，沉紧而疾。两尺脉细小微弱，而不强，沉取则无。左关沉迟，右关浮迟而涩之象。此为阳强阴虚之脉也。

治疗：根据脉象和症状现象，宜补气养血为本。再用生新血、逐瘀血、健胃醒脾为标。

处方 (此方治愈经不准期，或经准不孕者无数)：

——八珍益母丸

专治经准不孕，或经血前后不一定者 (方见前案)。

依法而服，服之经至之日，而再诊断。

主诉：此丸已经吃了二十九日，至昨夜天将明时，觉得经血适来比上几次血量增多。与从前行经不同，色鲜艳，并没有涎涕之形。而口不渴，发热全无。但不知经行三日，是否能好？望您再看，如何？

症状：以前发热口干，一并消失。

诊断：为气不燥而血不虚。两腮不红，口唇不干，浑身不疼痛，腹部无胀闷。可为安全而愈也。

脉象：两寸浮而濡，沉而实；两尺浮而紧，沉滑；两关浮中沉，皆宜。而适合于经期之脉也。

治疗：已在经期时来之，益母丸不必用，宜种玉汤。从经至之日服起，一日一服，服至经止为止。

处方 (此方在不孕之症，治好者不计其数)：

## ——种玉汤

（专治妇人，经血按期而至，不孕者宜用，最妙）

当归三钱　川芎钱半　吴茱萸钱半　熟地三钱　香附二钱（炒）　白芍二钱　茯苓一钱　丹皮一钱　延胡索一钱　陈皮一钱　炙甘草一钱　生姜引

水煎温服，渣再煎服。

嘱咐：此药汝连服两服，一日一服。如二日经尽，药止勿服。如药已完，而经不止者，再来取药。服药之时，忌生冷食物。经尽之后，勿入房太早。待至二日或三日，浊汁退尽方可入房性交，为妥法也。

以后，如腹不疼胀，无带下之症，不必吃药。再至下一经期，如经血适来，再议处理。如经血不来，汝勿来，直至二个月后再看。以后十月满足，生一男孩，至今三岁。在今年，又生一女孩矣。

## （七）不孕叙言

在写《妇科医案》时，余只写出自己一世在妇科中，不一定正确的经验。亦不能一条一例的都写出来，以供大家参考。只能择其重要的不多几条，写的不很明显。这个原因何在？就是余文化水平有限，字句冗乱。所以在"主诉"中和"论治"上，有一定的缺点和错误，以及差白、误写，在所不免矣。余行斯道，五十余年，治好的妇女数不胜数。有易治而易愈者；亦有难治而难愈者；亦有不治而自愈者；亦有千方百计治之，而终不愈者；亦有一生无病，而不生育者。以在"经血"一门中，而亦是难以尽述。有经血按期至，而不生育者；亦有一生不行经，而能生育者（此等之病，谓之"暗经"）；亦有一年，经血来一次者（此谓之"年经"）；有半年来一次者（此谓之"居经"）；有两三个月，来一次者（此谓之"间经"）。众经名目繁多，不能一一尽述，而以择其要者，而写之于此，以备同道者参考，并指正焉。

# 三、妊 娠 门

## （一）妊娠下血

一妇人，名无考，汉族，年四十岁。怀孕七个月，忽然下血，邀余治疗。

主诉：在前一月之谱，因负重，而有腹疼下坠之势，但无下血之症。直至多日，就发生腰疼如折，至翌日中午，忽然血崩暴下，有腹疼欲产之状。急迓高医生诊治，曰："胎儿已死，不可为也。"急以下死胎药处理。因我有怀疑，而未服。过了两天，血下亦不止，乃服药饵。腹内胎儿跳动甚急，我以为胎伤儿必下，只是腹疼二三阵而已。至次日，又迓原医治疗。诊断后，以脱花煎服之。又嘱曰："此药服后，胎儿若下，二煎不必服，如服，胎必下矣。"即当服药，全无效果。又迓医治疗四次，皆用下药。至今八日，血下不止，腹疼一阵又一阵，不知何故而如此？

症状：腹疼下血，八日未止。但是所下之血，而无块形，腹内胎儿，活动如常，口能知味，面有惭愧之色。

诊断：为负重而伤胎，气虚所致。由于负重而伤胎气，胎气已虚，而不能理其阴血，以致胎下漏，而实非妊娠之血崩也。

治疗：宜养血补气为本，收涩止血为标。标本兼治，而妊娠下血，焉有不愈乎。

脉象：左寸独盛，右寸浮大，而不紧；两尺沉滑，而实；肝脉大，肺脉小，唇不燥，舌不青，何为死胎之有也！

处方（此方治疗妊娠下血之症，而不在于腹疼与不疼也）：

## ——安胎四物汤

（专治妊娠下血不止，而有腹疼下坠之势者，宜用）

当归三钱　川芎二钱　阿胶三钱（炒）　醋艾三钱　杜仲三钱（盐水炒）　续断三钱（盐水炒）　白术四钱（蜜炒）　黄芩二钱　地榆三钱　焦栀二钱　生甘草一钱　大枣三个为引

水煎温服，渣再煎连服。服后如血止，不必再服。如血量减少，而未止者，再服（本方无焦栀者）。所以加焦栀者，清下焦之郁热也。连服二服以后，又邀余往诊。

主诉：从服药以后，血再不下，而腰有痠软之势，胎儿活动不大强。腹无胀疼之感，头有昏晕之眩转。眠卧亦佳，口能知味。每日下午，疲倦至极，似乎有发热之势，但口干而不欲饮水。不知再吃药否？望汝详细诊断，不知是如何也？

症状：口干而不饮水，疲倦每在下午。似乎发热者，血虚而未复原也。下血全部消失矣。

诊断：为负重伤胎，下血不止。经服安胎四物汤二服，而下血消失。口干者，血分津液之不足也；疲倦者，脾胃气不强也。每在下午发热者，是血虚也。所以有口干、发热、疲倦之症现矣。

脉象：两少阴脉俱旺，而肝脉独大；量尺脉沉滑，而左尺更实于右尺。余思之曰：左尺沉滑而实，必生男矣。

嘱咐：余按症状和脉象，以及各方面，并汝所说的情况来看，汝病已好矣。至于胎儿活动，亦不受其伤。至于胎动无力者，胎气不强之故。至于胎儿，不但活动，而且还是男胎，必生男孩。余言非谬，汝勿疑，以后便知。但是如此，从此必须守规矩，勿吃有毒不洁之物，勿怒气，勿举重，勿远行，勿忧虑，勿以冷水洗手脸。以后十月满足生产，以告余知可也。后至产期，生下男孩，至今十余岁矣。

### （二）妊娠小产

一妇人名张某，年三十四岁，汉族，住通渭县新景乡。在初结婚，连生二胎，皆女。以后一贯流产，一连五次。而其人身体羸瘦，来在门诊。

主诉：在结婚后第三年生一女孩，至今十三岁。以后又生一女十岁。从生过次女之后，相隔二年多，身怀有孕，至三个多月，不知是何原因，而先是腰疼，继而腹疼，忽然下血不止。以乡村迷信的说法，以为是冲气①感染，用香表净水送之，以解不正之气。至半夜腹疼剧烈，不多时而流产矣。至次日，旭日高升，仍血流不止。逛医治疗，宜生化汤服之，血仍未止，昏晕不醒，急以百草霜兑凉水饮之，至中午方醒。又至一年有零，经血从未行，而自觉身怀有孕之感。直至四个月，一概平稳，我以为绝无小产之症，至五个月，因吃酒醋子而腹疼，而引起小产。从此后，我自觉有孕，恐其小产，只吃淡饭，辛辣之物不敢入口。在四五个月时，所有一切禁忌没犯。至七个月，忽然腹疼，胎儿不动。至半夜，忽然下血，随即小产。又一次，在五个月小产。这一次，三个月而小产。至今，已小产五次。今又经血停止四十多天，以过去多次经验，好像有孕。今来您处诊断，是否能治疗？

症状：现在身体羸瘦，面色苍白，少食无力，嗜卧喜饮水，而不思食。倦怠至极，而精神不振。

诊断：左寸脉紧盛，为受孕初期。气血俱养其胎，形色不强，但胎气阴血亦旺而强。但不知此人小产五次，是否冲任督带，而有伤损乎？观其面，而察其舌，脾胃虚极之若是也。

脉象：左寸紧盛，肝脉实大，肺弱小；两尺脉沉滑而实，右关濡涩而小。以脉象来看，是孕脉也。

处理：宜用猪肚汤，先培养胃气，一强，而胎气更强也。

——**猪肚汤**（专治妇人怀孕，在三、五、七、八个月小产者，宜用）

猪肚子一个（洗净，猪婆②的不要）　党参一两　莲子一两（去心）　扁豆一两（去皮炒）

---

注释：①冲气：迷信者指阴邪之气、秽气。
　　　②猪婆：生产过的母猪。

将三味药装猪肚内，以麻线扎紧其开口，放砂锅内，用水三碗，放火上煮熟。分三次食之，食后，忌萝卜、生葱、大酒，以及生水、露水等物。

嘱咐：如将此药吃后，一切禁忌之物莫犯，以至三个月以后，再来诊断。如若可吃药时再吃药，不可吃药，则停药以待生期。以后，又四十多天，又来诊断，因而再诉。

再诉：在服三次药以后，精神大有好转，在饮食方面有所增加，虽然身体未曾发育，而皮肤可有光滑之势。现在睡眠安稳，无似寐非寐之状。在生产劳动中，干起活来觉得有劲。无腰疼不举之症，您看是如何？自觉病好，但不知以后如何？再视可吃药或不吃药？以便定夺。

症状：以从前来比，大有好转，但是体肉未曾发育。以在面容上，大有润泽之色，无黑暗之貌。

诊断：气强血旺，而无不足之形。行动伶俐，懒惰之态消失。再用原方而治，方保在五七月内，无小产之忧。

脉象：左寸脉和左尺脉，都有紧盛之象，此谓心肾俱旺之脉。而肝脉实大，肺脉弱小。此所谓"肝大肺小必有孕"矣。两尺滑实，左胜于右，必是男胎无疑。

处理：仍宜原方，再吃三次，方保无忧矣。

——**猪肚汤**（治同前所注）

煮熟如前，分三次吃完。以后至六七个月，汝再来看如何。就是有些许之病，宜保产无忧汤服之，此药不必再服矣。如以后生下，是男是女，即告余知之也。至分娩之时，果是男孩。所以，归纳为一案，以启发后人借鉴与参考钦。

### （三）妊娠腹疼下血

一妇人名张某，年三十二岁，住莲花镇，来我处诊断。

主诉：在前两三天，少有腹疼，未曾服药。因参加会议，路远心急，一天跑到县上，人热口渴，饮水过多，因而引起严重腹疼，至半夜，忽然下血，腹疼亦不止，急至县医院诊断，为子宫出血，而引起子宫炎。我说怀孕四个月多。医生说："妊娠出血，亦是子宫出血。需要急止其血，以挽回胎儿的性命。否则，胎儿若死，大人有性命之忧。"至今三天，血未止，腹还疼。我欲回家，路远不便。欲不回，恐生不测。今有开会的同志说，汝老人家也参加会议，但是不相识，有人指点我来，请您诊断。

症状：腹疼下血，面有苍白之色，体有震颤之势，食欲不振，夜不成眠，貌有愁容，声有悲音。

诊断：为水湿冲伤胃气之故，而侵及于脾者也。所以胃气无力，而不能运湿于肌肉之间，而使水湿传及于脾也。以致脾脏不能统血，而子宫之血下流。而腹疼者，而水入于胃，渗于脾，不能决渎于小便而出，势必有腹疼之患焉。

脉象：两关脉沉紧而数，肝脉大而紧、肺脉沉而数、两尺沉细而滑也。此所谓"两关沉紧腹中疼"也。

治疗：根据脉症的辨别，宜安胎四物汤，服之宜止其疼，收其血。血止疼止，何患病之弗愈乎？

处理：宜安胎四物汤中，地榆、焦栀、白术蜜炒，以健其脾胃，燥其湿热也。

——**安胎四物汤**（专治妇人，妊娠下血不止，而腹疼者，宜用）

当归三钱　川芎钱半　酒白芍三钱　地榆三钱　杜仲三钱（盐水炒）　续断三钱（盐水炒）　阿胶三钱　白术四钱（蜜炒）　酒黄芩二钱　焦栀二钱　炙甘草一钱　大枣三枚为引

水煎，候温顿口服，渣再煎服。至中午，而疼减血止，腰不酸。至下午六时，而其人又来，诉曰："病痊愈，是否再吃药？"余曰："病好吃药何为也。"她又诉（下案）。

### （四）妊娠阴痒

主诉：我病全好，真是一服汤也。但有一点难受，不能对你说。我是农村妇女，亦不能写字，就是说不出来。余曰什么病都可以诉说，汝勿为难，直说无疑。伊又说其他病也好说，这个病，真不好说。我的下部肿痒至极，无法可治。已在我们当地卫生所医生，打针吃药，治疗多次，毫不见效。至严重的时候，在每天黄昏以后临卧时，其痒欲死，以手抓之，其疼难禁。卧不能卧，坐不能坐。直至半夜，才得安然就寝。以至早晨，肿痒好像消失。以至下午，又复如此。余曰："诺，给汝试治一下，看有效无效。如有效，治疗三四次即可除根。"

处理：宜蛇床煎，淘洗数次。此方治愈阴门肿痒神验。

——**蛇床煎**（专治妇人阴门肿痒，奇效，宜用）

蛇床子一两（筛净土）　芒硝一两　藁本五钱

每晚临卧时，用水二大碗，煎滚，盛盆内。先熏后洗，如此三次，便可减轻疼痒。如在此不便，回家可用。伊曰：所住之处，是亲戚家，洗亦方便。次日下午，来告余曰：真奇方！昨夜洗一次，肿消痒止。至今下午，亦无肿痒之状。我再洗两次，必能脱离此疾苦也矣。

### （五）妊娠下坠腹疼

一妇人名王某，现年二十六岁，汉族，住通渭县鸡川镇，怀孕六个月，腹疼下坠，已经七日，来我院治疗。

主诉：在六七日之前，而因劳动过度，发生腹疼，少食而喜喝凉水。姑婆不允曰："不去医院治疗，凉水能治腹疼乎？"我即去鸡川卫生院治疗，某医生诊断曰："要小产，急注射青霉素，可能挽救，不然必小产无疑。"我急告婆知，曰："不及时治疗，告我何为？"就打青霉素，至翌日，腹疼依然，而有下坠之势。又去治疗，仍然以青霉素注射。仍然腹疼未除，而下坠严重。次日又去卫生院，我以腹疼下坠告诉。医曰："儿死腹中，无能为也。"当时吓得我啼哭不止，身出冷汗。忙回家告婆，婆曰"急送魏店治疗，他人州之言不可信也！"我一夜腹疼不安，想天明就来。不幸大雨不止，直至今日，已经七天。

症状：妊娠六个月，因劳动过度，而引起腹疼。喜喝凉水者，分明是热气伤阴血，而传及于血也。下坠者，非青霉素之所为也，而是血分之气不足者也。

诊断：为劳动过度，而伤及阴血，再加之喜喝凉水，血分之气虚燥也。下坠者，气虚而不能升提胞宫之故也。

脉象：两寸浮而无力，两关沉紧而细，两尺沉紧而滑。浮而无力者，气虚之象也。沉紧者，腹疼也，沉滑而紧者，血分之气下陷也。根据症状和脉理，先以补气为本，养血为急。

处理：宜加味四物汤，先服以定其腹疼下坠之急，如若以后有下白带者，再另议治疗。

——**加味四物汤**（专治妊娠三至八个月，腹疼下坠不止，而血未下者，宜用）

熟地五钱　当归三钱　川芎三钱　党参四钱　炙黄芪三钱　杜仲三钱（炒）　续断三钱　砂仁二钱　酒白芍三钱　炙甘草一钱　大枣三枚为引

水煎温服，渣再煎服。余再观察病情，如何？如若腹不疼，下坠止，汝当回家休息。如有其他症状者，须住院治疗。伊曰："恐生不测，如何处理？"余曰："如万一有不测之事，宜保守治疗为妥。"服药后，患者熟睡而入梦乡。有一小时许，醒而言曰："七八夜，而未有如此之佳睡也！"又曰："天不早矣，我要归家，以安慰婆心为至要。至于病，一付而好矣。"余曰："未必，汝下床，行动几步，看是如何？"患者如言。而行有十数步远，往而复返，将近屋有四五步之谱，掬腰停步。急询之，曰："腹疼矣。"因急欲归家，要求再取原药以服之。曰："如病全安，即告你老知之矣。如病不好，再照病情取药治疗。"余曰："善"。以后连吃两服而全安。

## （六）妊娠下带腹疼

一妇人赵某，年二十五岁，汉族，住通渭鸡川镇来我院就诊。

主诉：在怀孕二至三个月，常有白带不止，而小腹常疼。至四五个月，腰疼如折，而有不举之势。虽然胎儿活动，亦是些许，微弱无力。至六个月，白带增多，时有血丝和白带混下不止。以至七个月，白带全无，经血常流，胎不动，腹疼腰疼剧烈。口不知味，食欲减少，身体疲倦，懒于工作，嗜卧。但是口不喝滴点之水，一睡半日不醒。至八个月，经血暴下，如屋漏之水，一连二三天。腹疼一阵，胎儿即下，零落不整。已经如此者，两胎矣！在第一次，胎儿完整，儿身皆黑色。这次，胎已近三个月，而仍然白带不止，腹微疼，不剧。旁人说："胎胎皆死，一世无子；最后一胎，母子并死。"今来您处诊断，看有门路可以活吗？

症状：受孕三月，而下白带不止，小腹常疼，以手按之有少块。口不渴，而有腰疼之势，不剧。

诊断：为不在受孕期，而喝水过度。所以受孕之后，点滴之水不入其口者，血分之水湿气过重也。所以水化湿，湿伤血，血化带。带从子宫流出者，而伤及养胎之血也。湿愈伤，而带愈多。带愈多，而胎血愈不足也。血愈不足，而湿愈重，而并侵害于肾。所以始能伤肾气，肾气一伤，腰疼之症现矣。

脉象：两寸不紧盛，反有沉涩之象，肺脉大，肝脉细小而弱，两尺有沉滑之形而无实象。所以之前说过"肺大肝小孕不成"也。

治疗：先宜燥湿止带、养血为本，所以湿少，则血自旺，血旺则带少，带少小腹不疼，不疼体力自强也。

处理：先宜加味芍干汤治之。至带减少，腹不疼而腰不疼，以后再议，另方治之。

——**加味芍药汤**（专治妊娠下白带不止，腰疼如折者，宜用）

酒白芍五钱　干姜二钱半　山药三钱　苍术三钱　党参四钱　炙黄芪三钱　杜仲三钱（盐水炒）　续断三钱　醋艾二钱　菟丝子钱半　当归二钱　炙甘草一钱　小米一撮为引

水煎，候温顿服，渣再煎服。此药汝连服三服，再来诊断。

将药吃后，隔一星期，又来，因而再诊。

主诉：我吃过第二服药后，觉得带下大有减少，腹疼腰疼亦减轻一半之多。口能食，而欲饮水，不多。但不知再吃药不吃药？请您老定夺，以解决以后之疾病。余曰："服药有效果，何必汝再来也。汝男子来说明情况，取药亦可也，今汝来，且再诊断。"

症状：较前大有好转，在形态上、面容上、声音上都有显著的效果。与先一次来诊，有很大的不同。

诊断：与先一次有所不同，在表面上、动作上都有好转。面色润泽，行动灵活。音清亮，色和悦，腹疼腰疼大有好转。白带减少，是湿少血旺之兆，腹腰疼痛减少，而湿不伤于肾脏也。

脉象：两寸少有紧盛之象，而左寸较为强大，而无沉涩之象，肺脉微小而肝强大，两尺有滑实之象矣。

治疗：仍宜燥湿止带、养血为本。尽快的减轻病人的负担。

处理：宜加味芍干煎。再吃三服，以观察病情如何，如一切症状消失，再不吃药。以待后期如何，再议处理。

——**加味芍干煎**（前方异名，治同前注）

嘱咐：将原药再吃三服，如白带止，而腹疼腰疼都好，不必再吃药。以待五六个月再看。如不发生其他症状，不得用其他药品。如有些许之疾，以告余知之。

以后，至七个月，伊男子来，便将这三个月期间状况告余："很愉快，无病。以至昨天，有白带忽然而下，至夜间，腹疼又作，仍然腰疼如昔。但一夜忧郁不寐。至天明，血下如崩，不知何故？请你老一往，便知吉凶也。"余思忖之良久，曰："可,余往诊。"诊毕曰："无害也，急宜安胎四物汤"。

处理：此药专治妊娠下血之病，而腹疼腰疼下带者，制也。

——**安胎四物汤**（专治妊娠腹疼，下血，下坠腰疼，下带者，宜用）

当归三钱　川芎三钱　阿胶三钱（炒）　醋艾三钱　杜仲三钱（盐水炒）　续断三钱（盐水炒）　白术四钱（蜜炒）　黄芩二钱（酒炒）　酒白芍三钱　地榆三钱　炙甘草一钱　大枣三枚为引

水煎，候温顿服，渣再煎服。

服后，而腹疼腰疼即止，但血下未止。翌日，又服一付。头煎、二煎连服之，至中午，而血下停止。问余："精神爽快，但不知再吃药否？"余曰："不但再吃药，而且还要多吃几服。一月吃两三服，直吃至生产时，方保无忧。汝将原药再吃一服，余再给你开一药方，汝一月吃三服为要。汝不必担忧，这一次至月足而顺利生产矣。"余即开保产无忧汤。

——**保产无忧汤**（专治妊娠期间，大人身体不强，或胎儿不长）

当归钱半　川芎钱半　酒白芍钱半　川厚朴七分　枳壳六分　羌活六分　荆芥穗六分（炒）　醋艾钱半　菟丝子钱半　川贝钱半　杜仲二钱（炒）　续断二钱　炙黄芪钱半　炙甘草一钱　生姜、大枣引

水煎，饭后温服，渣再煎服。

至月足，而顺利生产，母子安全。

## （七）经不止而后妊娠

一妇人牛某，回族，年四十三岁，在二十岁至三十二岁期间，连生三女。以后十一二年，从未生育。此时，牛某之夫年龄已五十八九岁，他以为一世生子无所希望。牛某曰："汝虽年老，我还在生育年龄，莫若以药饵调养，再加以治疗，或者有望焉。"即来诉说。

主诉：在生第三个女孩后我任意胡吃乱喝，不忌生冷，不避潮湿，逢热即热，遇冷就冷。在我的思想上，以为不育更好。以在此时，我心烦恼。上次经后四十天，而经血复来，我即以冰浆水饮之。第三日经尽时，腹疼而且胀，阴道流出白物，如涩如涕。从此没有停止之势，一连三四年。害得我体质衰弱，骨瘦如柴。急迫医治疗，连吃十全大补汤二十余服。我少有精神，瘦弱依然如旧。因而引起我的注意，养和不养，命中所定。病若不好，一生最苦。我即下决心治疗，在这十年中间，药费过千元，而终无一效。最苦恼的是，被神婆骗去百元，我悔之无及。我是一个穷店户，因病而费尽若千元，莫若被神婆欺骗之肮脏也。我今来你处治疗，抱有很大希望，如若将病治好，必有一个很大的谢仪报酬给你。余曰："我以济世救人为己任，若说格外报酬，余先人行医几世，则所忌也！汝既来，先诊汝病，方为正务。诊断之后，再议治疗可也，汝何必说如此之话。"

症状：身体瘦弱至极，口不能食，食则无味，经血两个月或三个月一至，至而十天半个月不止，止则白带又下。有时腹疼，有时腰酸胀，而面色无荣，舌青无苔，唇有裂纹。

诊断：为气血不足，湿伤气而又伤血。气血被湿所伤，而血不能荣养于气，而气不能运行于血也。所以经血迟迟不至，至而不去者也。湿伤气血，气不能蒸发血液，以致血液不足，所以不能按期而至。湿伤血，血化带，带愈多而血愈少也。

脉理：两寸浮细而无力，两关沉涩而迟，两尺沉紧而滑也。浮细无力气虚也，气虚而不能蒸发血液者也。关脉沉迟者，胃气不畅，而口不能食也。所以胃为五谷水津之海，谷气入胃，上奉心脏，而水谷之气而化血也。尺脉沉紧者，小腹必疼，而有湿也。所以三气不足，焉有不瘦之理也。

治疗：先宜归脾汤，补其血而养其气，是扶阴仰阳之理也。所以阳有余，而血自足也，气强而血自旺也。

处理：宜归脾汤，先治其不足之气血，以后再议。

——**归脾汤**（专治妇人气血不足者，宜用）

党参三钱　炙黄芪三钱　焦白术三钱　茯神三钱　当归二钱　龙眼肉二钱　远志二钱　酸枣仁二钱　木香五分　炙甘草一钱　生姜二片、枣二枚为引

水煎一盅，候温顿口服，渣再煎服。

此病连服十服。经过半月之久，余往鸡川镇出诊，从此人家门口经过。牛某之夫叫之曰："少待憩息，我有话说！"余曰："路远身忙，病家着急，无空休息！"伊曰："不行！"即入其门，见牛某面如桃花，行动娇袅。余曰："病好矣！"伊曰："病好犹可，另有话还说。"余曰："片刻止息，快说。"曰："此药十天吃完，就是行经时期，至今日越期七日，不知何故，经血不至，是有奇疾否？烦汝再诊，看是如何？"诊毕，曰："无害也，休吃药，待一个月，经血不至，无其他疾病，不必吃药。待至两月，再进行诊断可也。"以后，直至五个月，素儿来告曰："真已怀孕，儿已动矣，是否再吃药？请汝定议。"余未见病，吃药恐于胎不利。答："且休吃药，再待一二个月，若无其他症状，不可吃药，吃则伤胎，有害无益。"

后不多日，牛某之夫惊慌失措，复来邀余往诊。余曰："什么病，说明再往。"伊曰："昨夜因走厕所，失足跌跛，已而引起腹疼。至半夜，忽然下血不止。"余曰："吾不往，开一药方，服之必愈。"

**——加味四物汤**（方见前）。

后果然血止疼定，至月足而生一男孩，取名"六十娃"，今十余岁矣。

# 四、血 崩 门

## (一) 气虚血崩

一妇人马姓，年三十二岁，因归宁父母，以在娘家，而忽然血崩，已经两日一夜。娘家住魏店镇。家人在黄昏以后，叫余往诊。

主诉：在六七日以前，每至厕所，小便以后，有眩晕欲倒之势，不一伏时而即止。一日小便几次，均如此也。我没在意将欲发生病也。以至昨天，一早太阳初出之时，我至厕所小便时就有眩晕之状，不大严重。小便毕一伸腰，忽然将我昏倒。被人发现已多时矣。将我抬至床上一时许，甦而醒曰："我何得如此之状也?"在旁之人曰："汝昏倒多时，汝不知也。汝今甦醒，可能食乎?"随口曰："能食。"少一转时，才发现下血。我即曰："不吃!"忽然有发潮欲吐之状，快换衣服时，大血即崩，如倒海之势，忽而又不知人事矣。直至下午六时我醒之时，将我灌以锅煤水，洒落涂抹的不成人形。昨夜一夜，今天一天，亦复如此。时下时止，时昏时醒。一日一夜，死而复苏者几次。以至今夜，亦当如何也矣!

症状：血大下一阵，昏迷不知人事。面色苍白，口似烟囱，发乱如麻，蓬头垢面。声音时亮时暗。坐而斜倚，二人左右相扶。形容可怕，好似化妆厉鬼。

诊断：为气虚血崩。血下倾盆，时下而时止也。下之则昏，止之则甦者，气不能理其血，血不能随气而上，而出于下矣。所以气不为血之帅，不能运行于颠顶至高之处，脑络无血所养者，时醒而时昏也，所以气虚不能运血也。

脉理：两寸浮大而无力，沉而欲绝。两尺浮细无力，沉微而小。两关浮细沉滞，而有欲脱之象。

治疗：宜补气为本，养血为标，止血次之。所以气强，则能理血，血不下崩。血不崩，则血自旺。血旺能养其气。所以气血兼补，阴阳俱施之法也。

处理：宜补气养血汤治之。如血不崩者，则不昏迷。如血止而昏迷者，再议。

**——补气养血汤**（专治血崩，昏迷不止者，宜用）

高丽参五钱　当归五钱　酒白芍三钱　地榆三钱　阿胶三钱（炒）　醋艾三钱　杜仲三钱（炒）　续断三钱　焦栀二钱　酒黄芩二钱　丹皮钱半　生甘草一钱　白茅根引

水煎凉服，渣再煎连服。

隔三四小时，再看病情如何。如血止则可，如血不止，再议。服后血下减少，全然未止。昏迷之状，至天明未曾发现。至次日，余再诊。此时病人神气清，但是气息微弱至极。

因而旁人代诉曰："昨夜一夜，比较安稳，有时下血，再没昏迷。至半夜，还喝大米汤多半碗，亦未呕恶。喝毕，安然入睡，直至鸡鸣时而醒，曰口干欲饮。因无水，至天明时则口不干，少有苦味，搀起，曰似有眩晕之势，因而再睡。汝来时，只有一袋烟之时也。

望汝再诊，赐良药以救生命。"余曰"诺！"

症状：血量减少，仍然未止。昏晕还有，迷闷却无。口虽能饮，而不多食。面色苍白，而白中却有生理。

诊断：如前，气虚有少强，血分仍然微弱。颜面色白，可以说是正常。口苦而不干，大便正常，小便清。

脉象：两寸浮而有力，不大，沉而细数。两尺浮而不细，沉而有力。两关浮沉皆宜，而不脱。

治疗：仍宜补气养血为主，加补阴清润之品，而可止其血。当归、丽参补其阳，而养其阴。

处理：宜原方中，加炙黄芪、白茅根，去艾叶、杜仲之类。

**——补气养血汤又一方**（专治气虚血崩者，宜用）

高丽参五钱　炙黄芪五钱　当归三钱　酒白芍三钱　地榆三钱　焦黄芩二钱　焦栀二钱　丹皮一钱　阿胶三钱　白茅根一两（炒）　续断三钱　生甘草一钱

水煎凉服，渣再煎服。

嘱咐：此药汝吃两服，再不必吃，其血当止，昏晕消失。休息几日汝回，勿留恋于此也。以后勿饮酒，酒能伤气。且勿怒，怒则伤肝。肝伤，心力不足；气伤则病复发。如再发生，挽救不急，恐生他变，则无能为也。二年多，因娶儿媳，宾客劝以饮酒。至七八盅时，而眩晕。至半夜，血崩复发。天明，邀余往诊，弗往。再邀，余往诊。毕，叹曰："不遵嘱咐！如此，华佗再世扁鹊复生，无能为也！"隔三日，下午而殁。

## （二）久瘀血崩

一妇人王姓。年四十三岁，汉族，住魏店镇。血崩十二三天不止，迳某医治疗多次不效。来邀余往诊。

主诉：在以前多日，行经次数多，血量少，每月行经三至四次，每次四至五天，月月如此。在前三四个月，有某医来诊断，曰："此为漏下，不为行经。如若行经，焉有如此之广也。如不治疗，以后一月不止，而身体消瘦。二月不止，而卧床不起。三月四月不止，命不可救矣。"即用蜂蜜半斤，白土一碗，和凉水两碗，搅匀澄清。土沉于下，水升于上，过滤一大碗。饮之，至二三炷香时，腹疼不止，从此血不行。而腹疼依然未除，至年余，经血一次一点未行。我想，经血闭止一年有余，终成大病。然一日耽延一日，已经二年多。直至五月端阳节早晨，家中都喝雄黄酒，我亦喝了二三盅，即有腹疼之感。至下午，腹疼剧烈，不一时而血暴下如注。至今十二三天，腹疼未曾发生，经血日夜不止。

症状：崩下不止，口不能食，食则发呕。面色苍白，而两腮稍有红色。口干唇裂，渴饮冰水。似寐非寐，血腥喷人。

诊断：为久闭不行，瘀久血崩。但体质健壮，崩久亦有一般虚象。口渴喜饮冰水者，虚所燥也。两腮色红者，血虚有热也。吃食发呕者，胃有虚热，而不受食也。

脉象：两寸浮大而沉紧，两关虚滞而濡涩，两尺浮细而沉紧。寸浮者，阳虚也。沉紧，内有瘀血而未尽也。关脉虚滞者，而胃气不和也。尺脉浮细者，气血不匀而有小腹疼也。

治疗：宜按虚中有滞，瘀久生崩者治之，但治之之法，宜化瘀补气之品，止血为佳。

处理：宜行滞安崩汤中加生地、柏叶，治之可也。

——**行滞安崩汤**（专治妇人血崩腹疼，而有瘀血者，宜用）

干漆（烧炒为烬）　党参三钱　炙黄芪一两　焦术一两（蜜炒）　棕榈炭三钱　血余炭三钱　侧柏炭三钱　生地五钱

水煎凉服，渣再煎服。

服后稍卧片刻之时，而经血即止也。末服下咽，而少腹疼。忽然下血数块，而其人安卧，如入梦乡矣。不多时，惊醒而问曰："吾之孩子何处去也？"答曰："去玩。"曰："病了好久，何不见吾子女矣？"至次日，又诊。为血后淋漓不止，而非血崩不止也。再用大米复原煎服之。

——**大米复原煎**（专治血崩以后，淋漓不止者，宜用）

大米四两（炒）　龙眼肉五钱　大枣十枚　莲子四钱（去心）　芡实三钱（炒）

以上五味，共水煎成稠粥，一次服食。静卧片刻，待胃气复，谷气实，身爽快。而病好，不复犯矣。

## （三）血崩腹痛

一妇人名换子，适咸阳村。年三十岁，生一子一女，家贫如洗。忽一日，换子腹疼，而血崩甚急。因家贫没钱购药，只有待死而已矣。至四日，换子忽然昏迷，无法救治。其夫痛哭奔走，而无去向。此时，余因出诊，路过此村，忽听哭声大振，余怪而问之，村人曰："一女人将死，男人哭泣也。"正询问时，哭泣声近。只见一人赤足敞衣，大哭而至。一言未发，将余拉至其家。指病人而言曰："此人将死，请汝一救其命。"余即诊。诊罢曰："至危急，取药不及！汝觅一旧罩①，烧灰存性，水煎急服，看能救一命否。否则，不可救矣！"急觅旧罩一具，如法办理。一伏时血止而清醒。便叫"扶我坐起！"余嘱曰："勿坐，再卧片刻，看如何样。"又呼曰："饥！"一声，眼中泪出不止。

——**旧罩大米汤**

伊又央求曰："病如何能好？救我全家的性命！"余曰："汝再找旧罩一具，大米四两。以旧罩烧灰存性，水二碗，煎滚，滤其渣。再以此水煮米，熟而食之，保好无虑。"余即返。

伊送我至村头而言曰："一家再生之命，全在于汝也！"余曰："诺，以后好健好康！"十年中间，所生二男一女。以后因家贫，无法供给生活，身劳心怨，劳累成疾，日见羸瘦。再加之营养无法维持，而致成血崩之患。

——**旧罩止崩法**（专治子宫出血不止，以及血崩者，宜用）

旧罩一个（烧灰存性，年多者佳），大米四两（无大米，小米亦可）。

先将旧罩烧灰，用水二碗，煎半时许，滤渣。再将米放锅内，以此水煮成稀粥，一次

---

**注释：** ①旧罩：竹笊篱的方言名。旧时厨房用具，用于从汤水中打捞；饭菜。如作药引用，越旧越好。本书中出现的一些治法先今已不用，提及的部分动物、植物现已禁用，为保证作者原稿完整性收录于书中，仅作学术参考、交流。

服食。如不能食者，分二三次食之。食后而血崩即止。

### （四）妊娠血崩

一妇人杨某，年三十八岁，汉族，刘某之妻。患血崩六七日不止，举家惶遽，无医可邀，以在四路贴告条，招医而治。曾经多医治疗，惘效。此时，余在许家堡，给张某治疗肺结核。有友人曰："小寺沟有一重病，无人可治，贴告条招医治疗。汝若往，看好必有报酬给汝。"余答友人曰："好则报酬，不好当如何也！既然如说，快带话来，余考问查明，看是否能治。若不问明，往则无益于病矣。"友人急带一信与病家。至次日早晨，病家来邀余往诊。余问以病因和病史，以作定夺。病家曰："一因无处觅找，二因来众医治疗，希望一日好似一日。谁知多医多次治疗，而未见一效者也。至今八日，血下不止，当急往救治！"余即往，因问家中人。

代诉：在未病之时，七八日内，常常感到头晕，少食，食则发呕而不吐。经血两月多不至，人以为有孕，不以为然。忽一日腹疼，不能伸腰。以乡俗来说，恐其醒醒所染，以香表净水，以解不洁之秽气，终无效。至黄昏以后，觉得子宫出血甚多，急迳丁医来诊，诊毕曰："血崩症，危症矣！"急吃药二服，无效。至半夜，腹疼甚急，而血倾盆而下，不可收拾。又迳高级大夫来，打针吃药，一无所效。至次日，又打针药，更不如以早矣。又以迷信治疗，毫无效果。而反发热，头疼不止。令不治则不忍，令治之则无一效。及说有孕，以共未见一物。所及不是孕，血下不止，焉有淌不下来的胎儿？如此八日，而不能食，食则仍然发呕，又加头疼发热更胜于前者多矣。

现症：腹疼下血，少食，食则发吐，发热头疼。而腹疼者，胎气滞也。而下血不止，为妊娠下血而非崩症矣。少食者，胃气滞而不受食也。发热头疼者，血虚而有热也。

诊断：为妊娠血崩。腹疼者，胎气滞，滞久而必有热，热则血妄行矣。但少食，食则发呕者，是胃有虚滞，而不受食也。血热妄行，再加之气滞，而腹疼下血症明矣。

脉象：两寸浮紧而大，紧则为热，大则为虚；两关沉滞而濡涩，沉滞，而为气不强；濡涩，则为木旺土衰，而少食矣。两尺沉紧而滑实，是孕胎之象。沉紧者，少阴之脉，而有力。滑实者，是孕脉之象未脱也。

舌色：红润而有薄白苔，苔上无红疹出现。此为胃气滞，而胎儿存在，未脱下矣。唇不干而润者，母气未衰，而还有可挽救、挽回之生理也欤。

治疗：宜安胎养血，强胃清热，收脱为本。所以安胎，即是养血。强胃者，胃为后天之本，胃以强，而无胎儿下陷之理。清热即是止头疼，热降则头不疼矣。

处方：宜安胎四物汤，加菊花、地榆治之，而血止头疼消失。

**——安胎四物汤**（专治妊娠腹疼、下血、下坠者，宜用）

当归三钱　川芎三钱　酒白芍三钱　阿胶三钱　醋艾三钱　杜仲三钱　续断三钱　白术四钱（蜜炒）　酒黄芩二钱　菊花三钱（炒）　地榆三钱　炙甘草二钱　大枣三枚作引

水煎候温服，渣再煎服。即将此药连服二服，看如何病变再议处理。

当日将第一服药服过，下血停止，腹疼大有减少，头疼亦轻，发热稍有。随将第二服药服后，而口能食，而不发呕，一切症状消失，只有身体疲倦而已。举家欢呼曰："药不在多，要能治病耳！"因问："想如此多医，打针吃药，难道无一效者也？但不知以后至生产时，再有什么病否？"余曰："病各有期，如何能速效也。若在以后，无病则可，若有病，求高明者以治之也。"

## （五）气脱血崩

一妇人王姓，适牛氏，年龄二十八九岁，通渭县鸡川镇。忽一日，血崩甚急，而无法治疗。已经一日半了，昏迷不知人事。本村医治疗多次，无效。至第二日半夜，邀余往诊，至家因问。

主诉：在前天下午吃饭时，就有面色发红，别人问之，而不知其故。至黄昏时，临卧叫唤头晕，不舒服。至半夜小便时，一不小心跌失一跤，倒地。被人察觉时，不知时间多少也。抬至床上，还是昏迷不省人事。被别人发现，才知下血不止。惊而叫之，叫了半夜方醒。言"昏晕令死。"急逐本村医生治之，而言"血崩症"矣。服以活血止崩之药，破瘀之品，而血不止，更甚者，小便有声带血而出，如放屁之响者。小便一响，人便昏迷一阵，不知人事也。急将头发挽于绳上，而吊之。再以凉水喷其面部，少有苏醒之势。如此之症状，已一日两夜矣！

症状：血下不止，而阴道有放屁之喧声。昏迷不醒，人事不知也。崩下血不止者，而血崩之极也。阴道如放屁之声者，气脱于下，而不行于上。血崩气脱者，气血俱虚，从阴道而出也。眩晕不省人事者，气不能运血于上也。

诊断：为气虚血脱，血虚气脱之证，气血俱从阴道而出也。所以血出而不响，气出而有声喧响也。故气血俱虚，而不能运行于上，俱出于下者也，所以昏迷不省人事者也。

脉象：两寸、两尺而浮细无力，两关沉迟而浮滑也。寸脉浮细而无力者，气虚极也。尺脉浮细而无力者，血虚极也。惟有关脉，沉迟而浮滑者，滑中有散之象者，难治之也。

治疗：宜补血益气汤治之，所以补其血，而必益其气也；莫若以气血兼补，益其气，而必补其血也。而加之以升提之品以活之，便能收其奇功矣。

处方：宜补血益气汤治之，而能收其全功矣。

——**补血益气汤**（专治妇人血崩不止，而阴道气吹者，宜用）

炙黄芪一两　党参八钱　当归八钱　酒白芍三钱　地榆三钱　生地三钱　柴胡二钱半　陈皮钱半　焦术三钱（蜜炒）　升麻钱半　炙甘草钱半　血余炭为引

水煎凉服，连服二煎。看病情如何，再议治疗。

果然头次下咽，还有昏迷不醒之状。二煎下咽，病人将眼睁开，而言曰："何物事，汝都在此矣？"问曰："汝可认得人吗？"答曰："认得。"一一指之而言，真认得人。神气清爽矣，而不惊忧矣。此时，天将半夜子时，病人安寝。家人曰："没若再取一服药，以备不测？"余曰："不可！"

待至次日早晨，人都尚在熟睡。余即起，而在病者门外听之，而安然无声。至旭光初照时，人都醒而问曰："病者昨夜如何？"伺候者曰："安然，至今未醒矣。"直至日上三竿，病者忽起，伺人按之曰："汝勿起，起则为何？"病者曰："我病好，不起为何！"扶之而少坐。片刻，曰："我腰疼不能坐，我卧矣。"人告以病情，余诊之良久，而言曰："再用药一服，病状完全消失矣。"

治疗：宜原方，加杜仲二钱、续断三钱，减炙黄芪、党参、当归各一半，去地榆。取一服服之，永无后患矣。

### (六) 气虚血燥血崩

一妇人，面色苍白，两人相扶而倚坐，余因问病。

主诉：我的病是有病根的，在兰州犯过三次，这两年未犯。至今年春尽之时，吃饭发呕。以至立夏，而少食，食不知味。至芒种时，有一夜，卧至半夜，而心中发潮至极，急唤家人来。将灯燃着看是鼻中有血，就用云南白药服之。至次日而不衄血，上午八时，而忽子宫出血不止。急邀医治疗，而三剂药后，毫无效果。至第三日中午，而昏迷不醒人事矣。急去兰州，邀医来诊。曰："血崩至重之症。"急出一方治疗，连吃三服，亦无效矣。至今七八日，而血不止者也。王一之无法治疗，不辞而去。前天有从魏店来的人说，尔在定西行其医道，我的派人来邀尔至，看有无良方，能治疗否？否则我不能活矣！在至严重的时候，腹内有响，而血块大下，昏迷不知人事矣。

症状：血下不止，腹中如雷鸣，面部苍白，形如死人。气息潮潮，两腮发红，口不思食，而好喝冷水。冷水饮下，而心中舒快。有时昏迷，急以冷水饮下，而少有清爽矣。

诊断：为气虚而燥，血热而崩。热潮于上，而血崩于下。而不食，好饮冷水者，气分虚燥而至极也。子宫出血不止者，气虚而不能理血，而血热下崩不止。

脉象：两寸浮大而紧，两关沉迟，两尺浮细，沉而紧疾。所以寸脉浮大而紧者，阳分之虚燥也。关脉沉迟，胃关不通，而气滞于胃也。两尺浮细者，血虚之极也。沉而紧疾者，虚中有热也。

舌色：淡白而无红，苔腻而有潮黄，不燥，而舌心有青色。但唇干而裂，齿燥矣。

治疗：宜人参茅根汤。补气养血，清热为主，心血收脱为标。标本兼治，何患血崩者不止乎！

处方：宜人参茅根汤治之，而能得到很好的效果。

**——人参茅根汤**（专治血崩至重之症者，宜用）

高丽参三钱　白茅根一两　生地三钱　地榆五钱　杜仲三钱（炒）　续断三钱　阿胶三钱（炒）　醋艾三钱　黄连二钱（炒黑）　黄芩二钱（炒黑）　黄柏二钱（炒黑）　大米一把为引

水煎凉服，渣再煎连服。服后少有安静之势，家人偷报余曰："太太病好，给汝有大报酬！"余曰："既然病好，而余之大幸，亦汝之大幸也。此一夜，病者安卧，而伺候者亦安卧也。至天明，余要求再诊。报曰："病大愈，再看吃药不？"再诊而问。

再诉：从病以后，吃药七八服，而无一效。汝一服药，将我病治好，乃方信药力之妙，先生最易者也。从吃后，自觉精神大好，身体舒服。血下大减，而不昏晕。口令食，而不知吃何物最宜。但口有潮渴，令饮，腹中不响。我令再用药一服，汝看可否？余曰："诊罢再议。"

症状：完全消失，惟有下血未止而不多，口干而不饮。

诊断：为虚而不燥，血热而下血未止，口干而不饮，想吃食物。病势大减，而身体还未恢复。再用原药，减料而治之。

脉象：大有好转，虚而不燥，崩而不热。寸浮而不大紧；关脉沉而不迟，浮而有力；尺脉浮，而不紧疾也。

治疗：宜人参茅根汤，原方减去三分之一的分量，而为主治之法。当遵"病轻药亦减"的法则。

处方：宜人参茅根汤，原方减轻三分之一的分量，而治之。

**——人参茅根汤**（治症同前，分量减轻宜用）

高丽参二钱　白茅根七钱　生地二钱　地榆三钱半　杜仲二钱（炒）　续断二钱　阿胶二钱　黄连一钱　黄芩一钱　黄柏一钱　大米一把为引

以上三黄俱炒黑，水煎温服。至下午，渣再煎服。

服后，仍然安寝，至次日病痊安。

# 五、带 下 门

## (一) 伤湿下白带

一妇人张氏，适牛门，汉族，年四十六岁，住通渭县鸡川镇。因夏收大忙，至田间收麦，忽然大雨倾盆而下，避之不及，被洪水冲倒，而水呛、水惊。至家昏迷不醒，邀医治疗多次。虽然神气清爽，然腹疼下带不止，经年不愈。至二月，邀余治疗。

主诉：在去年夏收之时，因无人收麦，迫我去田间。见麦黄如金色，家家户户地内有人，独我一家无人。我一想心急如焚，趁忙忘饥，一直收到下午，疲倦至极。忽听人喊叫"跑！大雨来了！"一看满天黑云，不闻雷鸣之声。又忍耐一时，再割几下不迟。有人喊"快跑，大雨至矣！"我忽听半空有风吼之声。抬头看时，大雨倾盆而至，跑之不及，便躲在一坎坎之下。雨越下越大，不料水从埂上流下。我跑之不及，被水冲到，如一物，荡至平处而不动。有人看见，急来挽救，我已不知人事矣。把我抬至家中，仍然不知人事。至次日少有苏醒，急迓苟医治疗。吃药三服，而腹疼甚急，而下白带不止。又迓一牛医，诊断为"水停腹内，泥瘀胃脘。"即以利水消积之药治之。而疼未止，腹又胀如鼓，而口更不能食，食一入胃而即疼。又邀一老医，而诊断为"湿伤于中，并无泥水之患。宜古月(白胡椒)、砂仁、小茴香，研细，每日两次，以温开水送下。"今十三日，腹疼稍有减轻，胀亦未除，白带更多。至今多半年，没有一日不治疗者。

症状：腹胀腹疼，白带不止，而有腥臭气。口不能食，食则腹疼。以至半夜，而腹胀疼少减。小便器中，有浊汁一层，如米汁样。身体瘦弱，走路扶杖而行。

诊断：为湿伤血，血化为带，所以白带不止。再加以小肠寒，而小便有浊汁。湿滞于中，而腹疼。湿注于脾而腹胀，消化不良，所以腹胀疼。而少食，食则即疼。

脉象：两寸脉濡缓而沉细，两关滞涩，两尺濡浮而沉小，兼涩。所以寸濡缓而沉细，湿伤于里也。关脉滞涩，胃中有湿，湿注于脾也。两尺沉小而涩者，湿传于里，小肠有寒也。所以湿伤血，血化为带也。湿寒相抟，而小便有浊汁也。

治疗：宜燥湿利湿，行气逐寒为主，清热养血为辅。所以燥湿则带止，利湿则不疼，逐寒则浊汁能分清。湿去气行、寒逐浊清，而不食者能食，疼者不疼，胀者则不胀矣。

处方 (宜燥湿利气汤，加故纸、益智仁，以逐小肠之寒浊也)：

——**燥湿利气汤** (专治湿伤血，而白带不止；湿气滞，而腹胀疼。宜用)

苍术三钱　酒白芍三钱　干姜钱半　香附二钱　陈皮二钱　台乌三钱　大腹皮钱半　木香钱半　补骨脂二钱 (炒)　益智仁二钱　莱菔子三钱 (炒)　炙甘草一钱　生姜一片、小米一撮为引

水煎候温服，渣再煎服。所以用小米者，以清湿中之热也。

嘱曰：汝将此药吃三服，以后余再来诊断治疗。如有效再吃，无效再议，可也。

将三服药吃后，伊子来告曰："病大愈，请汝往诊。"余曰："可。"即往至其家，见病者有笑容，故知病之愈矣，因再问。

再诉：从吃药之初，腹部不疼、不胀，而口稍有能食，一顿吃多半碗。随将第二服、第三服药吃了以后，觉得白带能减少一半，我睡时能伸其腿，觉得舒服得多了。精神好转，但是羸瘦如旧。由于在近一年内，未曾睡好一夜，在这四五日，每夜安眠，一觉能到天明。我还能起床，穿衣，甚至能在屋内走几步。但是腿上没劲，好像没骨头一样。余诊断罢问曰："尿中有浊汁否？"答曰："没有。"余再与前次诊断相比，病情好转。再用原方，减去木香治之。

处方：宜原方减去木香治之。

**——燥湿利气汤**（又一方，治症同前）

苍术三钱　酒白芍三钱　干姜钱半　香附二钱　陈皮二钱　台乌三钱　大腹皮钱半　补骨脂二钱(炒)　益智仁二钱　莱菔子三钱(炒)　炙甘草一钱　生姜一片、小米一撮为引

水煎候温服，渣再煎服。

嘱曰：再将此药吃四五服，或六七服均可。在吃药后，来告余知之矣。以后，吃了五服，来诉余曰："病好，再吃药否？"余曰："不必吃药，待自己恢复健康，但必须营养赶上为良。"

## (二) 带下不止

一妇人王氏，年二十九岁，汉族。因家中困难，没钱治疗，带下不止十二年，仍在家劳动持家。夫妇二人，无子女。余在古城乡出诊时，在通渭遇见，叫余治疗。以主诉的病史、病情和现在的症状，再加之从未治疗等原因，而更因其困难。余即制一简方治疗。少花钱，而治病效果好，可以解决此人带症病问题。

处方（专治妇人白带不止。十几年不愈者，宜用）：

酒白芍一两　干姜五钱　椿白皮一两　白鸡冠花五钱

以上共研细末，每早晚空腹，以米汁冲服二三钱。一日二次，连服半月，而带下全止。至经至之日，而血量适宜，二三日而止。以后生育。

## (三) 经后下白带

一妇人牛氏，汉族，适陈，住陈家河。从女孩之时至结婚以后，每次行经后，下带不止。将行经时，带止而腹疼。至次日，经行一日，血量很少。二日经止，而带下赤白相混而不分，十日以后，重白无赤，年年如此。以早治疗，而无效。以后几年，因家中困难，而未治疗。在一九五八年夏，余往静宁仁大镇出诊，路过此地，邀余诊断。因询不治之故。曰："没钱治疗，至今十二三年矣。"余拟一土方而治之，可能望效哉。

**——土方**（专治妇人下带，赤白相兼不止者，宜用）

葵花六钱（赤白兼用）　鸡冠花六钱（赤白兼用）　椿根白皮一两五钱（焙黄）

嘱曰：以上三味，共研细末。每日早晚空心，以米汁冲服二钱，生冷勿犯。余去外地，多则八日少则五日。余回来再给你诊断治疗可也。以后将此药吃了五天，共吃十次。

自觉下带少些，就连吃七日。余从外地回来，找至此人家中，一见欣然而笑曰："我病大愈，汝既来了，再给看一下。还有七日的药未吃，若有如此之效，药吃完，我病好矣！"余再诊，果效。思之良久："古人所谓'捷方大如药方'者也！"

以后，此人将药吃完，病大好。至瓜熟时，其男人来送一西瓜云："今年瓜熟病好，明年瓜熟之时，我当再看汝也。"

### （四）湿伤气下带

一妇人刘氏，适张。汉族，年三十岁，住通渭新景乡。因不生育，请一当医①治疗。用了一种下用坐药②，由此引起带下不止，而腰疼不举，腹胀口干，而少食。至今年，已十年矣。每次村上来医，邀而治疗，曾经过十多个医生，在治疗上，不下百十次，然终无一效。至今，家产费尽，一贫如洗，我想治疗，力不能支。余曰："我想办法，将汝病治好为宗旨，何言无力支持。"她又曰："亲戚邻居，告借多次，未还一文，再不能开口告借而已。今你老来村看病，怜惜我命，给我一看。是否能好？能好则想治疗，不能好则不望矣！"余曰："给你诊断如何？"

诊断：为血不足以养胎，气不足以胜湿。湿伤血而化带，所以带下不止，伤及阴血，血愈不足也。血不足，无以养气，胎气不强也。所以然者，而气血不足，何能养其胎也！余诊罢，对病者说："给你一个捷方，不花钱而治病效果好，你试服之，病自好矣。"

——**捷方**（专治妇人带下十几年不止，而腰疼者，宜用）

丹参四两（晒干，去净土）　葵花③一两　椿根白皮二两半（树干皮不要，炒）

以上三味，研细末，每日早晚各一次，每次三钱，以小米苎麻④汤冲服。服至十日，必有效果。汝来再诊断治疗。

以后至月余，此人忽来，而言曰："早知如此，我来早治。何必花资财，费气力，借东家，借西家，身落乞讨，而将病未治愈一次。汝给我说一捷方，将我的病治好！我特来说与你知也。我病无希望，灰心不治。在你给我说的时节，我不相信，牛沾草根、苎麻根和椿树根皮能治好病。只因我没钱，便将此数种，试而服之。服了七八日，带症减少，腰疼亦轻，精神增强，饮食增加。服之半月，腰疼消失，带下不多。一日旁人问：'尔病如何？'答曰：'大愈。'她又曰：'我能吃否？'答：'不知也，试吃如何？'便将我所吃之药，吃了四五天，她人之病，亦愈。所以来告你知也。"

### （五）湿伤肾下带

一妇人王姓，年三十二岁，汉族。从结婚后带下不止，已经三年有余。百药治之，而

---

**注释**：①当医：俗称"当客子"，指游医。此类游医以邪术骗人者居多。

②坐药：指用药制成丸剂或锭剂、片剂，或用纱布包裹药末塞如阴道或肛门内，治疗白带、阴痒或痔。

③葵花：原文如此。指瓜子。

④苎麻："苎"同"苎"，为作者在《小儿科歌诀》"捷、单、土、验方"中自注，即苎麻根。

无一效。在一九六二年，忽然腹疼下坠，腰不能伸，不能参加劳动者，将近一年。一九六三年来我院门诊治疗，问及病因和病史，而才诉说。

主诉：在未结婚前，十六岁开始行经，月月按期、按时而至。从一九五八年十月，结婚以后，每次行经，经前腹疼，而且胀。如此有三四个月，且经期不准，赶前推后，不能按时而至。有某医治疗，用红花、苏木、木香、枳壳之类治之，煎药一盆，分四次喝尽。经血仍然如旧，而腹疼下坠不止，腰疼不能举物，以后很少参加劳动。以身懒惰为依靠，有时参加一日劳动，就得两三日休息。在这近一年，劳动一点没有参加，而还经常治疗。愈治愈重，愈治带症愈多，腰愈疼，下坠更甚于以早。

现在症状：带下不止，腰疼下坠，腹疼腹胀，经血不能按期而至，即至而不准。面部有浮肿之势，而不显著。唇有干燥，而不裂。

诊断：为水湿伤气分之血，药汁伤血分之气。气被水伤，血被药伤。气血俱伤，而有腹胀且疼。血被药伤，而有腹疼、腰疼、下坠之势。面部浮肿者，气虚水湿之象也。

脉象：寸脉两手不足，两关微弱无力，两尺脉微细而滑、沉。寸脉不足，气虚之极也。关脉弱而无力者，胃气不足，气虚下陷也。尺脉浮细微，而沉滑者，血不足而有湿也。而尺细迟而涩，腰疼不止也。细微而迟，小腹疼也。

治疗：宜补气养血，利湿升提，消胀壮肾以为主，止带收脱而为辅。补气血自旺，养血则湿除，升提则胀消，壮肾而湿自利。所以火能胜水，土能克水。即是火生土，土克水之理也。

处方：加减举元汤，在本方减去份量，加白术、熟地、酒白芍、酒黄芩、白鸡冠花。

——加减举元汤（专治妇人体虚下带，腰疼下坠，腹胀疼者，宜用）

党参三钱　当归三钱　炙黄芪三钱　熟地三钱　酒白芍三钱　白术二钱(蜜炒)　酒黄芩钱半　陈皮一钱　柴胡钱半　升麻一钱　白鸡冠花五钱　炙甘草一钱　生姜、大枣、小米引

水煎温服，渣再煎服。如无鸡冠花，以椿根白皮六钱代之。

## （六）湿伤血，血化带

一妇人赵氏，汉族，年二十七八岁，住通渭县鸡川镇。曾患白带十一年，从未间断。但是经血月月如期，从未生育。乡人以为是小月奸病①，一世不能好矣。余去出诊，路过此村，邀余诊断治疗。询余曰："我这病是否能治好？如若能好，花多花少，我要看。如不能好的话，我即将自缢而死，绝不连累好人也！"余曰："且诊断，看是如何。"

注释：①月奸病：月奸病又称"月痨、月家病、月中伤、月子病、干耳病"等。均属中医积聚、产后虚损、痨病范畴，多由生产后恢复期（产后40天、流产后30天）内同房导致的。民间称小产后致病为"小月奸病"。

主诉：在早，女孩之时，并无斯疾。在十七岁那年结婚之日，经血走过才三天。当日因闹房人多，将我围得身热口渴。至罢之时，我就喝水三四碗。至下一次经期，血未至而带先下，我不知何病。二三天，经血至，而有腹疼之感。经后常常如此，以为寒病。以古月并砂仁、石花之类治之，而愈治愈重。如此十一年之久，年年治疗，年年无效，至今无望矣！

症状：下带不止，经血如期，血量不多，腹疼不剧，小腹常冷，及有胀感，口不干，而五内皆燥。

诊断：为湿伤血，血化为带。带愈下愈多，而血量愈少。湿注于胞宫，而有疼胀之症。湿热熏蒸于内，而有烦躁喜喝症。

脉象：两寸浮大而紧，沉滑无力；两关浮涩而沉滞；两尺脉浮细而虚、沉滑而紧。浮大而紧，虚中有热也。沉滑无力，湿伤血，而血不足。关脉浮涩沉滞者，脾胃有湿而滞也。尺脉浮细而虚、滑沉者，湿伤血，湿注于胞宫也。

治疗：宜燥湿、养血，清源法治之。湿燥则血旺，血旺则气强。养血则气强，气强则血自旺。二者俱强，何患胞宫之湿不去，而五内烦躁之不清也。

处理：宜解湿止带汤治之，而有很好的效果。

——**解湿止带汤**（专治带下不止，而小腹冰冷，喜喝而烦躁者，宜用）

鸡冠花五钱　焦栀三钱　茯苓五钱　酒白芍一两　干姜五钱　小米一撮为引

水煎温服，渣再煎服，忌生冷之物。

嘱咐：汝将此药连吃三四服，应大有效果。如若能来，到魏店一趟，再诊一次或二次，可能病就好了。患者曰："如病能好，就是十趟八回，我都能行。人生一世，无病而生，有病而死，何怕跑路哉！"以后果来，病大愈，一连四五回，病好而生育无碍矣。

## （七）伤湿下白带

一妇人，年三十八岁，住秦安县魏店镇。曾患带症三年，百药治疗不效。至一九六四年来我院门诊治疗。余给拟以芍药干姜汤治之。

——**芍药干姜汤**（专治血分有湿，而下带不止者，宜用）

酒白芍四钱　干姜二钱　山药二钱　苍术三钱　茯苓二钱　杜仲三钱　续断三钱　百子葵花五钱　生甘草一钱　小米引

水煎温服，渣再煎服。三服而病痊愈。在一九六五年生一女，至今一岁多矣。

## （八）带下黄色

一妇人王氏，适苟。年二十八岁，通渭人。曾患带下黄色，而腹疼不止，带症常下。经他村医生治疗，不效。在一九六四年来门诊治疗。余拟以八珍汤加升、柴治之。

——**八珍加升柴汤**（专治妇人带下，色黄，而腹疼不止者，宜用）

当归三钱　熟地三钱　酒白芍三钱　川芎钱半　党参三钱　焦术二钱　茯苓二钱　炙甘草钱半　柴胡二钱　升麻一钱　生姜、大枣引

水煎服，渣再煎服。连服二服而大愈，四服而痊安。

### （九）带下黑色

一妇人，年三十二岁，住魏店镇。因家贫无法，曾将多年带症未治。直至一九六一年抢救人命时，以免费药品治疗。来门诊时，余问以症状和带下之色。诉曰："黑色，常下，至经至之日而变成青色矣。"余先拟以六味地黄汤，加炙黄芪、台乌治之。

**——六味地黄汤**（专治妇人带下不止，黑色，而腹疼者，宜用）

熟地四钱　山茱萸三钱　山药三钱　茯苓二钱　泽泻二钱　丹皮钱半　炙黄芪四钱　台乌三钱　炙甘草钱半　生姜、大枣引

水煎温服，渣再煎服。

一服而黑色大减。二服而转为青色，腹不疼，而发生腰疼之症状。

### （十）带下青色

余改用"山薏异功散"，改为汤剂。而服之可能得到痊愈。

**——山薏异功汤**（专治妇人带下青色，而腰疼者，宜用）

党参三钱　焦术三钱　茯苓三钱　薏米四钱　防风三钱　陈皮二钱　扁豆二钱（炒）　焦栀一钱　升麻一钱　杜仲三钱　续断三钱　生姜、大枣引

水煎温服，渣再煎服。一服而腰疼消失，二服青色转为清水。再从本方中，去杜仲、续断，加牡蛎三钱、龙骨三钱。连服三服，而痊安。

# 六、杂 病 门

## （一）阴道虫出

一妇人王氏，年二十三岁，住通渭县新景乡。在生产后四十几天，忽然阴道发痒至极。未曾注意，以手抓之而阴道口肿大而疼。至下午痒犹甚，急。以至黄昏之后，脱衣而卧之时。痒极令死，坐在冰地。少时，而痒少缓。又至炕而卧，卧不一时，而又痒。如此之状，一夜之时，反复十一二次。以至天发明时，而痒止，安卧。天明看时，而有细毛滴虫，以在裤衣上沾之。直至下午，又痒极难挨。余拟以"芍药蒺藜煎"治之。

——**芍药蒺藜煎**（专治妇人阴道出虫，痒之令死者，宜用）

芍药三钱　蒺藜七钱　生地二钱　酒黄芩二钱　焦栀钱半　木通钱半　龙胆草钱半
桃叶七片为引

水煎温服，渣再煎服。连服三服，而虫消失。但阴道口肿大，坐炕疼甚。又来问诊，余拟一处方"芒蛇煎"。

**附：芒蛇煎**

芒硝一两　蛇床一两　藁本三钱

至晚，水煎熏洗。二次而大愈，三次肿消、疼止而痊安。

## （二）阴道出寸白虫

一妇人王氏，年三十八岁，宋家坡村人。因久坐湿地，而引起阴道生虫，奇痒难忍。有一次痒极，令死。邀丈夫视之，见阴道内有虫，大小如寸白虫之状，而直从阴道内而出。至外边，亦能蠕动。以手抓之，递给妇人。妇人一看，大叫曰："有如此之疾，岂能生存！"急迳医治疗，数次而无一效。即送来我院门诊治疗，余拟一"芍药蒺藜煎"加柴胡三钱、苍术三钱、倍胆草而治之。

——**加味芍药蒺藜煎**（专治妇人阴道虫出，而大者，宜用）

芍药三钱　刺蒺藜七钱　生地二钱　酒黄芩二钱　焦栀二钱　木通钱半　龙胆草二钱
柴胡三钱　苍术三钱　桃叶七片为引

水煎空心温服，渣再煎服。二服。另用外治之药"蛇床袋"，纳入阴道，而治之可也。

——**蛇床子袋**（专治妇人虫出阴道者，宜用）

蛇床子五六钱（筛净沙土）　鲜桃叶七八片（切碎）

再用纱布五寸，制成一袋，长五寸。内装蛇床、桃叶，缝固。以开水浸透，纳入阴道，外留一线，以备不测。一日一换，两次而虫即死，而不痒。

## （三）阴道气吹

一妇人，行路时、动作时，常常阴道气出，而响如屁声者不止。如此之状，数年不止。迟某医，宜"八珍汤"加柴胡治之，而不效。又用"逍遥汤"，亦不效。无法治疗，邀余往诊。诊之得六脉虚浮无力，沉紧而不足也。拟以"补中益气汤"，加肉苁蓉三钱而治之，可望效也。

——补中益气汤加芎云（专治妇人阴吹，而久虚者，宜用）

党参三钱　炙黄芪三钱　当归三钱　柴胡钱半　陈皮钱半　川芎钱半　肉苁蓉三钱　焦术二钱　炙甘草一钱　生姜、大枣为引

水煎温服，渣再煎服。吃一服，而阴道气出，响声少减。连吃三服，而气少出，出而不响。其人曰"好矣，能入群众之中矣！"

## （四）经后下清水不止

一妇人，陈氏之女，年二十七岁。常常小便不禁，遗尿无时。自己忍羞不言，直至两三年，被丈夫发现，已时久矣，来邀余往诊。余曰"不往，制一方而服，病自愈，往而何为？"余拟一方，用"补中益气汤"，加覆盆子、桑螵蛸、肉桂治之。

——补中益气汤加味（专治妇人命火不旺，小便不禁，常常遗尿，宜用）

党参三钱　炙黄芪三钱　当归三钱　焦术二钱　陈皮钱半　柴胡钱半　升麻一钱　炙甘草一钱　覆盆子五钱　桑螵蛸三钱　肉桂钱半　生姜、大枣引

水煎候温，空心顿口服，渣再煎服。连吃二三服，再看如何。三服后果效，又吃三服而除根。

一妇人，宋氏之女，年三十岁，住静宁县仁大镇。每经血行后，阴道清水如注，不止。多医治疗，不得一效。后余因出诊至此，病家诉说病情，因此拟一处方，宜补中益气汤，倍炙黄芪，加牡蛎、龙骨，治之。

——补中益气汤加牡龙（专治经后，阴道下水不止者，宜用）

党参三钱　炙黄芪六钱　当归三钱　焦术二钱　柴胡钱半　陈皮钱半　升麻一钱　牡蛎三钱　龙骨三钱　炙甘草一钱　生姜、大枣引

水煎适宜，空心顿服，渣再煎服。

服后，次日人来曰"病愈，再往诊"。未往，嘱曰："以原方再服，而必痊愈。"以后连服五服，而水止，有腰疼之状。余再用原方，去牡蛎、龙骨，减炙黄芪三钱，加杜仲三钱、续断三钱。连服二服，而腰疼止，而不下注清水矣。

# 跋　语

医之理，而实难明；医之意，深而难测。余性钝，不能深刻的了解到医之意，并医之理。古人云："医者，意也。意者，理之至也。"所以医为仁道，至精至诚，其意至远，其理难明。道之深远，岁气为宗。此古人所谓："不知天时者，不可为医。"所以天时有寒暑之异，地有南北之不同者也。亦有："为人子者，不可以不知医，亦不可不知地理也。"

余之学问水平有限，在医学理论方面，甚无明晰之见，和辨证之确定。只是在临床实践中，有些许的经验，但是不多。而不能一案一件地写于纸上。可是将重要的、突出的写出来。在每一门，不一定几条为例，而是记起的多，就写得多；记起的少，就写得少。更不能一案八条或十条的定例，若是以定例来说，那就要有一定的计划，有一定的规矩。所以余写的《妇科医案》案例不多，即古之妇科，亦少见矣。写的时候，没参考，无计划的写了几条，以备治疗上，详细参考焉。

刘源泉

一九六二年六月四日

妇科集要十条

刘深泉 著

# 自 序

凡书之有序者，盖题其旨也。自序则述其意，人序则称其能也。余之序，其意深而文辞浅；其理道之深，而其言浅近。所以使学者易诵而易记也。古之医书，有妇科书中，各谓之难治，但不知难治之处，在于何经何络，何脏何腑。余谓之不难，最难之处在于问病。如能将病情说明，再加之以色、脉相合，于病症相符。治妇人之疾者，则可为万全万当矣。

这部分中，只有主要的十条。在十条之内，有常见的疾病，有很少见的疾病。每一病症，有一方一歌者，有数方数歌者。但在方内，有经方、古方和时方。如方中加减，是余附加一二味，以使更有显著的效力。凡在方中加之者，有是症必加斯药，均是在临床诊断上和实践中，以及人民群众中而得来的经验。在这些经验中，非在劳动人民中体验多次者，不能写于斯疾也。但在方内而不加以方注，只以方前小论为说明。药方中，有余祖先世世相传之方，亦有自己经验之方，都一一有歌有论。而在歌、论中，语句上，用字上，难免有很多的错误和缺点。可惜，在缺点、误写以及错别字上，无人给余改正和整理。虽然如此，余不得不写之于此。以将自己有所经验的几个方儿并治疗法则，尽量的展示出来，以供人民群众的需要。

目前，党和政府号召人民发掘民间中医药遗产，以及祖传密、捷、验方。余即响应号召，便将自己一生在妇科诊治中的经验，以及祖上几世不外传的秘方写书来，以供同道者参考并提出修改意见。预防和治疗各种妇女疾病，指导妇女科学、安全地生育节育，保护妇女同胞的健康，是以为盼焉。

魏店地区卫生所古稀老人刘源泉书
一九六五年冬十二月八日

# 凡　例

本部分之内条例不多，仅仅十条而已。在每一条前，皆有大字标题，以显观而易见。并以"一、二、三……"数字为序，以防紊乱。读者记之也。

本部分条例中，每条首段先冠以总论，然后分小节而论。每一方之前必有小段论言，且在论言中含有方注。但方注中，缺乏详细注解之辞。若读此，希细审而辨之。此古法独存，而新法亦在其中矣。

本部分之论中，而不言冲、任、督、带之脉者，是对本不能明了经络之循环，只言气血阴阳者，是简易之法，而读者即能明晰而易晓。再者，冲任督三脉，一源而三歧也，终不如言气血之简明而已矣。

本部分中歌诀，与汤头歌不同。所以只能说明方药，而不理其句、字和音韵，且加减处裁一并加入其中。如相生法、变化法、保产无忧法、加减法等，而便知其端的。所以能歌能诵，而易读易记也。俾使学者，易得其之妙道与理也钦。

# 一、妇科总括歌

女子二七天癸至，调经察脉要分明。先期而至是血热，后期而至是寒经。

经前腹疼为气滞，行后而疼气虚真。其色黑者多实热，淡白为虚或痰凝。

烟尘黄水血不足，紫色原属虚邪侵。行经之时宜慎重，如若思虑血必停。

走于腰腿多疼痛，散在四肢则不仁。停在血海生寒热，逆上冲心患颠竞。

两手尺脉皆沉浮，此病分明是闭经。肝大肺小必有子，肺大肝小孕不成。

心肾俱旺知是孕，两尺不断滑方真。左寸滑实是男胎，右尺沉滑女现形。

肝肺俱旺胸膈疼，两关沉紧腹中疼。左右尺脉多沉滑，必然带下不吁嗟。

水湿伤血湿化热，白带常下不须说。胎前之脉实大吉，若是浮滑必有疑。

产后之脉宜小吉，如若虚浮大者逆。更有暗产和暗经，此有奇骨经不行。

依然按期能生育，千百之中一二人。青年未老发先白，妇女逢之却是灾。

虽然自觉身无病，一世生育无望哉。年龄体质和性情，临床诊断要分明。

此为妇科大概法，后有高明再补裁。

## （一）论妇人之病多于男

凡妇人女子之病，多于男子几倍矣。古人所谓"宁治十男子，不治一妇人"者，正为此也。所谓难治者，女子有血室胞宫之故也。再加以经前、产后、怀孕之不同者，所以女人之病多于男子者也。其他之病，与男子相同。例如伤寒、伤风、感冒、喘息、咳嗽等等之疾，与男子一样治疗。但是在行经期、怀孕期、产后期，这三个时间，须得分别治疗。但在妇女生育年龄期间，不论治疗何种疾病，须注意保护生育。如不注意，必然造成以后生育困难。治妇女之病，大法如此。为医者，更加要心灵手巧，用药灵活。第一要看患者身体如何，若体弱形瘦者，多加养血、补气之品，以佐其气血为要。如年龄在四旬以上者，多致血虚气弱之故。此所谓血虚不能养气，气虚不能理血也。如是之病，多数行经血量太多，越多血越虚。血虚，气不能理其血也。所以血则伤，而气则败；败则气滞，滞则生燥；燥则迫血妄动，动则不静；不静则血不安而妄行，则不及期而至者也。所谓"经前腹疼而为气滞"者，正此之谓欤。此等之病，不惟四旬以上者有之，而即十七八岁，十九二十岁以上者，亦有之矣。如此之病，治当行气、养血为主，此所谓血不虚而气不滞。血液充足，而血能养其气，则气不燥。不燥则不生滞。夫经行腹疼之症，从何而来也！

更有一种妇人，而在行经之时，血液潮热，而有口渴、潮热、烦闷现象者。喜喝冷水，以为解烦止渴。而不知血分稍有潮热，是经血欲行之故。心烦懊热，急饮冷水以救其烦，而不知冷水能伤其血乎！水湿伤血，湿久而能化热。湿热相抟，郁结不去，而带下赤白。带常下，而血不足。血不足，而经期不准，而失去月信、月经之名矣。所以为医者，而不知其清热、燥湿，而专以补血为事。所以血越多，而带下越广。久而久之，其色如败酱，血水混浊如米汁，气味腥臭触人。其身体形羸无神，其声音微细而不亮，其容如枯骨，而两腮稍有微红或有不红，全身酸懒。每下午四至五点钟，有稍微发热，而据轻小劳动，就有腰疼不举之势。其脉搏浮迟沉滑有力，两尺皆然。但舌苔白而不腻，舌尖舌边无荣，口欲干而不饮。症状常觉疲倦，腹部胀，小腹疼，而有下坠之势，甚至还有阴道口肿、疼、痒的情况，而不一致者也。此等疾患，在妇科中最多有之。如法治之，应手而愈。治不得法，愈治愈乱。如久治而不愈者，再审其他而治之。

### （二）论妇科指南

余行医道一生，五十年之久，尽翻阅各种妇科书籍，而见到指南之方很多。余将指南各方，一一述之如下。有妇科指南之书，有不孕指南方（有强气血为主者、有启发子宫为主者、有养血为主者），有种子指南方（有养血行气为主者、有补气养血为主者、有疏肝解郁为主者），有启宫种子指南方（主要内容以行血而兼理气，又启发子宫口为目的。是言其胎气不旺，而不能撑大子宫口也）；有双方不孕指南方（主要内容以补气为主，在双方而气不旺者宜之。在女方为开放子宫口，在男方为强肾气也）。

更有等等指南之方，余不能一一尽述，摘其要者而在后录之，更以正之。正之之法，每在临床上，作一试验，看有效无效。有效者，载而记之。如不效者，则加而减之，或改而调之。余在治疗过程中，每次守旧，而遵其指南之方者，往往无效。余因其病之时间长短，患者体质之虚实，气血之强弱，年龄之老少，形色之荣枯，性情之温和与暴躁，声音之清浊。再加问切之痛苦，与脉象之浮沉迟数。更加以处之地位、居之贵贱，家庭之环境，饮食之肉藿①。将各方面情况了解、熟悉，按时因病之治疗、用药，而常常获得奇效，因此录在此处。

### （三）论妇女经来迟早

妇人经血行迟行早，全靠情欲如何。行早则心灵性巧，情性温和。故生育无碍，而疾病少，即如患病，即治即愈。如月经行迟之时期不同，有十七八岁而始行，有十九二十岁而始行者，有二十一二岁而经血才行者。行迟则心拙性钝，性情暴躁。故生育多碍，而疾病广，即如患病，难治难愈。此所以在经血迟速之间，以定其人之性情、疾病，与各种不同的症状。此所谓"宁治十男子，不治一妇人"者，正谓此也。

妇人科中所谓难治者，有五：一，不管老少，一概而论者，难治；二，不管虚实，而一概养血补气者，难治；三，不管寒热，一概而温补者，难治；四，不管燥湿，而一概用辛温者，难治；五，不管血虚气实，气虚血旺，而一概用克伐破血者，难治。此为在妇科

注释：①肉藿：食物细、粗不同。藿：指豆类作物的叶子，此处指粗劣的食物。

中，至要之事，而若能明此五者，则不为难治也矣。

### (四) 论妇人之病三不治

妇人本身体质中，有三不治，而为医者须详细审之。形肉消薄，态度妖娇者，不治；性情暴躁，面色常有怒容者，不治；未老先衰，发白不泽，以至三十余岁而经血不行者，不治。虽然如此，而先视其人面容与身体如何，如面色正常，而带喜容者，亦可治之。而妇人常有愁容者，多病。而常带怒色者，多疼。而喜悦，常不知愁怒者，少病而易生育。

凡妇人声清音亮者，清洁而吉，少灾无病。声如破锣者，凶多，有暴病而不救。声如豺狼者，子息不利，而害眼疾。声如炸雷者，夫多横事。此判断，在妇人之大概也。

# 二、室女①尼寡经闭

妇人之病,以经血为主。如妇女在相当年龄之时,而经血当至而不至,必有病生焉。但生病之久与不久,为医者实难揣摩。一要主病人所诉,实察情况;二要医家详细诊断,分析病情之势;三要详细询病家,是否有奇疾怪症,勿得隐瞒,或者隐而不言。治不恰当,则病家多费资财,而医家多费心思。四要一定问明经闭原因,或因怒、因惊、因气、因思虑过度,或因劳动过度,或因房事过劳,而以致经闭不通。另外还有从女儿之时,一概不行经者,如至结婚以后而经血行,则不病;如经血不行,而必病者矣。此是妇女经闭不通之大略也。

## (一)论经血不通属于气

凡妇人经血之病,而属于血不足,而实属于气不旺之故所因。故血不足不能养气,以致气不强,不能蒸发血液。血愈不足,气愈不旺,一世生育,无能为也。譬如天愈旱而地愈燥,愈燥愈旱,霖雨甘露将何来?天气一热,地气蒸发,而天将雨,沛然而下降甘霖矣。大凡血不足者,必要养其气。气强血旺,而不孕之妇必受孕矣。

## (二)论经闭室女与妇人不同

凡妇女经闭之症,室女与妇人不同,妻与妾不同,寡妇与道姑、尼姑不同。而室女之经闭,多属于在幼小之时饮水过多。水湿渗入血室,以致血室寒冷。治之之法,以温经利水之药治之,自通。一般妇人,非大贵、大贱者,如若时而经水不通,腹无胀疼之感,身有疲倦之形,食欲少进,喜卧而不寐。此等经闭,是气虚不能运血之故。治之之法,以活血补气,经血自通。在妻妾之间,先以视其蓄妾之情况如何,如若与妻同治,如有虐待之行为者,必须用解郁清热之药治之。

## (三)论寡妇尼姑经闭

如若寡妇、尼姑、道姑等人,经闭者一般都有发热、心急、恍惚不安等现象。治之之法,以清心热、解肝郁、息欲火,以为正治之法也。如血不足者,以补气。气不强者,以养血。此《内经》所谓:"阴根于阳,阳根于阴,阴阳互根,万物乃生。"正此之谓欤。

凡室女年龄在十五六,经血当至而不至者,其人无胀疼之感,但身体虚羸,而饮食正常者,宜用当归黄芪通经汤。

**——当归黄芪通经汤**

当归五钱(酒洗) 生黄芪一两 木通二钱 红花钱半 桃仁钱半 川牛膝一钱 生

---

注释:①室女:旧时称未出嫁的女子。

甘草一钱　生姜三片为引

水煎温服一茶盅，渣再煎服。

方歌：

室女经闭也须防，宜用当归黄芪汤。虽然自觉身无病，必须早治免灾殃。

黄芪一两归五钱，通二桃红各钱半；牛草一钱引生姜，水煎温服经行畅。

凡室女身体健壮，饮食如常，而年龄在十七八岁时，经血不行，腹有微胀、下坠之势者，宜丹参通草汤。

**——丹参通草汤**

丹参一两　通草三钱　川牛膝三钱　台乌三钱（炒微焦）　红花钱半　桃仁钱半　广木香钱半　生甘草一钱　酒引

水煎，临服掺大酒一半两，一服即愈。

方歌：

室女经闭腹微胀，下坠之势难言状。及时治疗也无妨，宜用丹参通草良。

参两通牛台三钱，桃红广木钱半捐；甘草一钱不可少，酒引送下效如仙。

凡室女在年龄相当之时，月信应至而不至。饮食少进，腹胀不疼，面色挟红，六脉沉弦，以至日晡发热，而口干喜喝冷水，以过亥子而疼胀少减者。宜寄奴红花汤。

**——寄奴红花汤**

刘寄奴六钱　红花三钱　桃仁三钱　台乌三钱　焦栀二钱　丹皮钱半　柴胡钱半　三棱钱半　莪术钱半　木通钱半　甘草一钱　生姜引

水煎温服，渣再煎服。

方歌：

室女经闭面带红，口渴脉数腹胀疼。发热喜冷食少进，方用寄奴红花灵。

寄奴六钱君为主，桃红台乌三钱臣；丹栀三棱莪通佐，生草一钱效果速。

凡室女经闭不通，咳嗽频频不止，久则治嗽无功，而反发热，日晡则甚两颊色红者，宜桃红通经汤。

**——桃红通经汤**

桃仁三钱　红花三钱　大黄三钱　川牛膝钱半　知母一钱（酒炒）　黄柏一钱（酒炒）　旋覆花三钱　地骨皮三钱　刘寄奴三钱　丹皮钱半　生甘草一钱　芦根引

水煎一盅，候温服，渣再煎服。

方歌（西江月）：

咳嗽频频经闭，久则两腮色红。治咳之品妄无功，日晡发热更甚。

桃红大黄三钱，牛膝丹皮钱半；覆花骨皮寄奴三，知柏甘草一钱。

凡室女经闭不行，时常腹痛，而有气上冲胸之势，以手摸之有块，有股如虫之状，而时疼时止者，宜红花元胡汤。

## ——红花元胡汤

红花三钱　延胡索二钱　三棱钱半　莪术钱半　酒白芍三钱　木香一钱　焦山楂三钱　青皮钱半　陈皮钱半　五灵脂钱半　生甘草一钱　生姜三片为引

水煎温服，渣再煎服。

方歌（西江月）：

室女经闭腹痛，犹如气上冲心。以手摸之有块形，治之勿作虫症。

红芍焦楂三钱，胡二木草一半；棱莪青陈脂钱半，生姜三片立验。

凡室女经闭不通，而欲行不行，腹胀不疼，每逢经血将至之日，而鼻中衄血少许者，宜丹参犀角汤。

## ——丹参犀角汤

丹参五钱　生地三钱　赤芍三钱　大腹皮钱半　水牛角钱半（削细末）　荆芥穗钱半　枳壳钱半　川牛膝钱半　生甘草一钱　白茅根引

方歌：

室女经闭不通，欲行不行腹膨。行经日期将至程，鼻中欲衄不衄。

丹参五钱为君，芍地三钱作臣；复犀芥枳牛佐使，甘草一钱茅引。

凡室女年已二十岁，经血不通，以先身发寒热，微有盗汗，以后咳嗽气促，心跳肉慄，食欲不振，两腮色赤，痰中有血丝，胸肋间刺疼者，宜养肺补血汤。

## ——养肺补血汤（此方不但专治室女，而妇人之经闭咳嗽亦然。亦有男子患结核服　之亦有小效，但不能彻底治效也。）

当归身三钱　北沙参三钱　枳壳钱半　桔梗二钱　前胡三钱　橘红钱半　川贝母二钱　焦栀二钱　地骨皮三钱　龟板三钱（酥炙）　知母一钱　川黄柏一钱　生甘草一钱　乳汁、芦根引

方歌：

当归身，北沙参，骨龟前胡一般同；川贝母，苦桔梗，各样二钱不可轻；

川枳壳，毛橘红，一味钱半莫放松；辽知母，川黄柏，甘草芦根列一排。

专治室女经闭咳，发热咳嗽是奇灾。痰带血，腮发红，心跳肉颤喘不宁。

医家勿作结核治，百药不效悯无功。是愚意，常效方，补血养气最为良。

凡室女经闭，与妇人的经闭，在治疗上稍有不同，而不能一概论也。在室女之年龄，应当"二七而天癸至"。二七之数是为一十四岁，而天癸当至而不至者，是营养不良，或者性情纯蠢。而还有劳动过度者，亦有之矣。余在治疗上，所凭以脉之浮沉迟数，体质之强弱，年龄之大小。所以再加以问望之，而了解各方面的情况。根据不同的条件，而分别立方施治，所以能得到很好的效果。特记录在此，分为几条而施治焉，以望后之学者，再加以参考，并予以批评指正，余欢迎至极也。

凡寡妇尼姑，而已在相当年龄，情志不遂，欲火先发，以致经血不行。而有发热盗汗，唇燥口渴，下午更甚。夜卧不安，语言颠倒，上午身体疲懒，口不知味者，宜清肝解欲汤。

**——清肝解欲汤**

当归三钱　川芎二钱　柴胡三钱　白芍三钱　青皮钱半　薄荷钱半　知母一钱　黄柏一钱　麦冬钱半　柏子仁二钱　红花一钱　生甘草一钱　生姜、灯芯草引

水煎温服，渣再煎服。前（例）所谓"一般同"者，各三钱也。

方歌：

寡妇尼姑不一同，年龄相当欲火兴。情志不遂先发热，口渴盗汗疲懒形。

方用清肝解欲汤：当归川芎柴胡尝；杭芍青前知柏寸，柏仁花草引姜芯。

凡寡妇尼姑，情志不遂，欲火炽盛，以致见日羞明，上午少食，下午发热，浑身疲懒，面赤而口不渴，少语多愁，忧思不定，夜间多梦，少眠者，宜增减柴胡抑肝汤。

**——增减柴胡抑肝汤**

柴胡三钱　白芍二钱　当归三钱　川芎二钱　青皮钱半　焦栀二钱　香附二钱　郁金钱半　远志钱半　石菖蒲钱半　知母一钱　黄柏一钱　生甘草一钱　淡竹叶、灯芯草引

水煎温服，渣再煎，露一宿，隔水温热服。

方歌：

尼寡经闭有奇灾，欲火熏蒸难自裁；夜间多梦懒言语，发热忧思志不遂。

柴胡当归三钱用，焦栀附芍芎二乘；郁金远蒲青前半，知黄甘一引淡芯。

## (四) 论说不一之类症

凡室女、寡妇、尼姑等经闭之症，主要分为二类：一，室女之经，已过十四五岁，而经血不行者，即当注意治疗。若按二七而经至者，此所谓天癸，按天一、地六之数而至也。此等之女，而性情温柔，天赋聪敏，如不遇天灾人祸之事，必无经闭之症。二，室女二七已过，至十七八九岁，或二十岁，而亦有经不行者，此等之经闭主要情况有二。其一为天赋蠢纯，情性不敏，而经血不行者；亦有不忌生冷，血当行而不行者。其二为在农村之女子，年龄未足，而劳动负担过重，以致劳伤之形，形不足则气亏，气亏不能蒸发血液，而血不能充实血海。血海空虚，何能按时而行经矣！

凡寡妇、尼姑等经闭之症，更与室女、妇人经闭大有分别。主要须明晰年龄之大小，行动之伶与不伶，形态、动作之特征如何。主要症状：恶寒发热，懒食口渴，见日羞明，多寐少起，常有忧思不乐之状。脉出寸口，以上鱼际。面部上午白黄多红色少，下午红色多白黄色少。此所谓情志不遂，忧思过度，以致欲火炽盛者也。此等之疾，治之之法当以清其肝热，泻其心火，解其郁，抑其欲火，而忧思自平。使其欲火不炽心肝二脏，则脾郁自解。郁解则脾脏自旺，脾旺则津液充足，而血自生。所以脾不受制于思虑之抑，心不受制于热之抑，肝不受制于气之抑。所以热为血之贼，火为气之贼，火热自平，气能蒸发血液，而经血自通，万病消失矣。

# 三、妇人经闭

## （一）论经闭与室女寡妇不同

凡妇人经闭之症，与室女尼寡不同。不同之处有好多，分析为：尼寡者，思虑多，劳动少，所以经闭之症不易治疗，因为得病久，而治疗迟也。此因有病之时，不能对人学说，就有能对人说，即当同类之人也。而听之无意，说之有情，所以而不能（及时）治疗者也。妇人经闭，一月不至，即对夫言。三二月不至，即对翁姑言。如若不是受孕，即是经闭。翁姑为了儿媳生育，（定会）立即治疗，所以难得而易治者也。

## （二）论经闭各有形症

凡妇人经闭之症，有各种各样的不同。有营养不良而经闭者；有劳动过度而经闭者；有饮冷过多而经闭者；有房事触犯而经闭者；有怒气冲犯肝脏，而气滞于血分而经闭者；有体质虚弱而经闭者；有过食辛辣之物，而伤及阴血而经闭者；有在经血适来，而以冷水沐浴，经血忽然停止，腹中疼痛，久则腹中有块，而经血不行者；有在经来时，怒气蓬勃，以致气入血室，气滞瘀血则血停滞，而经血突然停止，而腹疼，以手摸之而块跳动，而经闭不行者也。

在妇人经闭之症，余不能深刻了解，只能诊断及治疗。这十种经闭疾患，在临床治疗上，没有好的理解和研究。但是在我几十年（经验）中，得到治疗经闭之症有四般办法：如虚羸而经不行者，宜补血法治之；如身体稍强，而经闭不行者，以丹参养血法治之；如身体健康，而腹胀不行者，宜牛膝红花通经法治之；如身体肥强，而腹胀疼痛，经闭不行者，宜斑蝥导经法治之；如遇瘦弱之体，当用当归补血汤加味治之。

## ——当归补血汤（加味）

生黄芪一两　当归五钱　熟地三钱　焦术二钱（蜜炒）　山药二钱（炒）　益母草三钱　炙甘草二钱　生姜、大枣引

水一碗，煎至一盅，候温顿口服，渣再煎服。

方歌：

形羸经闭事堪嗟，骨瘦如柴发如麻。年至廿龄经不至，当归补血实可夸。

生芪一两归五钱，熟地益母各样三；焦术山药炙草二，引用姜枣效若仙。

如妇人身体稍有强健，而经血不至，自觉身无疾病。但是从女到妇，经血一概未行，人以为石女，本人在思想上有严重负担者，当用丹参养血汤治之而愈。如将此等之疾不治，而当作石女者，一世则无用矣。而争取多服数剂，而使经行耶。

## ——丹参养血汤

丹参一两　当归三钱　川芎二钱　酒白芍三钱　香附二钱　川牛膝三钱　肉桂二钱

陈皮二钱　刘寄奴三钱　炙甘草一钱　生姜、大枣为引

水煎一盅，顿口服，渣再煎服。

方歌：

身体稍强经不行，形如常人一般同。此属血不足养气，气不运血是原因。

丹参一两当归三，酒芍川膝寄三钱；芎附官陈四味二，炙草一钱姜枣疼。

如妇人身体健壮，饮食如常，而经血不行。每在一月（之期），而面部四肢浮肿，腹有微胀，口渴喜饮，以过数日而仍然如旧者。此等之症，多属于血足而气所滞也。治之当以行其气，而导其经也，宜用红花通经汤。

**——红花通经汤**

红花三钱　木通二钱　桃仁三钱　牛膝二钱　台乌三钱　木香二钱　降香二钱　通草二钱　刘寄奴一两　生甘草一钱　大酒为引

水煎适宜，掺大酒二三杯，顿服。渣再煎服，仍掺大酒二三杯，顿口服。

方歌：

健壮饮食亦如常，经闭不行面肢胀；腹有微疼喜饮冷，以过数日复仍康。

桃红台乌三钱整，木膝两香草二零；寄奴一两十分甘，大酒作引病即蠲。

## （三）论通经四法

凡妇人经闭不通之症，百十余种，不能一一尽述其详细之要。最主要者，是如前所书四大通经之法：

一曰补血法。而不可专守其补血也。如血不足者，而可专补其血。如有虚滞者，而以补其虚，又要引其气也。如专补其虚，而滞愈滞矣。

一曰养血扶气法。经曰：养其阴，而扶其阳也。如专养其血，而气无以所扶，此所谓养营扶卫法之大道也。如血液中有湿，而湿伤血者，必先燥其湿，而后养其血也。如气分有滞者，必先引其滞，而后可扶其阳也。如不行滞，而阳无以所扶。如不燥湿，而血无以所养也。

一曰健壮妇人，身体健康，自觉无病。而一月一次面部和四肢浮肿，而亦有经常浮肿者，有时腹有微胀，口干喜饮冷水者。此等之症，而属于血虚、气燥故也。所以血虚则肿，气燥则渴。亦有气血两燥，而有滞象者，脉必浮紧，而沉脉则涩也。

一曰妇人身体强实，但经血不通，稍有劳动，腰疼腿酸，面发赤色，唇燥咽干。此等之症，而实属于气、血俱旺，而经道不通也。有时服引气破血之药，而无效者，即时有少效时，腹疼而不见点滴之血可下也。亦当用导经之法治之，效如桴鼓也，导经斑蝥汤方。

**——导经斑蝥汤**

大黄四钱　红花二钱　桃仁二钱　焦山楂三钱　五灵脂三钱　延胡索二钱　当归四钱　斑蝥五分　朱砂二钱　麝香一分　大酒引

水煎前七味，煎成，兑酒三四杯，听用。再将后三味称准，研极细，分二份。以前煎成药汁，冲服一份。渣再煎，服如前法，经即通畅。

方歌：

身体强实腰腿瘘，破血行气理当然。此症属于气实旺，面发赤色唇燥干。

当归太黄各四钱，桃红玄胡二钱安；焦楂灵脂三钱用，蛰五砂二麝一全。

凡妇人经闭不通，百症俱出，不独此四般之疾苦耳，如一症有一症之药，不可执一而用。如兼症多而加味亦多，如合并症少而加味亦可少矣。如兼腹疼者，必加酒白芍、三棱、莪术、焦楂之类是也；如兼头疼，而加羌活、藁本、蔓荆子之类是也；如经不行，而兼浑身疼者，加桂枝、防风之类是也；如鼻衄，加生地、焦栀、犀角之类是也；如经闭不行，而兼气促、心急而不寐者，加远志、枣仁、柴胡之类是也；如经闭不通，而小便涩疼者，加木通、滑石之类是也；如经闭而腹胀下坠者，加腹皮、台乌之类是也；如虚滞而不行者，加党参、炙芪、川朴、枳壳之类是也；如经闭不通，而呕吐、胸闷者，加陈皮、半夏之类是也；如大便下坠、迫急者，是肺气收涩之故，加枳壳、玉片之类是也；如经闭，而大便下血、涩疼者，是经从大便而出血也，加地榆、槐花之类；如经闭不行，而每逢一月之期，而口鼻出血者，是血逆于上，不行于下也，宜犀角地黄汤；如经行而过多，腹不疼者，是气虚不能理血也，宜胶艾汤，加党参、白术（蜜炒）；如经行过多，而发热口干，服胶艾汤不效，而反甚者，宜三补汤，或十灰散治之。妇女经血之病，繁而且多，不能一一尽述，而略举几条，以备其需要者而用之也。

# 四、经血不准

凡妇人经血不准、不期之病，而复杂至极。所谓经者，常也。长期按时而至也。所谓月信者，信者申也，如与上申报一般，不误其日，不错其时，月月如此，而不失其信也。所谓不准者，有一月短少几天，有一月多数日，或前或后，或多或少，而无一定之时也。所谓不期者，而不至日期而至也。所谓过期者，已过日期而不至也。有将行经而疼者；有经血行过而腹疼者；有时常而腹疼者；有腹疼而腰腿亦疼者；有腹疼而连心胸者；有腹疼几日，而经血淋漓不止者。亦有劳动过度，而伤及阴血者，而经血不准。亦有房事不慎，而经血流而不止。

古之所谓经血先期者，是血热也。而其不知，气虚不能理血，而亦有经血不及期而至者也。此等之病万勿以凉药治之，而以补气、理血之药治之，而经血应手即至期也。古之所谓后期而至者，是寒也。而其不知，血虚不能养气，而气不运血，而经血过期而至也。此等之疾，万勿以大热之药治之。如用大热，则伤及血液，而不记"火为气之贼，热为血之贼"。故热能伤血，而火能伤气也。如以热药治之，而血愈伤，而血海愈不充足，而血海空虚不盈，不盈而不能及期而至也，则失去盈亏之功能也。如执其一，而以血热、血寒之法治之，则不及期者愈不及，则过期者愈过矣。

凡妇人之病，而以经血为主，而又以气为先。有奇经、奇形、多骨、少经之人，而经血与一般人不同。有一二月而经血一至者；有三四月而经血一至者；有半年而经血一至者；有一年而经血一至者；有一生而经血不至者。此等之疾，勿以病治之，而是奇经之症。亦能生育，而形态亦如常人也。

凡妇人经血不期，而每月短少五六日，或七八日以至十二三日者，血热而然也，宜用调经汤而治之。

——丹参调经汤

丹参五钱　酒白芍三钱　香附二钱　柴胡二钱　焦栀二钱　陈皮钱半　酒黄芩钱半酒黄连钱半　生甘草一钱　白茅根引

水煎，候温服，渣再煎服。如腹疼胀者，加台乌、大腹皮、焦山楂；如头疼，加羌活、蔓荆子各一钱半。

方歌：

妇人经行不及期，每月短少七八翌；此属血热气不旺，依法而治是良医。

方用丹参调经汤，丹五芍三草一长；香柴焦栀各二钱，陈芩连茅钱半良。

腹胀再将乌腹加，如若疼时焦楂纳。风热上壅头眩疼，再加羌京效如神。

凡妇人经不及期，而临行经，先下白带，而腹疼。是湿伤于血，而血化为带。带下日久，而气必受伤。所以气伤而不能理其血，以致血化为带。治之大法，宜燥湿益荣汤。

**——燥湿益荣汤**

苍术三钱　酒白芍三钱　当归三钱　川芎钱半　干姜钱半　香附二钱　陈皮钱半　柴胡钱半　枳壳一钱　生甘草一钱　生姜、小米引

水煎，候温服，渣再煎服。如腰疼，加杜仲、续断；如腹胀，加莱菔子；食不消化，加三仙汤。

方歌：

经行下带是何因？湿伤于血腹胀疼；每月先期有白带，气不化湿是病根。

苍芍当归各用三，芎姜陈柴是钱半；香二壳草都一样，引用姜米效如仙。

腰疼加上杜续断，腹胀再将卜子添。胸闷枳壳倍一半，消化不良加三仙。

欲问妇家因何病，血弱伤湿为根源。


凡妇人经血先期而短日数，或多或少二至七日不等者，或临行，而乳房先胀疼，而腰亦疼者。此属于血虚、气滞而然也。当宜用养血利气汤治之也。

**——养血利气汤**

当归三钱　沙参三钱　丹参五钱　香附三钱　陈皮二钱（炒）枳壳钱半　杜仲二钱　续断二钱　三棱钱半　莪术钱半　生甘草一钱　生姜引

水煎候温服，渣再煎服。如小便涩疼，加细木通、瞿麦；如小腹疼，加木香、金铃子。

方歌：

先期短少日频频，四五六七乘不匀；或欲行时乳先胀，腰疼欲行亦不行。

归沙附米三钱整，一味四物五丹参；陈杜续断二钱用，枳棱莪草钱半轻。

小便涩痛加通瞿，少腹疼痛木金铃。煎至一盅频频咽，下咽疼止血肠行。


凡妇人每逢经期之日，而经血不至，而已过十日半月，而经血临行，而腹不疼不胀者，而属于气血虚损。血虚不能养气，气不能运血而使然也。如迟至一月、四十日，而经血将行，腹部胀疼，腰疼令折者，血虚气滞也。宜用活血行气汤。

**——活血行气汤**

当归身三钱　川芎二钱　枳壳钱半　沙参三钱　延胡索二钱（醋炒）　炙黄芪三钱　陈皮钱半　熟地三钱　酒白芍二钱　山药二钱　益母草三钱　炙甘草钱半　生姜、大枣引

水煎温服，渣再煎服。如欲行，而有腹胀腰疼者，再以加味八珍汤治之。

方歌：

经血迟迟过期行，气虚血弱是原因。十日半月都不至，养血补气为旨宗。

归沙芪地母三钱，芎芍元山二钱安；枳陈炙草各钱半，引用姜枣效若仙。

**——加味八珍汤**

熟地三钱　当归三钱　川芎钱半　酒白芍三钱　党参三钱　炙黄芪二钱　炙甘草一钱　杜仲二钱　腹皮钱半　青皮钱半　续断二钱　生姜、大枣引

水煎候温服，渣再煎服。

方歌（原歌只有四味药，编者酌加）：

经迟腹胀腰又疼，加味八珍有奇功。党参归芍地三钱，杜芪续断二十分；

青皮腹皮芎钱半，炙草一钱姜枣灵。水煎候温频频服，经前服至经后停。

如若要再经常用，本方以内加丹参。

凡妇人经血不能准期，或前、或后，或多、或少，有一次血色浅而鲜，有一次血色暗而淡。临行经之早二三日，其人少食、倦怠、精神不振、口干欲饮而不饮者，是气血不足证。而当用补血益气汤，加减治之。

**——补血益气汤**

当归身三钱　熟地三钱　川芎二钱　酒白芍二钱　党参三钱　炙黄芪三钱　柴胡钱半
陈皮钱半　白术二钱(蜜炒)　甘草炙钱半　生姜、大枣引

水煎温服，渣再煎服。

方歌：

经不准期或后前，忽有忽无色不鲜；或多或少无定期，此症名曰是经愆。

方用补血益气汤，归地党芪各用三；川芎芍术二钱整，柴陈炙草钱半零。

引用姜枣水煎服，连服数剂效通神；劝君勿作经寒治，辛热之品莫沾唇。

凡妇人经不准期，而赶前退后，无一定申信之期者，曰愆经也。是脾胃虚损之故，而不能生血也。血液不足，而气必虚，气虚不能理血，所以血无定期而乱行也。为医者，治其前忽然退其后，治其后而忽然赴其前也，所以治无定法。古法独存，无能为也。余今定一法：以八珍益母汤治之。

**——八珍益母汤**

当归三钱　熟地三钱　川芎钱半　酒白芍二钱　党参三钱　炙黄芪三钱　白术二钱
益母草四钱　炙草钱半　生姜、大枣引

水煎候温顿服，渣再煎服。

方歌：

经血前后不定愆，行无定期申信难；气血两虚为根据，淋漓乱下不一言。

八珍益母有奇效，归地参芪各占三；酒芍白术二钱重，芎草钱半姜枣先。

再用益母四六钱，方名八珍益母丸；专治胎前产后症，功效胜过逍遥散。

凡妇人经血准期，而每次行经过多，大量出血不止，或下血块如牛肝之状。而腹部疼痛，痛过一时，必有血块而下，不止者。或即止即下，而治之有效又犯者。此证实属于血热而气虚也。宜增损四物汤，合三补汤。

**——增损四物汤**

生地五钱　当归三钱　白术四钱(蜜炒)　酒白芍三钱　地榆三钱　焦栀二钱　莪术钱
半　三棱钱半　蒲黄五钱(醋炒)　五灵脂三钱　丹皮钱半　生甘草钱半　血余炭引

水煎温服，渣再煎服。

方歌：

每逢经期血过多，若遇此症是沉疴；即治即止再又犯，下如肝状奈若何。

增损四物归地芍，术榆山脂丹皮卜；棱莪甘草血余引，遵法炮炒是妙诀。

如服前方而血块减少，血量仍多者，宜三黄补血汤治之。

## ——三黄补血汤

黄连三钱　黄芩三钱　黄柏三钱

以上三味，共炒黑捣碎，以水煎服。如腹疼，仍加蒲黄、五灵脂，俱用醋炒。名四黄饮子。

方歌（三滴水调）：

川黄柏，条黄芩，黄连三钱俱炒成。各捣碎，水煎成，血量过多服之灵。

如腹疼，加蒲黄，各样醋炒最妙方。四味药，名四黄，血症服之即安康。

凡妇人经期准，而血流不止。有兼腹疼、腰疼，而眩晕不安。如年龄小者，此谓之狂经，以当急止其狂，宜胶艾汤，加炙芪、党参治之。如年至四十以上，以至五十者，此属于退经，非狂经也。加三黄补血汤，合胶艾汤同用。如腰疼而眩晕者，加杜仲、续断、芥穗等治之；如腹疼，加焦楂、元胡治之也。

## ——奇效胶艾汤

熟地五钱　酒白芍四钱　当归三钱　阿胶三钱　艾叶三钱(醋炒)　川芎二钱　炙甘草二钱　血余炭引

水煎候温服，渣再煎服。如若气虚，加炙黄芪、党参各三钱。

方歌：

经过多，如肝样，腹疼腰痛眩晕状。胶艾汤，真可当，只要对症药加上。

熟地五，酒芍四，当归胶艾三钱足。芎甘草，各二钱，血余一团定烧研。

气虚证，加芪参，眩晕不止焦芥灵。如腰疼，加仲断，腹疼再将焦元研。

属退经，不可忙，急服三黄血补汤。在临床，是实验，还须参考很方便。

凡妇人在经期中间，症状很多，而不止经闭不通之症而已。如若经闭不通者，亦可通利其经。而还须照病之情况如何，如虚者可补之；如实者可通利之，如虚而滞者，可补其不足，而又行其滞也。如经血从未行过，而身体健壮者，亦可导而通利之。如通利而不行，当用导经法治之可也。而导经之法，最好之法莫如朱砂、斑蝥之类是也。但是，用此法之时，而不可大意，须防伤血之后遗症也。如有后遗之弊，于生育必有妨碍也，学者亦当慎之者也。如不小心，必发生他症矣。

凡妇人在行经之际，而是必要谨慎饮食，注意房事，勿使怒气，勿洗冷水，勿坐湿地，勿受风寒。宜平心静气，以待经期将尽。经血已尽，而入房太早，而以致成为下带、白浊、白淫之症。如不避生冷，而以致成为腹胀、腹疼之患。不避怒气，而以致成为血逆之疾。不避风寒，而以致成为风湿流注，浑身疼痛之疾。不避冷水，而以致成为手麻臂疼之患。如坐湿地，而以致成为阴道发痒肿疼，以及阴道生虫之症。为丈夫者，必须要告诉爱人得知；为妻子者，必须要说与丈夫，或经血未尽而不可入房，而浊汁未退亦不可入房。如若要入房，必须待至经血行尽、浊汁退尽，方可入房。若入房太早，发生腹胀，而连及腰胯也。

# 五、经准不孕

## （一）论不孕症之因

凡妇人经血准期，而不受孕者，其症且多，而不止于一端也。根据西医检查，而有子宫口不正者最多；有子宫口倾左者，有子宫口倾右者，有子宫口后倾者；有子宫发炎者。而种类很多，实难尽述。余曾研读妇科有关书籍，并在向老中医学习中所得者最多。而结合临床实践，问症、凭脉象，以医理、病理、病机推测，而思考焉。妇人一科实难治疗，缘何难治疗者，治疗之法且多，而病因亦复不少也。所以妇人难治者，此之谓也。

由于妇人病因复杂，实难规则，所以古人云："宁治十男子，不治一妇人"乎。但妇人之病，属于血分者多，属于气者亦不少矣。所以妇人以血为主，气则附焉。气若不附，胎气虚焉。如前所说，子宫偏倾之症：如倾左者，是气旺血虚也；如倾右者，是血旺而气不足；如后倾者，气血两虚也。如古人云：血气俱虚，气虚血旺，血虚气旺。此二者在人体之内，如水火相均，不可水升，则火降矣。经云："气旺则生男，血旺则生女，气血两旺，男女皆生。"诚哉是言，但与经旨不符合矣。

## （二）论不孕及流产

凡妇人不孕之症，而原因不一。有形瘦而不孕，有形肥而不孕。有胎寒而不孕，亦有胎气不足而不孕者。有即受孕，而即小产者。亦或受孕一月而流产者，此为暗产，而其人不知也。有气血不均，而受孕二三月而小产者，此为惯产。有连三四次者，有五六次者，亦有七八次，甚至十一二次者。种类且多，而症有所不同。此等之症，有易治者，而亦有难治者。大概二三月一次者，四五月一次者，难治。（流产）六七次者，亦难治；八九十次者，更难治；十一二次，治之而无效果矣。此症属于胎元之气不足之故，治之之法，宜养其胎，亦当补其气。胎气强旺，而应小产者，即当大产矣。

## （三）论怀孕下白带

凡妇人，平时不可饮冷水、吃生冷。如饮冷水过多，受孕以后，而必下白带、白浊、白淫之物。但带者，而湿伤于血之故。湿伤血，则血不足。而血不足，而不能养气。气血已亏，而焉有不坠胎者哉？再者，带、淫、浊而均属滑腻之物，湿为滑之源。所以治带、淫、浊者，而先以燥其湿，次以清其热，再次以收涩之品治之，而兼以养其血也。此为在妊娠之时，而下白淫浊带者，治之大概也。

## （四）论治症五窍法

凡妇人之病，而曰难治者，只恐不得其窍，所以曰难治。若一得其窍，而则曰不难治。古人云："宁治十男子，不治一妇人"者，正所谓难得其窍也。如能得其至要之窍，治妇人之病，则不为难也。

主要之窍其一：如妇人血不足者，必先以养其血，而兼补其气。所以血旺，而气则强。气强血旺，而不孕者则孕，不育者则育矣。

其二：如妇人经血先期，而不受孕者，是胎气热，而胎血不足也。服药时必用酒芩、焦栀之类，掺入补血之品，以抑其气。血不受气之逼迫，而血自能如期而至也。

其三：如妇人经血后期而至，不受孕者，是气分虚，而且寒，再加以血不足也。服药时，必用肉桂、干姜、醋艾之类，掺入补血之品以温其气，是扶其阳而益其阴也。气不虚寒，而血随气运转，而血不濡涩，自能按期而至也。

其四：如妇人经血不前、不后，行期二至三日而经尽，腹不疼不胀，亦无带浊，而不受孕者，此为子宫口不能启发之故。当以开放子宫口，宜启宫汤，服之最当也。

其五：主要之窍法尽善尽美，更不如在妇人以养血为上，而男子蓄精为强。男女交合，是人伦之大体，先天之本性。而不可狂交、纵欲，以老成庄重为蓄精之法。如妇人在经血未尽之时，而不可性交。经尽三日浊汁退尽，方可交接。如男女纵欲狂交者，在男必伤其精，在女者必伤其阴。伤精即伤肾，伤阴必伤血也。所以至时而交，乃为养血、蓄精之法。

一妇人经血准期，血色鲜艳，血量适宜，腹不疼不胀。而经尽之日，稍有白淫，而不受孕者，宜用启宫受孕汤。

## ——启宫受孕汤

当归身三钱　川芎钱半　吴茱萸一钱　熟地三钱　香附二钱(醋炒)　酒白芍钱半　茯苓一钱　丹皮一钱　延胡索一钱　陈皮钱半　甘草一钱　生姜三片为引

水煎候温服，经来之日服起，一日一服，至经尽为止。待二三日，浊汁退尽，入房交接，而即受孕矣。

如经来或少一半天者，本方加酒炒条芩二钱。如经来或多一半天者，本方内加肉桂钱半、干姜一钱、醋艾钱半。俱用水煎，候温服，渣再煎服。

如经来，按日按时而至，经二三日即止，而腹不疼不胀而不孕者，宜神效启宫汤。

## ——神效启宫汤

续断三钱　沙参三钱　杜仲三钱　当归三钱　益母草三钱　川芎钱半　砂仁一钱　香附二钱　橘红一钱　红花三至五分　甘草一钱　生姜三片为引

水一碗煎至一盅，温服。待经至之日服至经尽之日，自受孕矣。

方歌（启宫受孕汤）：

妇人不孕有多般，只因血与气有关。血虚气弱为正的，气虚血寒欲生难。

方用启宫受孕品，归芎芍地萸香元。云苓丹陈生甘草，生姜三片引水煎。

候至经来将药服，一日一服非等闲。服至经尽方为止，这个方法效果全。

再用加味好妙法，热芩寒姜官艾安。此为六世传家宝，千万不可与人谈。

方歌（神效启宫汤）：

方用神效启宫汤，经血按期月月良。不孕之症无法办，此乃海上第一方。

续断杜仲归沙参，益母川芎砂附红；甘草红花生姜片，行经之时服之灵。

一妇人经期准确，月月按时而行，但经尽之后，稍有腹疼，而不胀。以至六七日，腹内如常者，宜丹参粉。

## ——丹参粉

丹参（不拘多少，研成细粉备用）

每日早，空心，温开水送下二至三钱，连服两月，其效甚佳。不孕者即孕。

方歌：

一味丹参粉平稳，功同四物效如神。妇人多年不生育，连服两月孕即成。

且将丹参碾细粉，不论春夏与秋冬。每早空心三钱用，开水送下忌冷生。

一妇人久不受孕，而身体肥瘦相宜，每至经期，二日半至三日经尽。而少腹有微胀，三四日胀即减而如旧。多医诊断曰无病，而十九年未曾生育。邀余诊之，余往诊。两手六脉沉细而有力、滑紧，浮脉有浮滑无力之象。余思之良久曰："此人形瘦而胎实肥，内有脂肪壅滞，所以似病而无病。"沉有力、而滑者，而沉紧为寒，滑为湿。湿生痰，痰为滑腻之物。湿伤于血，血化为带，所以有沉滑之脉者，非带而即有痰也。脂肪之质，而属于腻。腻能生湿，湿化于痰也。所以此妇人内有壅滞，更加男体瘦弱，而精射力不足，所以十九年不孕。余想，此人在十七八岁结婚，再加十九年，是三十七八岁矣。生育期只有十年左右，大概无希望矣。但是为医者，必要想办法，出奇方，以快患者之心情。余因拟用双方启宫丸，夫妇并服，服至一礼拜，余来再诊。以后往诊，而大效。再服再诊，在一九五三年生一男孩，至今十二岁矣。

## ——双方启宫散（或丸宜佳，服之亦很方便，效力不减于散）

方歌：

沉香细辛草寇仁，川乌甘草各等分。各样称准研细末，男女服之要分均。

以上共五味药，均分量一样，如令多服者，均要量加大可也。如令少服，均要减少，不可贱重贵轻也。俱用开水空心冲服。如若生女，而不生男者，用凉水冲服。如若男人服用时，可用厚朴煎汤，冲服可也。

一妇人身体肥，而腹如怀孕之状，而其实常不孕者。此为体肥，而胞宫亦肥矣。所以体肥者多虚，而胞宫肥者多滞，是以有虚有滞。所以常不受孕也，宜用胎前启宫汤。

## ——胎前启宫汤（如令作丸，服者宜佳）

川芎二钱　白术三钱（蜜炒）　半夏二钱（炒）　香附二钱（炒）　茯苓一钱　神曲一钱　橘红一钱　甘草一钱　生姜三片为引

水煎候温，空心服，渣再煎服。如作丸服者，共研细末，以米粥为丸，如桐子大。每早空心，开水送服三钱。

所以此方中，橘红、半夏、白术，而燥湿以解痰也；香附、神曲，理气以消滞也；而川芎，有散郁之功，而活血最灵；甘草、茯苓，去湿以和中，助其元气，而则壅者通，滞者散，启发子宫之肥腻。所以而不孕者，多由于痰盛之故也。所以宜用二陈汤为君，而加行气、活血之品，不孕者而孕也。此为先贤以制方之深心，而为后人之仰息者，如宝也。

方歌：

胎前启宫因何名，只因胎肥不受孕。有时经后即受孕，即受即流育不成。

白术半夏香附炒，川芎茯苓毛橘红；神曲甘草两味药，水煎温服效且灵。

一妇人冲任虚损，而月经量乍多乍少，而腹不疼不胀，经行三日必尽。而无白带、白浊、白淫之物。而久不受孕，即受孕，而一月、四十天，或二三月，而忽然流产。常常如此者，宜诜诜汤。

**——诜诜汤**（自注：音"莘莘"，众也，多也。所以言其众多之意。）

熟地四钱　川芎二钱　石斛二钱（酒炒）　白芍二钱　丹皮二钱　延胡索二钱　肉桂钱半　泽兰叶钱半　生姜、大枣引

水煎温服，渣再煎服。如令作丸，加重分量，共研细末，以米粥为丸，如桐子大。每早空心，以温酒送下五十丸。服至日久，而不孕者即孕，而小产者即当大产矣。

方歌：

方名诜诜是奇闻，药淡效力功伟宏。专治妇人损冲任，不孕即孕育不成。

熟地老芎金石斛，白芍丹皮元胡球；肉桂泽兰各钱半，引用姜枣孕不休。

# 六、胎 前 症

凡天地氤氲，万物俱生。猫犬虽小亦知欲情，何况人为万物至灵。其性敏捷，而善识时。其目能视，而口能言，耳闻声于四野，鼻嗅于八方，足能行于万里，手能握于千斤。内秀而外拙，善知氤氲之气，至而精神爽。内藏于精，而养其神；外显于形，以称其能。且阴阳相配，夫妇交媾，而男女成。古云："乾道成男，坤道成女"，此天地生人之定理也。

## （一）论受孕之期

若妇人经尽后，浊汁退尽，男女交接，一次而即受孕。受孕之后，一月至一月半之间，稍有身懒、少食之症状现者，即是受孕。在此之时，最难保护，一不小心，即有暗产之症出矣。宜保产无忧汤，本方服之。

### ——保产无忧汤（附加减法）

当归钱半　川芎钱半　酒白芍钱半　川厚朴七分　枳壳六分　荆芥穗六分　羌活六分　醋艾八分　菟丝子钱半　川贝钱二分　生黄芪一钱　炙甘草一钱　生姜一片、大枣一枚为引

如胎血旺，而气滞腹疼者，倍酒芍（增五分至一钱）；如腹胀、少食，加腹皮钱半；如稍有劳动而腰疼者，加杜仲二钱、续断二钱；如呕吐而心中烦闷不快者，加半夏一钱半；如因跌损、劳动过度，而腰腹俱疼，有下坠之势者，去枳壳、川贝，加阿胶三钱、醋艾三钱。

俱用水煎，食后温服。

方歌：

妊娠当用何药好？保产无忧为至宝。当归川芎酒芍药，川朴枳壳芥穗炒。
羌活川贝菟丝子，醋艾生芪炙甘草。分量各自有多少，引用生姜并大枣。
腹疼更将芍药倍，胀闷少食腹皮裁。呕吐不快半夏添，腰疼再加杜续断，
若是腹疼欲下坠，去了枳朴加胶艾。

凡妇人受孕，已三月、四月，因负重或劳动过度，以及怒气伤胎，而忽然腹疼、下坠，而有欲产之势，但是恶血未下者，宜急服加味四物汤，以定其疼。

### ——加味四物汤

熟地五钱　当归三钱　川芎三钱　酒白芍三钱　党参四钱　炙黄芪三钱　杜仲二钱　续断三钱　砂仁二钱　炙甘草一钱　大枣三枚为引

水煎温服，渣再煎服。

方歌：

腹疼下坠血未下，妊娠见此真可怕。若触房欲并跌损，药下咽喉即安稳。

熟地当归老川芎，党参炙芪酒芍匀。杜断砂仁炙甘草，大枣三枚作引灵。

凡妇人受孕以后，三至四个月，而常有白带不止者，日久觉腰疼、酸困，再久而腹疼下坠，而忽然下血不止，有小产坠胎之势者，宜安胎四物汤，急服自安。

**——安胎四物汤** （祖传方，已六世）

当归三钱　川芎三钱　阿胶三钱　醋艾三钱　杜仲三钱(盐水炒)　续断三钱(盐水炒)

白术四钱(蜜炒)　黄芩二钱(酒炒)　白芍三钱　炙草一钱　大枣三枚作引

水煎温服，渣再煎服。如下血不可挡者，加地榆三钱更妙。

方歌：

腹疼下血又下坠，腰疼如折有白带。此是湿气血分滞，宜服此汤痛血止。

归芎阿胶醋艾三，杜仲续断芍三钱。白术四钱用蜜炒，芩二草一引枣三。

若是下血不停止，加地三钱效如仙。此方祖传无价宝，我今记载在此间。

以上二方，妇科诸书少见者，是余祖先相传下来的秘方，所以历经六世而未传于他人。余因响应"发掘祖国医学遗产"的号召，公布于世，并让随我学习的学员，个个都知，人人齐晓。以保障农村广大育龄妇女生育健康。如万一在怀孕二至八个月期间发生不测，或腹疼下坠、或腹疼下血，前有白带，而腰疼如折之状者，宜服此方为妥。

## (二) 妊娠概论

凡夫人在怀孕期间，病症多端，而不止腹疼下坠、下血之一症耳。在《济阴纲目》和《妇科良方》以及叶天士《女科秘旨》等书内，妊娠门疾病，大概有七八十种。在治疗立法之间，不离乎养血补气、扶阴仰阳以为宗旨。而在胎前产后，伤风、伤寒、中风、中寒、发热、恶寒等现象，而当用消风、清解之品治之。

如有风者，宜风药治之；有寒者，温药治之；如发热恶寒者，宜大阴煎、一阴煎、二阴煎、三阴煎，解和之；呕则以扶其胃，泻则仰其脾阴。所以燥湿，则胃阳旺；利水，则脾阴自强也。

如妇人受孕，四十五天以后，以至二月、将近三个月之谱，如平人之状，而不择食，不嗜睡者，此为平和胎气，则不必服药。若在此时，而喜酸、恶食、而疲倦者，每闻食气，则呕吐不止。吐出之物，无甚渣滓，只有清涎而已。此为之胎气反射之故，且勿促急之治疗。而守成法，首先培养胃气，降其反射之逆气。然则胃气弱，而反射之逆气必强；胃强，而反射之逆必弱也。是先以培养胃气之品治之，次则以降其反射之逆气。故胃强逆降，而呕吐从何而有也。古人谓之恶阻者，而逆恶之气，以阻其胃脘清阳之气也。当宜服半夏茯苓汤和六君子汤加枳壳、川朴、干姜、藿香治之，为得其旨也。

**——半夏茯苓汤**

半夏二钱　陈皮二钱　茯苓三钱　砂仁二钱　炙甘草一钱　生姜三片、大枣二枚、乌梅二个（去核）作引。

水煎一茶盅，温服，渣再煎服。二三剂以后，如不效，改用六君子汤，加藿香、枳壳更妙。

方歌：

妊娠恶阻若何医，半夏茯苓汤最奇；吐清涎还懒言语，嗜卧不食喜酸滋。

姜半夏及广陈皮，茯苓三钱甘草一；砂仁二钱引姜片，加上乌梅效力奇。

凡妇人受孕以后，交二月至三月，身发酸懒，少食而精神不振。气不足而少神，多饮少食，食则呃逆不止，而胃气不畅、疲倦者，宜六君子加味，频频而服自痊。

——**加味六君子汤**

党参二钱半　白术二钱　茯苓二钱　陈皮二钱　半夏二钱　藿香钱半　枳壳钱半　甘草一钱　生姜三片、大枣二枚为引

水煎候温，频频而服，渣再煎服，自痊。

方歌：

酸懒无力少神气，多饮少食胃气郁；一闻食气发呕恶，加味六君救沉疴。

党参白术及茯苓，陈皮半夏甘草同；加上藿香并枳壳，姜枣为引服之灵。

凡妇人受孕，二至三个月，身体酸软，行动而形态有战栗不可支持之势，此为胎气反射。胃气虚弱，而恶闻食味。以胃为后天之本，而气以复郁，则气逆不顺。宜半夏降逆汤服之，而效果最为显著。

——**半夏降逆汤**

川朴钱半　枳壳钱半　半夏二钱　橘皮钱半　茯苓二钱　干姜钱半　公丁香一钱　乌梅二个

水煎候温，频频而服。渣再煎服如前法。大有神效。

方歌：

身体酸懒形战兢，胎气反射是原因；恶闻食味胃气攻，半夏降逆汤最灵。

厚朴枳壳姜半夏，橘皮干姜并茯苓；丁香一钱梅两个，水煎频服有神功。

凡妇人受孕期间，疾病且多。而不止腹疼、下坠，并下血、腰疼，以及恶阻、少食，和小产等症。在这期间，十个月之久，极易发生病症。在《妇科良方》《济阴纲目》《女科秘旨》《妇科大全》以及各家妇科，将经验都归纳起来，六十七种而不止，余所写的只这二三种而已。例如妊娠下带、妊娠泣乳、子疟、子痫、子痫、子烦、子嗽和子啼等。以及伤寒、伤风、感冒、衄血、尿血等疾患，不能一一尽书。余只书重要几种，以供学者参考。

如遇妊娠之期的疾病，在余未写的条例中，必须参考其他书籍而治之，方为不误。如遇夫人临产，眩晕而不醒者，必当早治，以免临产血晕。如不早治，则届时已晕，而服药未免太费事矣。此乃余陋见，学者当细审焉。

凡妇人在妊娠之期，亦有当所禁忌，而独不能忌药而已。如若只忌药物，不忌其他，亦能致胎元伤损，或小产，或胎儿不安、或胎死腹中。在妊娠之期，当谨慎为妙。

如怀胎十月满足，亦当注意为佳。如至期而不产者，是胎元之气所致也，当服济生汤，不日而当生产。

**——济生汤**

当归三钱　川芎钱半　川厚朴钱半　枳壳钱半　荆芥穗一钱(炒)　醋艾钱半　川贝钱半　酒黄芩二钱　大腹皮钱半　生干草一钱　生姜、大枣引

水煎空心温服，渣再煎服。

方歌：

至期不产是何因？胎元之气所形成；迟迟一二月不产，宜服当归济生灵。

当归川芎川厚朴，枳壳芥穗醋艾叶；贝母酒芩腹皮草，姜枣为引服下生。

凡妇人怀孕十月满足，至期而腹疼不止，欲产不产，羊水不见，血水全无，似有下坠之势，而伏时又复如故者。二三日不产，或四五日不产者，宜用加味芎归汤服之，再针合谷、三阴交，即生。

**——加味芎归汤**

当归一两　川芎五钱　党参五钱　肉桂三钱　牛膝钱半　车前子一钱　血余炭为引

水煎顿口服，一伏时①即生。

方歌：

十月满足腹下坠，奇怪欲产又不产。羊水血点全不见，腹疼如鼓卧难安。

方用加味芎归汤，归两芎参各五钱；桂三车一膝钱半，血余一团作引痊。

凡妇人怀孕十月满足而生，但腹疼二三日，羊水已下，血出不多，似乎儿头抵产门，但时疼时止者，是气滞血少之故。宜服脱花煎，加一团血余作引。

**——脱花煎**

当归五钱　川芎三钱　川牛膝三钱　肉桂三钱　车前子钱半　龟板二钱(醋炙)　血余炭入药

水煎温服，候一点钟即生。二煎勿服，如服二煎，必有脱胎之患。学者当慎之！戒之！如孕妇初次腹疼，羊水未下时，千万不可服此！

方歌：

腹疼二三羊水下，血液少行真可怕。时发时止令人惊，方用脱煎说诩②话。

当归五六钱为主，芎膝肉桂三钱臣；龟甲二钱车钱半，血余一团烧存真。

凡妇人在生产之时，有碍滞与不顺者。其症不一，而有横生，倒产之逆产、冻产①之分。以总的来说，都归于难产。而难产之由和原因且多，而不至于逆冻之难也欤。

---

注释：①一伏时：时间单位，约8分钟左右。《本草纲目》中一伏时同"一复时"，指24小时。

②诩：音"xǔ"，说大话；夸耀。

凡妇人，在怀孕五六个月以后，或四五个月以后，不可参加过重劳动，然必须参加轻体力劳动，以使身体多活动，以免临产有逆、难之病。如早不预防，以至临产时出现，治之则费事矣。

凡妇人临产，不可早用催生之药品。如不得已，方才可用催生之剂，以促其快生。最好在羊水已走，大血未下之际，宜用芎归汤服之。并用针法，以助其快生。

**（三）临症针灸穴位**

合谷穴（穴在食指和大拇指之间，针五分，留十呼）；三阴交穴（穴在足内踝上三寸，和绝骨相对处，针五分，留十呼）。此为余所经验之妙法也。

方歌：

临盆迟迟不快生，腹疼下坠步难行。宜服芎归汤为妙，再针合谷与三阴。

当归一两芎五钱，急火煎服子母痊。再针合谷并三阴，针五留十最有灵。


妇人妊娠至分娩，其疾繁多，且不一一书其详细。余大略有知晓的，并验证过的几条，常见于临床上治疗有效者，记录的并不多，仅仅这九条。并将症状和药方编成歌诀，使学者易诵、易记。其他妊娠一切疾病，应参考叶天士《女科秘旨》，以及《济阴纲目》和《妇科良方》等书，方称为精妇科耳。

---

注释：①冻产：指因天时寒冷，影响产妇分娩，致胎儿不能很快娩出。

# 七、产 后 症

凡妇人生产之后，病症百般变出，实难一症一病的写出几何来。余性钝，记之不多，参考全无，真乃是无学无识之农村俗夫。只凭经验，而没有正确理论指导，并不知病机和病理及病灶，亦不知何谓细菌性、何为杆菌性，何为念珠菌、何为双球菌等等科学名词。余只凭望、闻、问、切之法，以为依据而诊断一切疾病。余一生未遇通明经旨之士，即有理论高上之人，以在临床而实无确切之定名，忽热、忽凉，乍炎、乍菌，从此、从彼，而没有一定之明鉴、检查之法也欤。

凡妇人生产，以顺为佳，以逆为难。而大概顺产多，而难产少也。不言顺逆之产，而专说产后腹疼者，何药为最佳？宜生化汤治而得法，不必再行加味。如不得其窍者，而按病症之虚实而治，为得其窍也。

——加味生化汤 （附变化法）

当归七钱　川芎五钱　桃仁六分　红花六分　焦姜七分　炙甘草一钱　童便为引

水煎候温，将童便掺入，顿口服。

方歌：

产后腹疼恶露下。加味生化真堪夸。归七芎五草一钱，桃红六分姜七研。

产后恶露去不净，只因虚实未辨清。何者为实腹疼痛？兼有硬块手难近。

此为恶露去不多，败血停滞为病重。桃仁红花膝桂增，蒲黄灵脂亦有用。

何者为虚恶露多？昏晕不醒腹疼撮。手按疼止懒言语，党参炙芪加亦可。

再将生化细分辨，去血不止血虚烦。生化汤是主方用，加入生地焦芥灵。

再将焦栀亦加入，阿胶生芪乌梅施。更有灵活好办法，益母丹皮不可无。

有疼须凭失笑功，无疼参芪亦神应。脉滑有痰合二陈，再加竹沥姜汁进。

六脉沉实不宜浮，如若浮散为凶症。若是口鼻气息冷，生芪加至一两重。

此为生化变化法，临床之时宜堪用。

以上三十四句是生化汤之变化也，内中包括有许多方义和方法，主要治产后，虚实之腹疼、血瘀、血虚之等症。其中变化可谓龙飞凤舞，能克、能补、能生新血、能化瘀血，所以称为生化汤者，即此义也。其中加减、出入，亦不规测其妙。余常用于产后、恶露不尽、恶露不行的腹疼病症。很有良好效果。所以全编成歌诀，以记之于此。其目的为学者易诵易记也。

凡妇人在分娩时，眩晕、昏迷、不省人事，此为气虚不能运血，所以下窍血出不止，而脑中毛细血管血不充足，以致昏晕不醒。急将产妇安置睡稳，急服神效清魂汤。万勿以守俗法，将产妇头发高挂，使产妇不能安卧，所以得不到血气流通，血液难以灌溉入脑，即使本病延长时刻。另外不可用白土水和蜜水乱喝，喝则凝滞血液，为害非小。学者慎之！慎之！

## ——神效清魂汤

荆芥穗一两(炒黑)　川芎五钱　炙甘草三钱　泽兰二钱　党参二钱　童便黄酒引

水煎候温，顿口服。

如服药呕吐，以布带扎其产妇右手腕，则不吐，如不昏晕，稍有气急、喘促之状，最为危候，本方中，再倍党参三四钱，连服则晕平喘止矣。

方歌：

产后血晕是奇灾，昏迷不醒人可哀。方用清魂神效汤，咽下迷醒再安排。

芥穗一两芎五钱，草三泽参各二钱。童便黄酒作为引，水煎温服晕即平。

如若稍有气喘促，党参加至五钱重。呕吐之时用药难，布带缚腕呕自安。

凡妇人生产，应当胎衣随儿而下。如稍有迟延，则令人着急，则乱治，愈治愈乱，则胎衣愈不下矣。必须谨慎，令产妇勿着急，定志养神，则血充足，而胎衣自下。如延至二三小时而不下者，急宜服夺命散，而易下矣。

## ——夺命散

没药三钱　血竭三钱

以上二味，共研细末，以童便、大酒，兑开水，冲服二钱即下。

## ——土法下胎衣

如在乡村路远，购药不便者，则以土法治之，而胜过药方多矣。

土法方歌：

胞胎衣，若不下，真正令人实可怕。夫单衫，罩井边，勿在产妇耳前言。

家燕窝，找一具，用水将它煮成泥。舀在盏，凉一点，服下胎衣化为片。

以上之法，若有斯症，即将本丈夫单衣罩井口上，勿令产妇知，知则不验。再将家燕窝用水炖化，放碗内。待泥沉于下，水浮于上，令服其水，勿饮泥。待一伏时，胎衣化作小片而下也，此余屡试屡验之方法。

凡妇人产后，血虚不能养心，以致惊悸不安，坐卧不宁；恍恍惚惚，似癫而实非癫，行无定步。有时多言，有时不语。久卧忽起，静坐突立，如有人将至之状者。此为血虚胆热，血不能养心之故。但视其目，目内眦有红丝或黄丝纹者，宜茯神散治之，即安全也。

## ——茯神散

茯神一两　生地一两五钱　桂心五钱　当归二钱　琥珀钱半　龙骨钱半　党参钱半　炙黄芪钱半　白芍钱半　川牛膝钱半

以上共碾成细末，每服三钱，白开水送下。一日二至三次。

如在下午，惊悸剧者，上午始服；夜间甚者，下午始服。服药后，勿得喧哗，以使病家久卧，而能得到很好的休息和静养。易恢复健康。

方歌：

产后惊悸卧不安，恍恍惚惚似倒癫。法用茯神散治救，朝服下午即安然。

茯神生地一两半，桂五归二琥龙添；参芪芍膝六味药，各样钱半不可缺。

共碾细末三钱用，开水送下能安神。


凡妇人产后妄言见鬼，而言语错乱，心中虚闷而不安宁，如有人捕之状者。是血虚至极。所以血虚不能养气，而心气滞。气滞不能运血，而血不能萦于心室，以致妄言如见鬼神。而神无所主，则心中虚闷，而不安宁也。宜妙香散服之。

## ——妙香散

远志三钱　山药三钱　茯苓三钱　茯神三钱　炙黄芪三钱　党参二钱　桔梗二钱　朱砂二钱　炙甘草二钱　木香五分　麝香一分

以上共研细末，每次称准二钱，白开水送下，一日二次，数次即安。此乃补虚安神之妙品耳。

方歌：

产后妄言见鬼神，方用妙香即安宁。如有人捕之症状，心中虚闷似怔忡。

远志山药及云苓，茯神炙芪三钱同。还有参梗并砂草，归地二钱不须轻。

木五麝一共研末，每次二钱送下灵。此为安神补虚法，自古相传功效宏。


凡妇人在产后，有气脱、血脱二大险证，如不注意治疗，便有须臾间的生命危险。如气脱，宜四味回阳汤，或救脱汤治之。

## ——加味四味回阳饮

党参三钱　焦术三钱　干姜二钱　附片二钱　当归三钱　鹿茸三钱　炙黄芪一两　生姜、大枣引

水煎候温服，服时掺姜汁二酒盅，频频而咽，勿急，急则不效矣。

方歌：

产后气脱症势凶，四肢冰冷如死人。方用加味回阳饮，服下阳回四肢温。

参术归茸各用三，干姜附子是二钱。只有炙芪一两重，姜枣为引服之灵。


如服回阳饮，一二小时而气息奄奄，似有似无，手足依然冰冷不温者，再用救脱汤救之。如手足冷过肘膝，即有仙丹，则无用矣。如再用药之时，改用参附汤，以救之。

## ——救脱汤

干姜二钱　附片子三钱　党参一两　炙黄芪一两　当归五钱

以上水煎，热服。如手足稍温，而阳即回矣。此方是救脱之秘方也。余之陋见，而不知血液之循环，又无名医指点，更不明晰气机之环转。以自己意见：血者气之母，气者血之帅，如气脱则血不旺，血旺而气有所养。气有所养，而焉能脱哉。必须要用大热大补之

品，而阳能回焉。能回而手足自能温哉。

方歌：

救脱汤亦似前治，阳若不回病险然。如不趁早来治救，去到黄泉不归还。

二钱干姜三钱附，一两党芪五钱归。以上俱用水煎服，手足若温阳即回。

附方：亦治症如前。产后脱气，如前手足冰冷，以过肘膝者，如爪甲、口唇并青，口鼻气微而不动，六脉沉细者，可治。浮散而无力者，不可治也。

## ——加味独参汤

人参一两　炙黄芪一两　肉桂三钱　附片五钱　桂心五钱　炙甘草三钱　干姜引

开水煎服。如以凉水煎药，无效。所以此方中有桂、附极热之药，如用凉水，则失桂、附之效力也。

方歌：

附方独参妙难言，治症功效胜似前。若是手足肘膝冷，爪甲口唇俱发青。

人参炙芪各两重，附片桂心五钱轻。肉桂炙草三钱用，干姜为引开水煎。

这个方儿真当验，服过之人说仙丹。临床治疗有奇效，因此记之留尔曹。

凡产后喘促一症，最为危急。而气道不利，肺部清道已被浊气闭塞不通。初觉气少有促，久则喘急而甚，则抬肩、鼻孔煽动，如拽锯之声。而不得卧，倚息之片时，而心跳不止，气促更似前者。宜四物汤中，加干姜、附片，再加上肉桂三至五分，以纳气归元。如用降气定喘之药，则立时告变，而气绝矣。

## ——姜附四物汤

熟地三钱　当归五钱　川芎二钱　白芍三钱　干姜钱半　附片二钱　肉桂五分　童便引

水煎候温，频频服，渣再煎服。

方歌：

产后喘促为危症，气喘鼻煽心不定。抬肩声似拽锯声，脉若急疾不治症。

桂附四物治喘促，熟地白芍三钱用。当归只用五钱重，附二姜半桂五分。

陡然不语远志入，八珍菖蒲及勾丁。若有斯症急治疗，不要求卜并问神。

## ——产后不语方

如喘促稍有和缓，而突然眼目直视，而不语者。是内虚而生风也。而与直中之不同，治法各异。宜用四君、四物，内加菖蒲、远志、钩藤，方为法。再以温针刺人中穴（穴在鼻之下，唇之上，一名水沟穴也）。

方歌：

陡然不语内生风，此与直中不相同。目睛上视不言语，两眼大睁难识人。

方用四物和四君，内加菖蒲及钩丁。更有远志二钱放，不效温针刺人中。

凡如产后三至五日之间，而外感风寒，而六经受邪，发热、恶寒、头疼、身痛、项脊强直，如伤寒之状者。即产后六经感寒，而非伤寒之可治也。如以伤寒来治，则愈治而愈虚，则邪愈深入矣。如治之得法，一服而愈。如不得法，延长时日，反促其病之变化百出，而和缓复生，无能为也。宜熟料五积散治之。

**——熟料五积散**

厚朴钱半　苍术钱半　陈皮钱半　白芷钱半　桔梗钱半　枳壳钱半　当归钱半　川芎钱半　酒白芍钱半　茯苓钱半　半夏钱半　干姜钱半　麻黄八分　生甘草五分

水煎温服。有汗去麻黄，加桂枝。除肉桂、白芷、枳壳、陈皮四味，其余十味，用酒炒焦，水煎合前四味同服。

方歌：

产后寒邪伤六经，发热恶寒又恶风。勿作一般伤寒治，熟料五积大有功。

厚朴苍术白芷陈，桔梗枳壳当归芎。酒芍苓半干姜片，麻八甘草用五分。

有汗去麻加桂枝，除了桂白枳壳陈。其余十味用酒炒，并将前四味和匀。

一同煎服亦有应，温水煎之病自松。如若不在产后病，休炒服下效如神。

凡妇人在产后咳嗽，痰喘，而不止者。是生产之时，而不避风寒，以致风寒侵犯皮肤，即时不觉，以至三四日之久，而少有咳嗽。如再不治，至十日半月，则痰甚。痰喘，气急，少有恶寒，发热，头疼。宜四物汤中去地黄，合二陈汤，内加前胡、桂枝、苏梗、桔梗。如若不愈，再加焦麻黄，以攻其在肺之风邪也。

**——四物去地加二陈汤**

当归三钱　川芎钱半　白芍二钱　陈皮二钱　半夏二钱（炒）　茯苓二钱　炙甘草一钱　前胡二钱　桂枝二钱　紫苏梗三钱　桔梗二钱　生姜、大枣引

水煎食后服，渣再煎服。如不效，再加焦麻黄一钱（蜜炒）。用之得法，一服即愈。

方歌（西江月）：

产后痰喘四物，去地合并二陈。前胡桂枝紫苏梗，桔梗二钱并用。

如若不效无法，再问高明医家。麻黄一钱用蜜炸，服下咳止痰化。

如服此方，而咳嗽痰喘仍然如旧者，非受风而所得也。是血分有湿，湿渗于脾。脾乃肺之母，所以用养血、活血、利气、燥湿之品，以治之，而为得法，宜生化汤去桃、红，加橘皮、半夏汤。

**——生化去红加橘半汤**

当归三钱　川芎二钱　橘红二钱　半夏二钱　茯苓二钱　炙甘草一钱　芦根引

水煎温服，渣再煎服。

方歌（西江月）：

胎前饮水过多，产后咳嗽频频。昼夜痰喘卧不宁，生化加减好用。

当归川芎炙草，橘红半夏茯苓。养血利气咳即平，真是此方灵应。

凡妇人在产后一概平静，而忽然稍有气短者，初不觉意，而突然五内发热，而暴血下

崩者。此所谓气虚不能理血之故，以致血脱、血崩之症。二症区别亦明矣，血脱，而下血时，阴道有如放屁之声者，此谓之血脱；血崩而无声，大血暴下而不止者，此谓血崩。二症分析辨明，总宜寿脾煎，加鹿胶治之耳。

## ——寿脾煎

白术三钱（蜜炒）　当归二钱　山药二钱　炙甘草一钱　酸枣仁钱半（炒）　远志一钱干姜二钱　莲子三钱(去心)　党参一两　升麻五分　鹿角胶三钱(炒)

水煎服，渣再煎服。

如一服之后不效，再加升麻至一钱半，炙芪五钱，合前药，再服一剂。如再用归脾汤，加乌梅、续断，以急服之，而必效矣。余在此二症的临床上，多时用旧罩灰作引，笊灰煎水再煎药，大有奇效，余常试之矣。

方歌：

脱血血崩症异奇，总宜鹿胶入寿脾。白术蜜炒莲去心，当归山药及党参。

枣仁远志姜炙草，更有升麻并鹿胶。不效倍麻加炙芪，必须煎服君莫疑。

凡产后，脱血而气有促急之象者，此为脱气之先兆，而急改用归脾汤加味，宜服为佳。余常在临床上，加乌梅三个（去核）、续断三钱。旧罩烧灰存性，以罩灰煎水，再用此水煎药，效力甚速。

## ——加味归脾汤

党参二钱　炙黄芪二钱　焦术二钱　茯神二钱　当归一钱　龙眼肉一钱　远志一钱酸枣仁一钱　木香五分　炙甘草五分　乌梅三个(去核)　续断三钱　生姜、大枣引

旧罩烧灰存性，以此煎水，再以此水煎药，效力更奇。

方歌：

血脱崩下气不宁，加味归脾汤如神。血虚下陷若不止，再加乌梅续断灵。

快将旧罩烧为引，煎服脱崩即安宁。党参炙芪并术神，当归元肉志枣仁。

木香炙草一并用，姜枣为引妙如神。乌梅续断加更奇，旧罩烧灰脱即提。

如妇人产后之病，而不知几何。以查方书，参考各家妇科，在产后一门，多则百十种，少则六七十种矣。余在妇科书中，没有更深刻考虑。只将我这几十年，在妇科中不一定正确的经验，并我个人粗陋之见解，写出并不完整的十五六个方法。内中有遵循古代之方，而余有加一二味者；有以余之陋见，根据病症和脉象，自编创造之方法者。书写的方歌不多，条例不整，语句凌乱，词意及错字亦不少。望以后如遇高明医师，予以指出、改正余之错为盼焉。

# 八、带下症

## (一) 论带下病因

凡妇人下带，种类繁多。治之之法，千头万绪。得病之因，有患者本人能自诉其状与原因者，有不能自诉其病状和得病之原因者，亦有能诉其状，而不能诉其原因者，所以有隐情瞒人之故耶。最难对人诉其原因者，是不得其（意中）人耳。如小月奸、大月奸之病，还可以诉其得病之由。在妇科中，诊断时，必须要行问切之法，而详细审脉问症，则不失先贤治疗之旨。如以粗糙诊断，则误病之多矣。

## (二) 论带下五色

凡妇人带下之症，而主要分为五色，而为五种证型。五色者，赤白居多，青黄次之，绿色者再次之。赤白易治，而青黄则难治，最难治者绿带之症也。五种证型者，湿痰、气虚下陷、血虚火热、气郁、湿热。以分五色，湿痰者，白多赤少，或白而无赤者也；气虚下陷者，赤多白少，或赤而无白者；血虚火热者，带下无时，而赤白相兼；有时以着怒气伤肝，肝气郁而肾水停留，则下绿色，而兼腹疼，尿短涩，而色如菜水者也；气郁者，因志意不遂，不得于其人者，带下赤白相兼，青黄不一，有时而现出绿涎者也。

如湿痰下带者，宜消痰升提法，用加减二陈汤治之。

如气虚下陷而下带者，宜升提下陷法，用加味六君子汤治之。

如血虚火热而下带者，宜滋阴养血法，用加味四物汤治之。

如七情郁结而下带者，宜开郁行气法，用越鞠丸，作汤治之。

如湿热下带者，宜清热燥湿法，用解湿汤治之。

大凡治带之法，总宜养血益气而为法，清热燥湿以为主，消痰渗湿以为佐，解郁升提以为使。此四法在治带之中，是必要之品。而其余奇方、土法，而不在五种、四法之内欤。

## (三) 下带总括歌

奇经八脉带居一，横于腰间如带束。病生于此故取名，方书分为五种型。

行经产后风入胞，传于脏腑生病情。东垣之论主亡阳，丹溪湿热痰积属。

总之湿伤气血病，细审伤血伤气分。白伤气分赤伤血，更有积痰和郁结。

血虚火热气虚陷，青黄赤白不一般。徐用诚言真可宣，清源止带有妙传。

余将治法大略选，频频而述经验言。

凡治带之法，前已书之未详，后再补其不足。则余性钝、心粗之故耳。所以然者，余年高古稀，耳聋、眼花、手颤，再加以在门诊室书写，病人多、干扰大、时间少，而加之操忧太大，使余更加记忆模糊，排字不易。所以在百忙中，难以思绪清晰矣。这里，再将余记起来的几个方儿，大略补充如下。

凡带症，不论青、黄、赤、白、绿，五色带下，难分虚、湿、气、血、痰积、郁结、火热之证，总宜清源收带汤治之。服药之后，减少一二症者，再辨虚、实、寒、热而治之为妙。

## ——清源收带汤（附加减法）

炙黄芪三钱　白术三钱（蜜炒）　党参三钱　当归三钱　升麻一钱（炒）　柴胡二钱　茯苓二钱　半夏二钱　陈皮钱半　川芎钱半　生甘草一钱　生姜、大枣引

水煎温服，渣再煎服。

活法加减：如瘦人而有热者，加生地、黄柏，引用小米一撮，去姜枣不用。如腹疼，而有寒气滞者，加延胡索、小茴香、香附，去党参、炙黄芪。如在三冬严寒之时，加姜炭，去香附。如带下先青，而后赤白相兼者，加姜黄连、焦栀，用凉水煎服。如带下黑色，宜六味地黄煎服之，方有奇效。

方歌：

五色带下有妙法，清源收带实堪夸。芪术归参升柴放，苓半甘草川芎加。

姜枣作引空心服，生地黄柏瘦人吃。玄胡小茴腹疼兼，冬加姜炭妙法玄。

防风栀子色青先，赤白姜连焦栀添。如若黑黄用何方？当服六味地黄煎。

如带下，常常腹中绞疼，而不剧者，是湿气郁于血分而不行，归于气分也。所以然者，是本人在经期中间，或在产后，以有怒气，而伤及于肝。肝乃血脏，而以受气之冲突，则气郁于血分也。治之之法当以燥湿之药中，加以行气之品。所以气行，则不绞疼，不疼则不滞矣。

如带下白色不断，而其人不渴，常常如此，不论经前经后，而无间断者，是湿痰所郁也，宜渗湿消痰汤治之。

## ——渗湿消痰汤（又名"止带海石汤"）

苍术三钱　海浮石三钱　半夏三钱　胆南星二钱　黄柏一钱　香附三钱　川芎二钱　椿根白皮三钱（或五六钱）　生姜三片作引

水煎候温，顿服，渣再煎服，四五剂而安。忌生冷、肉、果等品。

方歌：

带下赤白不相兼，湿痰积郁血受愆。方用渗湿消痰汤，此方又名海石煎。

海石半夏并南星，黄柏苍术香附融。椿根白皮和川芎，分量轻重不相同。

生姜三片作为引，三五剂后即安宁。

如带下白色，而不止，臭气喷人，常常如此者，是痰积于经络也。而其人或早或晚，常有咳嗽、痰喘之形，但不大发热，而时常身体酸懒无力，口不能食，食则无味，以致夜重日轻者。宜用消痰升提法，宜加减二陈汤治之。

## ——加减二陈汤

陈皮钱半　半夏三钱　茯苓三钱　苍术二钱　白术二钱（炒）　升麻一钱　柴胡二钱

生甘草一钱　瓦楞子三钱　生姜三片为引

水煎候温服，渣再煎服。如有眩晕之状，加天麻、胆南星。

方歌：

带下纯白多闷忧，痰积经络心发愁。身体倦怠心不快，臭气触人永不休。

陈皮半夏及云苓，苍白二术合瓦龙。升麻柴胡和甘草，水煎温服效如神。

如有头眩晕之状，必加天麻胆南星。


如带下白多赤少，而其人气常促，腹胀，身如怀孕，而下坠不止者。气虚下陷也，宜升提补气法。宜用六君子汤加升麻、柴胡，以补其不足。而白术用蜜炒，以润胃气之干燥，而养胃之津液，以兼补胃气之不足也。

**——加味六君汤**

党参五钱　白术三钱（蜜炒）　茯苓三钱　陈皮钱半　半夏二钱（炒）　炙甘草一钱
升麻一钱　柴胡二钱　生姜三片、大枣二枚为引

水煎温服，渣再煎服。

方歌：

气虚下陷带不休，力乏气欠坠疼犹。腹如怀孕常胀大，胃关不健是根由。

六君加味是妙诀，党参白术用蜜炒。云苓陈半炙草求，升麻柴胡引枣姜。

水煎温服陷即升，再服再提气即平。如若带下不停止，加上芍干米引灵。


如带下不止，乍寒乍热，或下午潮热更甚，日轻夜重；肌黑形瘦，每夜盗汗不止，而咳嗽无痰；经期或四五十日而不行，行则即止者。是火热也，宜滋阴养血法。而先滋阴以清热，次以养其血。血旺气强，再以止带。如带止，而血亦自旺矣。夫带下不止，而血不能自旺。所以然者，是带能伤血，血伤则带愈多，血愈虚，咳愈甚，热愈强，而成痼疾，则难治矣。虽有和缓复生，仓公再世，无能为也。宜开郁行气法，宜用越鞠丸加减治之，而不失其经旨之法也。

**——加减越鞠丸**

川芎三钱　苍术三钱　香附三钱（醋炒）　神曲三钱（炒）　栀子三钱（炒）
椿根白皮五钱　生甘草一钱　生姜、米汁引

水煎作汤服，渣再煎服。

如发热，加骨皮三钱；如气促，加沙参三钱；如口苦在早，咽干在晚，如有动作，呼吸胸肋刺疼者，加黄柏钱半、青皮二钱、柴胡三四钱（炒）。如法而服，方可望效。忌酒、醋、辛辣之物并怒气。

方歌：

七情郁结最难医，虽有神医费神机。早轻晚重难明状，再加带下伤心脾。

下带赤白相兼者，黑黄不定气郁积。法用越鞠加味用，丸作汤服有效力。

川芎苍术炒香附，神曲焦栀椿根皮。甘草一钱姜米引，休养服药效力奇。

气促加参热加皮，晚咽干早口苦极。呼吸动作胸肋疼，再加黄柏柴青皮。

依法而治为上工，所忌之物休沾唇。

### (四) 论带下三种

如妇人下带，有三大种。一，虽然下带，生育无碍；二，下带而不生育者；三，妊娠下带。如下带不碍生育者，是湿不胜血也；如下带而以碍其生育者，是血不胜湿也。以致湿伤胞宫，而胞宫内常血不足，而湿有余也；如妊娠下带者，是本妇人在平素喜喝水，因水湿渗于血分，以怀孕以后，血液养胎，胎气蒸发，而将血分之湿由阴道排泄出来，而化为带也。虽然如此，而应当早治之为妙。如不生育，一世无所望焉。如生育者，不治以到生育之时，而有难产之忧。如妊娠下带不治，必有小产之忧，幸而十月满足而生，生子亦浮肿、多病。此为下带三大类型，学者亦当注意。

凡下带而不生育者，此为血分湿燥气太甚，血被湿伤。血不能养胎，以致胎气不足，所以常下白滑之物。时多时少，无有间断之日，以至经期无有定时。或五六日、七八日不止。血未止而带又下，月月如此。宜早治，用芍干煎，加生黄芪、丹参、山药、苍术之类治之。而照病情加减方法，勿以执其死方，而治变化无穷之病也。以在此等之疾病，全凭医家之灵活耳。

——**芍干煎**（作散亦可，方便服用）

酒白芍五钱（或七八钱）　干姜二钱半（或三四钱均可）　小米为引

水煎温服，渣再煎服。久则病除而带止矣。

如欲作散剂，每用酒白芍一两或二两，干姜五钱或一两。共研细末，每服钱半至二钱，宜小米汁送下。久则带止，而病除根矣。经至勿服。

如若经期之时，而血量太少者，加生芪五钱或一两，丹参一两作汤服。如经至而带不止者，加山药二钱、苍术三钱。如下带腰疼者，加杜仲三钱、续断三钱，俱用小米为引。

方歌：

湿伤血分白带下，经少带多真可怕。经血减少白带增，一世生育无依凭。

方用芍干散为妙，以散作汤能速效。芍两干姜用五钱，小米为引效如仙。

经量减少加芪丹，血带杂下山术痊。如若腰疼何药好？杜仲续断一并添。

此为灵活治带法，休与他人说实言。

如妇人带下青色，忽有忽无，乍多乍少。而其人颜面苍白，有时上午手肿，下午腿肿，少食多喝者，是有湿、有风而兼热也。宜山薏异功散，改成汤剂而服，效甚速。

——**山薏异功散**（又名止带异功汤）

党参三钱　白术三钱　茯苓三钱　陈皮二钱　薏米三钱（炒）　扁豆二钱　防风三钱栀子一钱　升麻一钱　生姜、大枣引

水煎热服，忌生冷，勿当风而卧。

方歌：

带下青色是何因？只缘有风兼湿成。乍多乍少不一定，时有时无耗精神。

治用山薏异功散，改用汤服效力痊。参术苓薏风三钱，陈扁各二不多添；

栀子升麻一钱用，姜枣为引温水煎。

如妇人下带，色赤而如败血，似血非血，似水非水，以手沾之有涩。十日半月不止，止而复来。其人以为经血不止，而实是带而非血也。宜小柴胡汤，加焦栀、黄连治之。

## ——加味小柴胡汤

柴胡四钱　黄芩三钱　白芍三钱　党参二钱　半夏三钱（炒）　当归三钱　焦栀钱半　黄连一钱　生甘草一钱　生姜三片、大枣二枚作引

水煎温服。如夜间口干口苦者，露一宿，隔水温热，顿口服。

方歌：

赤带下时是如何？只因肝郁生邪热。热邪传经来作祟，似血非血时用何。

加味小柴为主方，柴胡芩芍并野党。半夏当归焦栀子，黄连生草引枣姜。

如若口苦并咽干，露宿隔水空心尝。

如服小柴胡汤，而下带仍然如昔，而有腹疼、小便短涩之象者，是热邪气注于膀胱也。宜牛前汤加赤石脂。

## ——牛前汤

酒白芍一两　川牛膝三钱　车前子三钱　黄柏二钱　赤石脂三钱　黑豆一撮、生姜三片、大枣二枚作引

水煎温服，渣再煎服。

方歌：

赤带不止腹又疼，医疗真是费调停。小便短少涩赤红，热气注于膀胱经。

法用牛前汤为好，白芍牛膝并前仁。酒炒黄柏赤石脂，引用黑豆姜枣君。

如妇人带下黄色，而腹胀少食，口干不喜饮水者，血虚而气不足也。所谓血虚不能养气，而气虚则血无所依。是血被胆液所冲，而为黄带下也。宜用归脾汤，加焦栀、柴胡、升麻治之。

## ——加味归脾汤

党参三钱　白术三钱　当归身三钱　炙黄芪二钱　茯神二钱　远志二钱　枣仁二钱　龙眼肉钱半　木香八分　炙甘草一钱　焦栀钱半　柴胡三钱　升麻八分　生姜、大枣引

水煎温服，渣再煎服。如下午有头疼面赤之状者，加酒黄芩二钱。

方歌：

黄带属虚气血凝，血虚气弱精不生。喜热畏冷食不下，法用归脾心自宁。

党参白术及归身，炙芪茯神志枣仁。元肉木香并炙草，柴栀升麻姜枣增。

如若下午面赤红，加上酒芩热自平。头疼须放蔓荆子，一服之后疼减轻。

如七情郁结，而不得于人者，下带黑黄无定，发作无时，咳嗽无常，而无痰，两腮乍赤乍白，饮食少下者。宜加味六君子汤，升麻、柴胡、胆草之类治之，而为得其窍矣。

**——加味六君子汤**

党参三钱　白术三钱　茯苓三钱　半夏二钱　陈皮二钱　柴胡二钱　升麻一钱龙胆草二钱　炙甘草一钱　生姜、大枣引

水煎候温顿口服，渣再煎服。

方歌：

带下黄色心忧煎，加味六君主治前。不得与人气凝郁，宜服此汤带可蠲。

党参白术苓三钱，半夏陈皮二钱兼。甘草升麻一钱用，还有柴胡亦二钱。

姜枣为引水煎服，口苦咽干加龙胆。

如妇人下带白色，如涕而有涎。不论经前经后，而不间断者。是湿伤血，血不能养胎，或湿注胞中。而血一入于胞中，被湿所伤，而血化为带，从阴道排出，而久不止者，为湿伤胞宫。所下之液，而有臭气触人者，是湿伤胞宫。所以湿久，亦能生热，湿热相抟，而腐化胞宫之液，从阴户流出，粘黏恶臭，闻不可近者，宜加减补中汤治之。

**——加减补中汤**

当归三钱　川芎二钱　炙黄芪二钱　党参三钱　白术三钱（蜜炒）　酒白芍三钱　杜仲二钱(炒)　续断二钱　五味子一钱　阿胶二钱(炒)　醋艾钱半　炙甘草一钱　生姜、大枣引

水煎服。如一服之后而不效者，本方内加茯苓三钱、半夏二钱、盐附片一钱

方歌：

湿伤血室白带下，腥臭难闻真可怕。如涎如涕无间歇，欲治之法难代他。

方用加减补中汤，当归川芎炙芪夸。参术酒芍炙甘草，杜断五味胶艾纳。

姜枣为引水煎服，不效苓半再加排。附片一钱盐水炒，候温顿服效莫猜。

如妇人下带白色而不止，小腹疼、下坠，腰不能伸，而不止者，是元气虚弱，而无力升提者。宜加味减料举元汤治之。

**——加味减料举元汤**

党参二钱　白术二钱（蜜炒）　当归二钱　熟地二钱　炙黄芪三钱　酒白芍三钱　酒黄芩钱半　升麻八分　炙甘草一钱　白鸡冠花五钱

水煎温服，渣再煎服。如无鸡冠花者，椿根皮五钱。

方歌：

前方效果不大好，方用举元为真宝。党参白术用蜜炒，当归熟地炙芪枣；

酒芍酒芩白冠花，升麻炙草君休晓。此为加减举元方，妇科之中为最早。

妇人下带黑色，如烟尘屋漏之水者，是血不足也。所以气亦不强也，不能蒸发血液，而血自然不足，化为烟尘屋漏之水而下。但是下带，所下之物必有黏涎，若无黏涎者，非下带也。而是经血不时而下，亦是血不足也。宜用六味地黄汤加生芪治之。

**——加芪六味地黄汤**

熟地三钱　山萸肉三钱　山药二钱　茯苓二钱　泽泻钱半　丹皮一钱　生黄芪五钱

生姜、大枣引

水煎温服，渣再煎服。如下带而有腰疼之状者，加杜仲三钱、续断三钱。

方歌：

黑带下时似烟尘，初次下带令人惊。血虚不足有斯症，六味地黄好奇功。

熟地山萸并茯苓，山药泽泻丹皮轻。加上生芪四五钱，黑止血足病自宁。

若是腰疼加杜断，腹胀再将台乌添。下午头疼京子放，黑带不止此为先。

如带下黑色，而口干咽燥，喜冷怕热，面赤腮红；经常头疼而不甚，舌色燥裂，大便干，小便赤涩者。宜利火汤治之。

## ——利火汤

熟大黄三钱　黄连钱半　刘寄奴三钱　王不留行三钱　石膏三钱　茯苓二钱　知母钱半　白术二钱　焦栀二钱　车前子三钱　生甘草一钱　生姜、小米引

水煎候温顿服。此利火汤，因前边未提本方专名，在此提出也。

方歌：

黑带下时实难疗，作寒而治不为高。血虚火盛利火煎，前方不效此方瘥。

阴弱阳燥生炽热，如若无效它占先。酒军川连刘寄奴，石膏茯苓知母添。

白术焦栀前仁炒，王不留行姜米玄。生草一钱泻炽火，依法而服是神丹。

如前妇人下带青色条中，治例不够完善，在此再补出一方，以便参考。后有读者注意焉。带下青色而常不止，腹疼、口渴、咽干者，是湿热太甚也。宜用解湿汤加减治之。

## ——解湿汤（附加减法）

鸡冠花五钱　焦栀三钱　茯苓五钱　酒白芍一两　干姜五钱　小米一撮为引

水煎温服，渣再再煎服亦可。如欲作散剂，将云苓用一两、酒白芍用三两、干姜用一两五钱，其余二味勿加休减。

如将近经期而腹疼者，气滞也，加香附米三钱；如心胸饱闷，少食者，是湿滞于胃也。如腹胀而小便白浊者，湿注于小肠也。湿滞于胃，加川厚朴二钱、枳壳钱半（麸炒黄）、苍术三钱；湿注于小肠，加补骨脂二钱、益智仁钱半、小茴香三钱（盐水炒）。

方歌：

白带不止腹又疼，湿气注于胃关中。饱闷少食小便浊，生育无成泪沾襟。

鸡冠花五焦栀三，芍两苓姜各五钱。水煎温服小米引，唯有此汤效果先。

方名解湿汤为贵，照病加减依法在。经期腹疼加附米，湿滞于胃枳朴苍。

湿注小肠小便浊，加入故纸小茴香。再加益智仁钱半，经前经后医家堪。

凡带下之病，而不光只此几条。已在方书中之条例，有好几十种。以便读者参考耳。余不才，仅以所记忆的几条，以笔记之于此，以便后学者参考并批评改正，余诚心欢迎之至也钦！

# 九、血 崩 症

## (一) 血崩概括诀

血崩之症是何因？究其原理有三宗；气郁血崩为正的，怒气伤肝亦所情；

血虚血崩是脾伤，思虑之事多为殃；气虚下陷脾不统，发生血脱血崩情。

血脱血崩难分辨，分析再谈详细言：血崩有血而无气，血脱气血出下源；

血出阴道而不响，气出阴户有声喧。若是下血常难止，此为下漏不为崩。

且将治法细分辨，总要塞流补气先。更加清热清源道，重用寒凉祸当权。

如不遵守经旨治，崩变为漏见效难。

## (二) 论血崩之急治

凡妇人血崩之症，极多、极广、极重之疾，如不予以急治，性命有须臾之忧。如治之得法，即发即治即效。如治之不得法，而为难治难愈之疾。虽然有小效，旋效即犯，延长时日，损血耗气。二三日而延至五六日，或十余日不效而病者，心神恍惚，头晕目黑，口干少食，而时昏时止，而为医者束手无法。用补品，心胸饱闷不食；用克伐，眩晕不醒；用安神补血之品，愈补出血愈多也。百药惘效，进而为漏下之症，休得治崩之品治之，急用三补丸治之。

## (三) 论血崩与经血不同

如妇人忽然经血暴下，有不可收拾之势者，此为血崩，而不为行经过多之疾。如经血过多，以参考经血门治之。如若是崩，急照血崩而治，以为不误，病家之所望也。

凡妇人而忽然经血暴崩，其人头晕目黑，而腹不疼者，为血虚血崩。而更要审其气分，或热或滞而治之。宜用一阴煎，加知母、骨皮、续断、地榆治之，而为得法。

凡妇人血崩之病，最主要是先止其血。而止血即是塞流。如血止之时，而可以清源。清源之法，依病之寒热虚实用药，则不误疾病之速效。如不审察病情，乱投药饵，能对证则效，不对证则延误时日，而崩变为漏，则难治矣。

## (四) 论血崩又虚又热

凡妇人血虚血崩，而忽然暴血下注，如山之崩，如水之流，而无血块者，是血虚而无热也。但有血块而如肝状者，是血分有热，而气分有滞也。是为思虑伤脾，脾虚不能统血，再加之怒气伤肝，肝气抑郁，而传之于脾。然则郁久生热，血见寒则凝，见热则行，故谓之血热而妄行。更有气滞之故，而气不为血之帅，而反为血害也。然则欲治血崩者，先明其血崩之理也欤。

如血热气虚，而气不能理血，以致血热妄行，成为血崩之症者。治当宜清热补气，次塞其流而止其血。先用加减一阴煎治之，是所谓得其治崩之大法也。如先用寒凉，而凝滞血液者，而崩不效，反成漏下之病。而易治者，反为难治之疾也。

**——加减一阴煎**

生地三钱　白芍三钱　麦冬二钱　熟地三钱　炙甘草一钱　知母二钱　地骨皮三钱
地榆三钱　续断三钱　血余炭为引

水煎候温顿服，渣再煎服。或用糯米四两同煎更妙。

方歌：

血热妄行如何医？塞流清热治当急；如用寒凉不为美，补气养血最可宜。

加减一阴煎当用，二地芍药地榆皮；寸冬续断草知母，发灰为引效力奇。

如若不效加糯米，四两同煎有奇迹。

凡妇人在经期后，或产后，或平常，而忽然大怒，怒气伤肝，以致肝火妄动，而冲及血室。而经血暴下如涌，腹不疼，而觉似有食停胃脘，气郁不快之状者，是气郁之象。宜用逍遥散，加郁金、香附、青皮、木香等行气解郁之药治之。

**——加味逍遥散**

当归三钱　酒白芍三钱　茯苓三钱　柴胡二钱　白术三钱　炙甘草一钱　郁金钱半
香附三钱　木香一钱　青皮钱半

血余炭(烧存性)为引。水煎候凉，顿口服，渣再煎服。

方歌：

怒气伤肝血崩成，口干胸肋俱作疼；喜喝少食神不定，胸腹一阵似雷鸣。

方用加味逍遥汤，归芍柴胡并茯苓；白术炙草香附子，木香青皮及郁金。

血余一团作为引，水煎凉服效力宏。

凡妇人忽然暴崩，而两腮红色，自觉发热，而口干喜喝，胸肋微微有疼，腹幽幽如水鸣者。是怒动肝火，以致经血暴崩，甚则二目见金星者。以为和怒气伤肝者大概同，宜用复方止崩汤。

**——复方止崩汤**

酒白芍四钱　焦栀三钱　丹皮二钱　贝母二钱　青皮二钱半　陈皮二钱半　甘草二钱
半旧饭罩一把，烧灰存性作引。烧时勿弃罩上旧饭痂，如弃之，则不效矣。

方歌：

怒动肝火血暴崩，亦如怒气伤肝同；如若前方治不效，复方止崩汤有灵。

酒芍四钱焦栀三，丹贝各二再休添；青陈甘草二钱半，旧罩作引效果痊。

仍将旧罩烧存性，若弃饭痂则不灵；此乃吾家经验法，至今未曾传于人。

夫多年旧罩，系木竹之造成，而每日在饭汤中浸泡几次，罩被汤浸日久，气味属于谷者多，而属于木竹者少，所以谷养其阳。用水煎者，夫得水以养其阴也。烧存性者，黑能胜红之故也。此余屡试屡验之方，余太祖每治斯症，概不用药，只宜此一味治愈血崩血脱者，则擢发难数矣。

凡妇人在劳动之中，或动作起居之时，一不小心以致跌损，或闪挫，而不一时之久，而血崩暴下，腹疼仍然不止者。是血凝而气滞也，宜行气止崩汤治之。

——**行气止崩汤**

生地三钱　当归三钱　赤芍三钱　柴胡三钱　红花钱半　桃仁钱半　丹皮钱半

龟板二钱（醋炙）没药二钱　熟大黄三钱　木香钱半　童便一盅为引

水煎候温服。如妊娠之妇，勿服。改用四物加香附、地榆更佳。

方歌：

跌损闪挫致血崩，未曾下血腹先疼。不是血凝是气滞，妊娠之妇另改行。

行气止崩为至要，依法而治是正宗。方用生地归赤芍，柴胡桃红及酒军。

丹皮龟板并木香，甘草童便引煎尝。妊娠之妇且休用，改为四物加榆香。

凡妇人血崩，有脾虚不能统血，而心脏力量不强，所以致成子不顾其母，母不养其子，子母相脱。以致胃阳不健，失去升提之能力，以致脾虚下陷。脾阴已陷，胃络之脉随脾陷而亦下陷矣。所以血下愈多，而脾愈虚也。宜用归脾汤，加杜仲、续断，去白术，而治之有显效也。

——**归脾汤**

党参三钱　炙黄芪三钱　焦术三钱　茯神三钱　当归钱半　龙眼肉钱半　酸枣仁钱半

木香五分　炙甘草一钱　生姜、大枣引

如若腰疼，去焦术，加杜仲三钱、续断三钱。俱用水煎，温服。

方歌：

脾虚不能统血崩，时漏时崩腹又疼；腰疼连及胸肋位，归脾加味自然轻。

党芪术神并当归，元肉枣仁木香倍；炙草一钱姜枣引，腰疼杜断必加内。

去术之法因何在？恐怕阳强阴不归；以上俱用水煎服，下咽之后病自亏。

如血崩中气虚弱，以致脾阴无依，而阳不能理其阴，以致阴血暴下之疾。宜补中益气汤，去川芎、焦术，加阿胶、醋艾等治之。

——**补中益气汤**

党参三钱　炙黄芪三钱　当归三钱　陈皮一钱　柴胡钱半（炒）　升麻八分　炙甘草一钱　阿胶三钱　醋艾三钱　续断三钱　生姜、大枣引

水煎候温服，渣再煎服。

方歌：

中气不足不理脾，脾阴无依血崩急。胃阳大虚无理血，阴血不养胃阳虚。

补中去术加胶艾，续断亦加效更奇。党参当归和炙芪，陈皮升麻柴胡力。

炙草一钱姜枣引，以前三味都加齐。

如妇人肾脏不固，而血崩不止者，是肺气之虚极也。究其原理，归根于胃也。所以然

者，胃为肺之母，而肾为肺之子也。母虚必不能顾及其子，子亦崩溃矣。所以然者，子母兼治之法，亦当并用。一则固其肾，一则补其肺，一则通其胃关。胃关已通，而胃之津液能达于肺，而金必旺。金旺，而肾水亦旺矣。

如医家不明疾病之关键何在，而以执定血崩而治，与缘木求鱼，胶柱鼓琴者，有何分别乎。

**——加味六味汤**

熟地四钱　山茱萸三钱　山药三钱　茯苓二钱　泽泻钱半　丹皮一钱　泽兰三钱　枸杞三钱　菟丝子三钱　益智仁钱半　金樱子钱半（去毛）

水煎温服，渣再煎服。

方歌：

肾虚不固成血崩，只缘金衰以致成。下血不止腰如折，胃关不通是原因。

法用加味六味汤，熟地山萸山药灵；泽泻丹皮泽兰叶，枸杞菟丝益智仁；

金樱去毛用水煎，一剂之后病即安。

如妇人肾脏虚极而不固，以致成血崩之症，宜服六味汤。而不效者，是以多日崩下未治之故。阴分虚脱，而气随血亦下，所以气虚，亦不能理血，而成为血脱之症。宜用固阴煎，加减治之。

**——加减固阴煎**

熟地四钱　当归身三钱　山药三钱　泽泻二钱　菟丝子三钱　山茱萸三钱　生地三钱党参三钱　远志钱半　续断三钱　五味子钱半　金樱子二钱（去毛）　生甘草一钱　马莲[①]根引

水煎温服。

方歌：

加减固阴治血崩，只因气虚而致成。如是六味汤不效，改用此方即收功。

熟地归身怀山药，菟丝山萸泽泻切；再加生地党参志，续断五味金樱子。

生草马莲根作引，血崩服之有神功。

如妇人脾肾两虚，而成血崩者，是脾虚不能统血，血不能养其肾脏之气。所以肾脏之气，则不能理其血也。不能理其血者，是气机之无力也。譬如风车之无风，则糠粮不分之意也欤。如气机不强，而常患腰疼者，亦有之矣。宜理脾涤饮而加减治之，可谓得其窍矣。

**——加减理脾涤饮**

党参三钱　苍术三钱　白术三钱　陈皮二钱　半夏二钱(姜炒)　茯苓二钱　补骨脂二钱　益智仁二钱　炙甘草一钱　地榆三钱

引用苎麻根，水煎温服。

---

注释：①马莲：马兰花的方言名。

如若腰疼者，加杜仲三钱、续断三钱。如在五六日，或七八日以内，所下之血，而如败血水者，加当归三至五钱，生芪七八钱或一两，均可治之，而效更速。

方歌：

血崩症，繁且多，不能一一细细说。大略法，有三宗，详细分析说不清。

脾肾虚，致血崩，因而脾肾不相亲。理脾饮，为旨宗，党参苍术白术陈；

炒半夏，白茯苓，故纸炙草益智仁；生地榆，苎麻根，作引水煎温服灵。

若腰疼，加杜断，血不鲜红归芪变。芪一两，归五钱，依法而治效更验。

如前方治而不效者，还得以灵活而治，不可死守陈法，以为己能。一方不效，急改用其他之方以治之。宜用秘元煎。

——**秘元煎**

白术三钱（蜜炒）　山药三钱　芡实三钱　金樱子二钱（去毛）　茯苓二钱　炙黄芪三钱　远志二钱　酸枣仁二钱　五味子钱半　党参三钱（或五钱）　生姜、大枣引

水煎温服，渣再煎服。如腹疼，加酒白芍三钱、赤石脂三钱；若胸满少食，加枳壳钱半，麦麸炒黄为妙。

方歌：

理脾饮，治不效，不可死守老一套。急改用，秘元煎，照病而治为周全。

怀山药，金樱子，白术蜜炒和芡实；云茯苓，炙晋芪，党参五味志枣齐。

若腹疼，加酒芍，石脂三钱不可缺。胸膈满，加枳壳，麸炒黄色是妙诀。

如妇人大量血崩不止者，是虚中有滞。而人以虚极生崩，但不知滞久亦能生崩。以详细分析而辨之可也。如虚极之血崩，所下之血而色鲜红，其血多而块少，腹不疼。而眩晕、眼见黑花者，为虚。如滞久之血崩，所下之血而色黑红，其血少而块多。腹疼，而不眩晕，眼无金星黑花者，为滞久血崩。虽然如此，在治疗之法，而多用补品，少用破血之品为佳。

——**行滞安崩汤**

干漆三钱（烧令烟尽，否则有毒不可用）　党参三钱　生黄芪一两　焦术一两（蜜炒）　棕榈炭三钱　血余炭三钱

水煎温服，渣再煎服。如服药以后而血不止，血色鲜红而无血块，腹不疼者，再勿服此。

方歌：

治血崩，详细分，大崩不止令人惊。有滞久，有虚极，分清辨明再治医。

疼有块，血鲜红，此中虚滞要分清。安崩汤，方有效，如若虚极另改调。

生山漆，用火烧，三钱为准不可超；参二炭，各三钱，芪术一两蜜炒煎。

服药后，血鲜红，此方不用另改行。若虚极，有安排，更有后方好栽培。

如血崩之症，或虚或滞，在为医者，束手实难治疗之际，难以分辨虚滞之证者，宜止

崩汤。先止其崩，后理其虚滞而治之，方可为万举而万得矣。

**——止崩汤**

党参三钱　炙黄芪三钱　姜炭二钱　白术一两（蜜炒）　生地一两　当归五分　侧柏叶炭三钱（研细）

前六味水煎，以药汁冲服柏叶炭，其血即止。此属治崩之权变法也，如治各种血崩，用此方都能奏效。但非正治之法，学者当细审方，便知原理欤。

方歌：

血崩不止用权变，胜过一切方经验。崩止还用正治法，以后学习再体验。

方用止崩汤即蠲，三钱参芪二姜炭。一两术地五钱归，引用柏叶炒成炭。

研细药汁冲服下，一伏之时血立站。此乃治崩权变法，如有学者细裁变。

如妇人久崩不止，而似漏非漏，非崩似崩，延绵日久而不止者。为崩久似漏，非漏似崩。但其人动作如昔，面色微黄，而肢体无力，皮肤甲错。若在生育年龄，而生育无望矣。宜抑红煎治之。

**——抑红煎**

生地五钱　当归五钱　白芍五钱（炒焦）　荆芥穗三钱（炒黑）　贯众三钱（炒）生姜三钱（烧成炭）　棕榈炭三钱　侧柏叶炭三钱　糯米七钱半为引

水煎凉服，下腹疼微微即止。

方歌：

久崩似崩亦非崩，似漏非漏病不轻。治而不愈终为患，新法宜用抑红煎。

地归炒芍焦芥贯，姜炭棕灰柏灰善。引用糯米七钱半，水煎凉服四次站。

凡血崩之症，以在妇科之内，较为常见。而见之者，必须审清脉症，问明理由，从何而得、或新或久，而是否其人身体强弱、年龄之老少。以在各方面审察，始能得其病因、实情。如不详细诊断，难以判别证候。在临床上，必须做到四诊、十问之法，以便详细诊断，而为治崩之大法。而不独治崩，以及妇科各种疾病，以至任何疾病，亦当如此。余因年老，心力衰竭，记忆不清。在书写之时，所记之字未曾写，而将不写之字又写上。不是多写一二个，就是少写一二个。概因文化水平有限，将字记之不清，不是多写一二画，就是少写一二画。所以在字句上、方例上，以及歌词中，音、语不大妥切。另外，在一段一节的论言中，确实与妇科各书理论差别较大。而古之理论，一家根据，一家的立言而论。所以一家和一家之论，大同而小异。余所论之证，是余在临床诊断上，从实践中、经验中得来的。因而，与其他妇科论述可能不大相同。余深恨才识不及于人，不能很好地写出一卷妇科论述来，以发掘祖传的医学遗产。只能凭一己之拙见而述之，难以留于后世者，余深恨之矣！

另外，有几个单方和土方的治疗经验。这是余针对地处偏远，取药不便的乡村患者，或旧时贫困无力取药之家，若在危急之际，以单方、土方救其须臾之危，很有效验。故记之于此，以便危急者救急之用。余将数方，总括成"西江月调"一歌，以便学者易诵而易记之也。

这个土方的症方歌，因为一般多是农村随地可得之药，药味简单而易找寻，药淡而效力很大。古人云"捷方大如药方"者，此之谓也。余以歌之于前，方之于后也。

**（五）土方总括歌**

血崩人人都晓，得法易治易疗。今用土法单方妙，记于此处休抛。

陈久旧罩一个，烧灰存性记牢。水煎温服下咽稍，自觉血归经道。

芥穗焦黑研细，每服三钱为要。不用开水童便调，血崩昏迷神效。

桂心烧灰存性，每用三钱为标。为末空心米汁调，下血不止即效。

棕榈烧灰存性，每次三钱为高。酒水调下力量好，这个方儿真妙。

血崩数日不止，侧柏白芍炒焦，分两等份无定曹，五钱酒水兑调。

血崩至重之症，忽然发作惊人。棕灰姜灰和乌梅，研末三钱血归。

忽然血崩心疼，此症古来多凶。蒲脂官雄黄甘草，每样一钱休超。
用量一钱一次，姜汤调下为妙。一日三次疼即效，这个方儿真好。

一方旱莲苎麻，野草白根弃稍。各用三两不为高，水酒各半煎调。

木耳乌梅两种，都要烧灰存性。研细白汤调如神，这个方儿灵应。

在这十首西江月调中，除去第一首，其余九首都是有效的单方和土方。在第九首中，弃稍者，用根而不用稍也。

**（六）土方数例**

一方：用多年陈久旧罩一个，上边饭痂一毫不可弃去，烧灰存性，用水煎服，其功能立止血崩。或研细末，以开水冲服者，亦妙。此余屡试屡验之方也。

一方：用荆芥穗，不拘多少，炒焦黑，捣细末。每用三钱，以童便冲服。此方专治血崩、昏迷、不省人事者。如童便不凑手，大人尿亦可。如能找些泽兰煎水，冲服最妙。

一方：专治妇人血崩不止，而其人少有精神者，宜用。

桂心（即桂枝）不拘多少，烧灰存性，研细。每服三钱，空心以米汤送下，一日二次至三次，即止。忌吃生冷、蜜水之类。

一方：专治妇人随时血崩，而以在农村正忙之际，取药不便者。

陈败棕榈，不拘多少，烧灰存性，研细。每用三钱，以水、酒对半冲服，一日二次至三四次。如无酒，以童便兑水亦可。

一方：专治血崩，数日不止者，宜用。

侧柏叶、白芍，二味各等分，炒焦黑，研细末。每服五钱，以酒水调服，一日二至三次。如无柏叶，以血余炭代之。

一方：专治血崩暴下，而有不可挡之势者，宜用。

陈棕三钱（炒炭），姜片三钱（炒炭），乌梅三个（或五六个皆可），共研细末。每用三钱，开水冲服，一日二至三次。血止勿服，恐敛太过也。如敛太过，以后血液凝结不行，而成经闭之症，为害不小矣。

一方：专治妇人血崩不止，而腰疼如折者，宜用。

旱莲草三两，苎麻根三两。共用水酒各半煎服，渣再煎服。如欲速效，将二味共烧炭，研细，酒水冲服更妙。

一方：专治血崩不止，服药打针，均无效果者，宜用。

木耳五钱烧灰存性，乌梅五钱烧灰存性，共研细末。每用二钱，宜白汤送下。一日二至三次，即止。如不效，再用百草霜半两，兑服即止。如再不止，加顶好京墨汁，冲服为妙。

凡血崩之症，以在经前、产后，均有发生。但在发生暴崩之时，分析疼与不疼为两端辨证。如不疼者，为气血两虚，而以补其气血，是以斯疾得疗；如血崩大下，而心腹绞疼者，为气滞血瘀，或气虚血滞，而以行其气，而活其血。血活则气不滞，气不滞则血不崩。所以人之气血相配，如阴阳之互相联系，互相依赖，互相帮助。所以阴阳之循环，如环无端，生生不息之理也。

# 十、杂 症 病

## (一) 论妇人之病多于男子

凡妇人之病，而多于男子者，几十种矣。大体治法，不外乎各有其所宜而治之，治之之法，不离乎阴阳、气血而已。但言阴阳者专指气与血也。而气血者，方书所谓荣与卫也。而阴阳气血、荣卫之称，以总的来说，《内经》言之最详。不但妇人，即男子亦如此矣。

凡男子之病多于妇人者，即睾丸肿大、附睾丸炎、肾囊肿，以及脱精、梦遗、尿道结石等几种而已。以总归之，亦属于血而已。所以《内经》以阴阳五行、天地立论者。所以大凡动物、植物、其他生物，而不离于阴阳和五行之运用，何况人乎？人为万物至灵之首，所以灵者，而神之所至也，髓之所充也。所以气血之上奉神与髓也。人以有疾，而不病于气即病于血也。所以治妇人之病如此，治男子之病，亦当如此也欤。

## (二) 论妇人子宫脱出

凡妇人在青春生育之期，忽然子宫脱出，如拳、如指，而有胀疼之感者，是因血虚而不能养其气。所以气虚下陷，胎元无力，以致子宫脱出与下垂。宜举元汤治之。

### ——举元汤 (附加减法)

党参一两　炙黄芪一两　当归一两　川芎八钱　陈皮二钱半　柴胡二钱半　升麻二钱　炙甘草二钱　生姜三片、大枣三枚为引

水煎温服，渣再煎服。

如下垂之物，而血水淋漓不止者，加地榆三钱。

如子宫脱出，而腰疼不止者，加杜仲三钱、续断三钱。

如子宫下垂，而兼腹疼者，加酒芍三钱。

如下坠，而小便白如米汁，而不疼不胀者，加故纸二钱。

如小腹坠疼，而大便所下如脓血者，是湿注于脾也，加赤石脂三至五钱，此症多属于元气大虚而所致也，治者当视其老少可也。

方歌：

子宫脱出是何因？气虚血弱而致成。方用大剂举元汤，党参炙芪与川芎；

当归陈皮柴胡根，升麻炙草一般同；姜枣做引水煎服，一服下咽坠即轻。

血水淋漓加地榆，如若腰疼杜断增。腹疼再将芍药放，尿如米汁故纸仁。

小腹坠疼便血脓，加上石脂效如神。此为加减灵活法，依法而治应手灵。

一九六一年，余在门诊，以此方治疗六十三例子宫下垂之患者，都得到很好的疗效。所以视其患者，依老少强弱之不同，新陈之各异，而照病加减，观形色以定分量，对症下药，而能很快地得到好转，因而记之于此也。

## （三）论妇人阴道奇痒

凡妇人阴道，有时奇痒，如虫行者，实难忍受。而此症实属于肝脏之湿热，而下传于阴道。而阴道之湿热，久则不去，熏蒸于阴道之粘液，滋生毛滴虫。大者如蛲虫之形，再大如白羊毛相似，长四五分，亦能活动而易见。小则如毛滴之形，凡肉眼很不容易看见。但治之之法，均宜芍药蒺藜煎内服之，外用蛇艾煎熏洗。其痒者止而肿者消，其虫即灭。如阴道口不肿不痒，其痒在阴道之内者，更难忍受。宜蛇床子袋，纳入阴道，一日一换，其虫即死矣。以痒与不痒为验，痒则再换，不痒则湿热去净，其虫而不生矣。

**——芍药蒺藜煎**

芍药二钱　刺蒺藜七钱　生地二钱　酒黄芩钱半　焦栀钱半　木通钱半　龙胆草钱半　桃叶七片为引

水煎，空心温服，渣再煎服，连服二三剂，则虫消失矣。

如虫出阴道口，痒甚难忍者，宜床艾煎熏洗，而痒自止也。

**——床艾煎**

蛇床子一两，艾叶一两，水二碗。以慢火炖滚，先熏后洗，二三次而痒自止，其虫不蚀于阴道口也。

如虫出阴道口，而虫身粗如细线者，是奇虫也。而阴道内部痒极欲死，但阴道口不甚大痒者，宜蛇床子袋，纳入阴道内，虫即死而沾于袋上。随带而出也。

**——蛇床子袋**

蛇床子四钱或五钱（去净沙土），鲜桃叶七片切碎，用纱布一块，宽一寸五分，长二寸六七分，缝成一袋。装药在内，扎其口，纳入阴道之内，外留一线，以防深入。纳入前，先将袋用开水浸透，效力更强。此余屡试屡验之捷方，以记之于此。

方歌：

阴道出虫病惊人，湿热注于阴道中。冷则虫伏热则动，虫身大小不一形。

方用芍药蒺藜煎，芍药生地各二钱。蒺藜七钱为君主，酒芩栀通胆钱半。

桃叶七片作为引，水煎温服如神验。外用床艾煎洗善，如若不止用袋便。

蛇床筛净四五钱，纱布缝袋二寸半。药入袋中水浸遍，纳入阴道真有验。

## （四）论妇人产门肿痒

凡妇人以在行经、产后，以及新房之后，一不小心，或受湿气所侵，湿郁日久而不去，必生湿热，而外阴有肿、痒、疼之状。再者，如不谨慎，以受风寒所伤，而湿热传盘，踞于产门而不散，时肿时疼，以致痒疼并发。但服药拭敷，而不效者。宜用熏洗法以治之，百发百中，屡试屡验之方也。

**——熏洗法**

蛇床子一两　芒硝一两　藁本三钱

每晚临卧时，以水二碗，煎一伏时，待滚。先熏后洗。洗后慎风寒，避房事，勿坐湿地，勿吃鸡蛋、鸡肉、豆腐之类。

方歌：

产门肿大痒又疼，湿热风寒来相侵。隐羞不言难劳动，日久毒入阴道中。

蛇床芒硝熏洗妙，再加藁本效如神。每晚临睡洗一遍，连洗三次病除根。

### (五) 论妇人阴吹

凡妇人有阴吹之症者，是谷道气实，肺气不足，而缺乏收涩之作用。以致气不出谷道，而出阴道也。有在久病之后而发生者，有自觉无病而有斯疾者。治之大法，宜逍遥散加党参、苁蓉治之。或用猪膏①煎发亦治之为佳。如以西医检查来说，是谷道与阴道相触之处，必有间隙②之处，所以谷道之气，相移于阴道，所以气从阴道而出也。此说虽是，与理无近取焉。此余之陋见，学者当再三讨论乎。

**——逍遥参苁汤**

当归三钱　酒白芍三钱　茯苓三钱　柴胡二钱　白术三钱　炙甘草一钱　党参三钱　肉苁蓉二钱　生姜、大枣引

水煎温服，渣再煎服。连服三五剂，而气出阴道则不响。再服之，而气从谷道出，则不出阴道也。

如大便燥结，而数日不通；小便色黄，而尿量减少者。乃谷气实之过也，宜用猪膏发煎治之，亦气从谷道而出也。

**——猪膏发煎**

猪膏一斤，乱发一团。用火先煎猪膏令滚，再入发以筋搅，熬令发化尽，猪膏色黑，分三四次食之，而亦有奇效矣。此古圣仲景之方也。

方歌：

阴吹之症是如何？谷道气实肺气欠。气从阴道而出放，似如屁声响不绝。

治用逍遥加参苁，猪膏发煎亦堪用。补肺利谷是良法，临床之时酌病情。

---

注释：①猪膏：俗称猪油。

　　　②间隙：此处系指直肠与阴道之间有瘘管形成。现代医学称为直肠阴道瘘。

# 跋　　语

　　按古之妇科犹多，莫若于《妇科大全》《妇科良方》《济阴纲目》等书，而有方、有论、有法、有辨，而亦谓之妇科则难治之矣。唯叶天士《女科秘旨》中，而谓妇科治之不难。余以为，最难之处，在于诊断之际，问之则不答，望之则首俯而不仰。如为医者，若能详细问及病因和病源，治之则不为难。如此之情形，在旧社会往往有之，今之乡村亦有之矣。若在城市，则少见。而在隐耻不言者，亦或有之。余今所写《妇科集要》中，有在妇科中常见的疾病，也有些少见的奇异之病。大多是余祖上传下来的，亦有余在治疗实践中的经验。就是这些东西，在写出时，有记得正确的，亦有记忆不清的，一一写于此处。但不知是与不是，余别无参考。附在每一方之后的歌诀，是余凭病症和本方的实际自编的，亦未参考古本方歌。内中缺点和不妥之处很多，希读这个本子的同志加以指正，余则欢欣之至也。

刘源泉

一九六五年十二月初八日

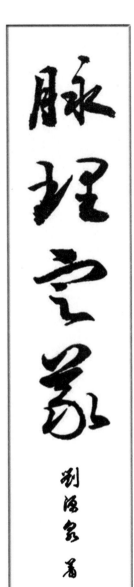

脉理空蕴

刘汉基 著

# 序 一

诊脉，是祖国医学的伟大发明！只凭三个手指，便能察疾病之阴阳，所属之脏腑，证候之顺逆，是指导辨证施治的准绳，是中医学最奥妙、最细致的科学。我在初学医时，也有过学习中医的打算，但常听人说"脉可意会没言传"，实感高深不可攀，所以再不敢钻研。今日始知，并非如此！之所以不言传者，一是一些老中医思想保守，脉理不传外人；二是脉理之奥妙，没有丰富的临床经验和科学的辨证理论，怎能言之出物呢！

刘老先生年已古稀，长期以来，认真贯彻执行党的医疗卫生政策，以治病救人为己任。在诊治患者的同时，身兼培训辅导青年医务工作者之重任，孜孜以求，诲人不倦。又利用休息时间，不断地总结祖传医案，结合自己五十年的临床实践经验，编写出了《脉诀八十三条》。该书内容丰富，辨证清晰。而且具有语言通俗，歌诀押韵，易诵易记等特点，不失为国医后学者的优良教材。

我因多年执西医以为业，对国医知之寥寥，且受文化水平所限，实难准确阐述老先生著述之精髓。然而，对于刘老先生这种皓首穷经、笔耕不辍，殚精竭虑地继承和光大祖国传统医学的可贵精神，表示由衷的敬佩！权以为序。

魏店地区卫生所　牛耀华

一九六六年十月五日

# 序 二

余性愚钝，然喜读医书，愧读之无几且仅及皮毛。虽自祖至余，行医四世，而均未曾经名师指点。余每遇精微奥妙之处，便扶墙扪壁，感难而退。虽添为医务人员，在救死扶伤中深感技不从心。

今于一九六六年（即农历丙午）夏季，因患病来到魏店地区卫生所，求名医刘翁源泉诊治，不日幸获大效。更甚者，住院期间，刘翁不辞劳苦，给予谆谆教诲，深感"不经名师如隔万重山"。拜读刘翁所著《脉理定义》手稿，情不自禁并不揣冒昧地附赘一序。

《脉理辨别八十三条》是临床经验之脉案，是审病、识症、方证一效如桴鼓之医案。是发掘祖国医学遗产的宝贵经验，是望、闻、问、切四诊中，最神奇之一诊也。

刘翁之脉辨，条理分明，经验充足，脉症应验，色脉相合，药到病除。据干属之称，脉辨之论，治病真如探囊取物之妙。如中风、伤风、感风、冒风，是分分明明之辨别，不但记诵方便，审病确实，识症神验。特别是在脉之六部、九候三才、病机、阴阳、脏腑、妇科分类等方面，都是既有六经之纲，又有症状之分。无一不是参透病理之志，就是经验之谈。愿同道者，熟读领会，指下常练，才知其味玄中之玄、妙中之妙，以免不误人云尔，是为序。

陈建邦
一九六六年丙午夏五月

# 自　序

　　脉有浮沉迟数者，脉之纲领也，而亦曰四大脉法，为切脉之旨，而又曰脉之正宗也。所以为纲领、正宗之称，而诸说纷乱，终莫如遵于《脉经》之旨，而为要也。至于病者，亦有纲领，虚实寒热也。如在切脉之时，能分析沉浮迟数之分明，而自然能了解病情之虚实寒热之变，表虚里实之因，表实里虚之由。能理解脉之变化，而亦能了解病之情况。在脉理方面，更要一症一脉地详细分析。一症有一脉之别，万病有万候之分。症候不同，脉病相符。而为医者，虽不在上工之列，而不离于中工矣。

　　余在幼年攻书时，喜按他人之脉。初按之时，则不知其何而为浮，何而为沉。久按之，而一人与一人之脉不同，而不知其何所然也。至十五六岁时，窃得余父之《脉诀举要》而读之。父曰："未入其门，不知医之理。先读《脉诀》，是未浅而先深，未近而先远，岂能为也，其不愚哉！"即给余讲以脉理辨别之奥妙，深远之为也。余想，欲为良医，必明脉理。如不明脉理之奥妙者，则不得为良医也。既长，喜读脉书，爱按人之脉象。辨别浮沉迟数之不同的脉象。以在临床诊断上，就能摸索出是浮是沉，而能得到脉症相合的正规诊断和对症的治疗。

　　依据多年不一定正确的经验和并不完整的记载，亦不详细地录写了脉理辨别八十三条。在这八十三条的说明中，而有正脉、正病，亦有兼脉、兼症。有脉紧而兼急疾者，有浮而兼虚散者，有迟而涩濡者，有沉而兼伏者。如在兼病中，有腹疼而头疼者，有中风而腹疼者，有失眠而惊悸者。种种症状和脉象，而有千变万化之形，而不止于数次而已。

　　余性钝多忘，文化水平有限，因而记的不多。在脉理上，可能有许多不正确的语句，故一直未能写出，恐有识者而哂焉。现发扬敢说、敢做、敢干的精神，将我一生在临床上所经验的脉法，一条一例的写出来，以供同道者参考。或许这些脉法与其他脉书相较，有些许之不同。不同之处，有自我祖先相传下来的，有我从实践经验中得来的，亦有从脉书上体会而得的。总之，这些脉理的正确与不正确，须得医道同仁在实践中验证、辨析，去伪存真，亦请各位同仁批评指正欤。

刘源泉

一九六六年八月八日

# 凡　　例

　　本部分之名曰《脉理定义》者，是从各方面而取之。曰定义，而其实曰：定与不定之间，实未确定。这个书名，但若经过大家的研究讨论，看是方可，才能称为"定义"。如不方可，另定名称。否则，自大骄傲现象而不可免矣。

　　本部分条例内，四字一句者，是余仿照《脉诀》的四言举要而写的，其体裁如此，而语句大大的有所不同也。四言举要者，是先贤李濒湖所撰，字少而明简。余之所写，字多而言繁冗。有在一句之语，而分两个句子的。有把两个句子，而为减少字数而作为一句念的。读者必须注意焉。

　　本部分之宗旨是从王叔和的《脉经》而悟出的，又结合了人民群众总结的实践经验。这些实践经验中，亦包括余祖上代代相传下来的经验和余自身的经验。一并汇集成册，以便于学习。

　　本部分条例，一共有八十几条。每一条内四字句的，多的有四五十句的，少的有三四十句的。每一段句子的后面，赘以简要的解释。这些解释，是对前边的句子的说明。学者宜前后结合，对照而看。

# 一、脉理歌诀及注解

## （一）浮沉迟数四大纲领诀

浮脉轻浮皮面中，浑如侧耳听松风。却非洪大疑为散，表病能分脉理通。

沉脉刚柔底部中，较来微弱不相同。实为有力虚无力，数热迟寒一理通。

迟脉迟来状若何？二三一息至无多。知非缓涩偏为慢，表里寒侵气不和。

数脉应知至数多，中间起落两头拖。紧弹促止休相似，见在浮沉热不讹。

## （二）虚实洪缓四脉相兼诀

虚脉形之实不同，按来应指豁然空。可怜芤弱①差相似，阴损阳虚在个中。

实脉形虚却不同，浮沉有力又长洪。微弦应指还愊②愊，热郁偏阳便不通。

洪脉来盛去却衰，大而无力又非宜。阴阳偏胜虚伤血，相火炎炎热病却。

缓脉缘何可使知，诊来四至最相宜。从容应指精神健，无病和平协四时。

此为浮沉迟数，虚实洪缓八脉大法之间，而有变、有似，似是似非。在疑似之中，难以决定脉象者，则以兼脉而论。如浮而有力为洪。异浮，而似浮者，为散。若有表无里，异浮，而似浮者，但表而浮，曰表浮。谓之曰浮，病在表。表虚之人，脉常浮，而大无力。如表里皆虚之人，脉浮大有力，而兼热者也，却与洪大而散不同。

沉脉按至筋骨之间，乃得而为沉。沉则内刚外柔，必须按至底部，乃能明其至数，自有与微弱者不同处。软而沉细，重按乃得，举手则无，异沉而似沉。以微脉而言，微脉极沉而软，按之欲绝，若有若无，异沉而似沉。沉而有力为实，无力为虚；沉数为里热，沉迟为里寒。沉与微弱者不同。

迟脉一吸一呼，二至三至为迟，则无多至者也。缓涩不同形，而偏慢。来则小驶，于迟则为缓。迟者徐行之状，从容不迫之象，异迟而似迟。经云"涩脉细而迟"，往来难，短而散，或一止复来，似迟非迟。经云"迟脉一息三至，去来极慢"。迟浮表寒，迟沉里寒。

数脉一息六至，七至八至，均为数脉。数者，紧促急疾之象。如线从两头拖来，隐隐未停之形，而中间又起之貌，可是与促急紧疾者之不同。紧急脉来往数，此起此落，在左右皆弹人手，两头而拖之状，异数而似数。促疾之脉，来去数，时一止而复来，异数而似数。数浮表热，数沉里热。

---

注释：①芤弱：芤，音"kōu"，古书上指葱。芤弱，微弱之意。

②愊：音"bì"，郁结；堵塞。

### （三）浮沉迟数四脉主病诀

浮脉主表，有力表实，无力表虚。浮迟中风，浮数风热，浮紧风寒，浮缓风湿，浮虚伤暑，浮芤失血，浮散劳极，浮洪虚热。

沉脉主里，有力里实，无力里虚。沉则为气，又主水积。沉迟痼冷，沉数内热，沉滑痰病，沉滞食停，沉涩气郁，沉数寒弱，沉缓湿寒，沉紧冷疼，沉牢冷积。

迟脉为脏，三至为迟。有力为缓，迟胜为败。迟浮而软，无力为涩。有止为结，有力冷疼，无力虚寒。浮迟表寒，迟沉里寒，迟涩为濡，迟涩一至，其命必止。

数脉为腑，有力实火，无力虚火。浮数表热，沉数里热。气口实数，肺痈脓血。人迎虚数，肺痿必劫。数而弦急，为紧为疾。流利而滑，数而有止。为促为结，寸尺不数，关数为动。若小数散，必然殒命。

此为浮沉迟数脉之纲领，和诊脉之主要关键。大凡为医者，必能掌握此四脉之正脉和兼脉之辨别。如浮脉，浮为正脉，而涩为兼脉，而浮濡为兼脉，数为兼脉，紧为兼脉，虚为兼脉，迟为兼脉，芤为兼脉，缓为兼脉，散为兼脉，洪为兼脉。此所谓一脉之中，而有兼脉八种。如在四脉之中，各有兼脉八种，共四八三十二种脉法。如正脉者，三十六种各兼四种，共一百四十四种。何况而有兼脉之多者乎！有兼七八种的，有兼五六种的，有兼三四种的，凡脉无有不兼者也。此所谓"脉无不兼者"，正谓此也。脉之无形而有形，有象而无象。但在有形有象之间，而加详细分析出二十八道脉法来，再加奇经八脉，而推测病情。在这其中，以正脉为本，兼脉为标，标本结合，而诊断疾病。虽然不能明了病情，而以在临床上，以望闻问切之法审之，为医者则思过半矣。

### （四）诊脉浮中沉三法

浮者，初按指排于皮肤之上，轻手按之便得，曰浮。此为寒邪初侵，入于足太阳膀胱经者，病在表之标。因而以浮按之而诊，能得其病虚实。如重手按之，而为不得其法，而反得其不足者也。但在伤风感冒发热者，宜浮诊。凡诊百脉之病者，必先以浮而取之也。

中者，重按之于皮肤之间乃得其位。如浮不可得其实者，便以中取之，便得其实。如再重者，反得其不足之脉也。如病在半表半里者，为得其法。一从乎本，一从乎里，不从乎表，不从乎标。《内经》取乎，从中见之症也。但如此而不独伤寒、伤风、感冒、发热。寒热往来证，犹宜于此脉也。但凡百脉之病，先浮而后中取之也。

沉者，重于下而沉也。以手重按之而至筋骨之间，皮肤肌肉之下乃得。其脉沉，脉有力无力，以分辨虚实热寒之不同，属阳属阴之有异。而虚实寒热，而尽属于里者也。

经曰："发热恶寒发于阳也，无热恶寒者发于阴。"但在沉脉取之者，必须重手按至皮肉之下，筋骨之间者，乃为沉。万勿以浮而为沉，中取之而不为也。如浮而为沉者，是指未到而心先到也。此所谓不正确的诊脉法也。

脉之奥妙，人所尽知之。以古人之言而说，得其奥妙者，四五人而已。虽然如此，一家和一家的说法理解上不同。有的不取其浮中沉之形象，而只以寸关尺三部定病之虚实寒热之疾乎。有的重于人迎而轻于气口；或轻于人迎而重于气口；或者只说奇经八脉而不说浮沉迟数之纲领也。所以各有各家经验，而遵其使然也。

脉之阴阳各有其所因。以部位而言，寸脉为阳，尺脉为阴，关脉在中。阴阳两分，关前为阳，关后为阴。又云关者，在寸尺中间，骨罅①之中，前三分为阳，后三分为阴，关为阴阳之界限也。既然，寸阳而尺阴，关则何所为也。

又以两手而言，左为阳，右为阴，左主心肝肾之位，右主肺脾命之位。如以脏腑而言，左三脉而有阴阳也，右三脉亦有阴阳也。人之五脏六腑，一属于阴，一属于阳。所以五脏之中有阴阳，而六腑之中亦有阴阳也。

凡脉有二十八道，再加之奇经八脉，共三十六道脉法。以一道之中，以详细分析，亦有阴阳也。如四大纲领之脉中，而浮脉属阳，沉脉属阴，迟脉属阴，数脉属阳。以总的来说，是半属于阴，半属于阳。而有阳中之阳者，亦有阴中之阴者。此所谓脉法之中，而分出阴阳者也。

### （五）谈医脉深远难明诀

大哉医道，至深至远。难规其边，难探其源。其理至微，其妙难测。临阵磨刀，心机灵巧。药力之妙，要得其窍。欲明其症，必证其名。欲行治法，必察六经。未得其生，先顾其死。一望而知，医家密旨。闻而知之，和缓复至。问而知之，不失其旨。切而知之，独巧之事。对症用药，医家之识。用药如兵，战胜疾病。如若不胜，未明其症。心灵不到，手巧不敏。还要复诊，再诊再问。分析细辨，必要分明。实则必泻，虚则补因。内因外因，不内外因。要察七情，必识六淫。欲明岁气，南北二政。客主之气，盛衰分明。五脏必察，六腑细诊。山有南北，水分阳阴。地俗用药，必察其情。一县之医，其气易量。一省之医，其地难测。一国之医，必分南北。用药不同，风湿原则。温带热带，其理必测。欲明山水，不失大规。岁气寒暄，人体强衰。老少必分，肥瘦要明。各经各症，问明再诊。诊脉之法，左右必分。左为人迎，右为气口。左心肝肾，右肺脾命。寸关尺位，高骨之根。明了六部，再分九候。上以候天，中以候人，下以候地。上中下定，三才细分。内中外症，详细审清。分清九候，再谈病机。三候三法，九候九机。二九一八，再细分析。更有奇经，八脉详细。百病百脉，万症万候。分析不清，诊断不透。欲明脉理，指下常授。临床之时，决定证候。若能如此，病势参透。八纲四脉，临时口授。

此一段，谈医诊脉之际。而第一要心静，身静，目静，耳静，手静。如手不静，而乱抓乱动者，则不得其脉之真理也。耳不静，而听别人之言，或听乱响乱动之物与声，而不能得其脉之阴中之有阳，而阳中之有阴也。目不静，而斜视他物，或斜视他人所作之物。而斜视则不能得其脉之精微，而难分出浮沉迟数之脉定理也。身不静，而乱摇乱动，或一手抓物，与人争论。不定，则不能得其脉之有力无力，不能分出虚实寒热之大端也。心不静，而胡思乱想，而不考虑脉症之相符与不相符，色脉相合与不相合，考虑其他问题而已。将脉症之浮沉轻重，而一概未觉，而不得其脉之大纲，六部九候之某盛某衰。虚实未

注释：①罅：音"xià"，缝隙，裂缝。

觉，强弱未分，老少未变。更而忘形者，而审症诊脉之际，而似睡觉者，亦有之矣。

此在为医者，而谨慎戒之哉！而不犯任何一条，如若犯一条，对病人浪费资财，于病而不顶事。此所谓，轻视人命，草率诊断。而不利于己，何况利于病人乎！在为医者，至要之事，而更要注意忌之也。

# 二、八十三条脉法

## (一) 中风

中风之脉，阳浮阴弱。邪在六经，或弦而数。自汗脉缓，法当中风。若是浮濡，是为冒风。鼻塞声重，是为伤风。浮缓则吉，急实则忌。浮大者吉，沉细损命。浮滑中痰，沉迟中气。入腑身温，入脏身冷。风伤于气，脉浮有汗。

凡中风之脉，而无有不大者。如阳脉浮，而阴脉弱小者，为中风之顺症，治之易愈。如浮弦而数者，此为风邪传入六经，而治之不易之症。如脉浮缓而沉迟，自汗不止，此中风，而先中于气也。如脉浮而濡者，而为之冒风，而不为中风也。如六脉平和，而少有鼻塞、声重者，是伤风。但在中风，重于冒风。冒风，重于伤风。更有感风者也，所以中者而风中与人，而人不知也，感者而其人知之者也，一曰感觉也。

## (二) 中寒

中寒之脉，虚而细微，阴阳俱盛，洪大无益。浮而且紧，是为夹风，法当无汗，有汗伤命。若兼浮弦，昏眩不仁。微细无力，沉伏而竭。寸不及关，阳虚阴竭。尺不及关，阴虚阳竭。急当温补，表散命殁。亦有寒邪，直中阴经。四肢冰冷，面色黧青。脉沉欲绝，急用辛温。若服风药，命必归阴。

凡中寒之脉，而宜细微，忌浮大洪散。如阴阳俱盛者，而犹可治。如阴浮而不止关者，不可治也。若脉浮而有紧象者，是为风寒两伤，不应有汗。如大汗不止，而气息喘急，为难治之疴。若中寒而脉浮弦，其人眩晕不仁，勿治风，而治其寒也。亦有寒邪，不从阳经传来，而直中阴经来者，脉沉细欲绝，急宜辛温之品而治，万勿以消表散之药治之也。

## (三) 伤暑

伤暑之脉，虚而濡细，或浮或散，或隐不见，虚象使然。暑伤于气，其脉弦细。虚芤头疼，烦躁不安，身如针刺，自汗常流，咳嗽不止，身乏倦怠，是为中暑。浮而代散，鼻衄难瘥。脉虚身热，伤暑可竭。虚浮而大，暑风可怕。

凡伤暑之脉，虚而微细者。或浮而散大，必兼风脉，必费调理。或隐而不见，劳伤过度，虚极使然。若浮弦而细，暑伤于气，急宜清暑益气法为宗旨。若虚浮而芤，烦躁不安，必有暑气荼于血分，必先咳嗽，而后鼻中衄血。如脉浮而代散，不咳嗽而衄血，身乏无力，倦怠至极者，而暑伤于气，而侵及于血分。气血虚而被伤之重者，其脉浮细弦，而沉取则不足也。

## (四) 中湿

中湿之脉，濡而且缓。若见沉小，入里必然。沉涩在里，浮缓为表。或浮而弦，风湿相抟。伤湿濡细，湿热缓大。中湿脉浮，身热疼痛。浮濡相兼，风湿必应。涩细濡缓，皆是湿脉，可得而断。湿胜于风，无浮有沉。风胜于湿，有浮无沉。风湿有寒，沉紧必然。

凡中湿之脉，濡细。而伤湿之脉，亦濡细。而有兼热、兼寒之者，脉必沉细而紧。如沉小者，湿必入于里也。若脉沉涩者，仍入于里也。如脉浮而濡缓，湿伤于表也。如有风、有湿，风湿相抟者，脉必浮大而弦，沉细而弦。若脉浮大者，湿与热而结合也。中湿者，脉浮而濡涩，身发热而疼痛不止。若浮而濡涩者，风湿之脉。兼寒、兼热之不同，体虚、体实之各异。此所谓，虚实各有分别，寒能起变化。虚久而能生热，寒久而亦化热。热久体虚，虚久生热，热久生风，风热而相抟，亦伤气血。血及伤而亏，气被伤而损，风湿不易愈乎。

## （五）火症

火症之脉，虚火浮数，实火洪大。随其所见，细数者凶，洪数为吉。微弱无神，根本脱离。浮而洪数，则为虚火。沉而实大，则为实火。骨蒸热劳，数而虚大。热而涩小，必损其躯。如汗如咳，非药可愈。内伤外感，详细分析。

凡火症之脉，而宜洪数、洪大，而不宜细数、微弱。洪数则吉，小数则凶。忌微细无力，喜洪数有力。虚则浮数，实则沉数。如若骨蒸热劳之发热，与火症之热不同。骨蒸劳热，两手心热，手背不热。而一般热症，手心手背皆热。热至天明，而少有减轻，不一小时，而复热者。劳伤发热，发热以至下午六时而作，以交亥子而不发热者，天天如此。但火症有发热者，有不发热者，而更有发冷者。此等之症状，以脉象、舌色，一定其症，而不从乎其形而已矣。

## （六）发热

发热之脉，洪盛有力。阳实阴虚，下之则愈。虚热之脉，虚得补气。外感人迎，内伤气口。诊其紧盛，以决症候。昼热气病，夜热血病。有时热止，是在经络。邪气深陷，昼少夜多。若血室热，泻血可决。脉得虚实，以决症候。

凡发热之病，而有虚实之不同。但脉洪大有力者，为实；浮大而无力者，为虚。实则可泻，虚则宜补。如人迎紧盛，为外感发热；气口紧甚，内伤发热。白天发热者，热在气分也；夜间发热者，热在血分也。而发热时发时止者，是热在经络也。若白天发热少，而夜间发热多者，邪气深入，而不能达于表也。但血室有热者，昼静而夜甚，发狂而谵语。阳脉洪大，阴脉浮躁而虚，可为虚燥之极也。

## （七）内伤

内伤之脉，种类繁多。劳倦伤脾，其脉虚弱。自汗脉躁，死不可却。寸口脉紧，胃有宿食。劳役豁大，胃气必损。若是损久，脉隐难寻。内伤饮食，其脉滑疾，而且伏沉。右寸气口，脉急大数，时一代涩，饮食失节。右关脉弱，劳动过甚。右关沉滑，宿食不化。阳脉实紧，胃中积冷。脾阴若伤，胃阳不和，两关滑小，水气相槽。

凡内伤之脉，繁而且多。不能一例一条的写出，只不多的几条而已。至于内伤病状，而更多，余在此不举。而劳倦伤脾者，而脉虚浮，而弱无力。如自汗，脉虚而浮躁，法当不治，而为中气告绝，至死而不可却也。如寸口脉紧甚者，胃中有宿食不化。但劳动过重者，其脉而有豁大之形，久而久之，胃气必损，其脉隐而不显，难寻者也。但内伤饮食之脉，不但滑疾，而且伏而沉。若右寸脉急大而数，时一代涩者，饮食失节也。右关脉弱小而无力者，是劳役过度，而伤其中也。若沉滑者，宿食不化也。若阳脉实而紧，阴脉虚而濡，胃气必滞，食物必积。若两关滑而沉小者，胃中停水也。

## （八）中食

中食之脉，气口紧盛。其状若何，忽然逆厥，昏迷不醒，肢体不举。此因太饱，形如中风。缘何而成？受寒之因，或怒气滞，内伤至重。中气中食，胸膈壅塞，脉必紧大，形似中风，脉象不同。中食宜吐，中气宜行。各随其症，治之易愈。若是年老，馆粲急备。

凡中食中气，与中风形状相似，但脉不相同。但中食之脉，气口脉大紧而盛。是胃气弱，而不能胜于谷气也。谷气强，胃中之气不胜于谷气，而胃气滞，滞而不行，则气拥塞。再加外来之气，而以触犯，忽然暴仆倒，而如中风之状，但无鼻鼾之声。急用行气驱吐之品，撬口而服，即愈。若年龄高寿之人，亦气以拥塞，而殁者也。

## （九）胃气

胃气之脉，右关常旺，左关常弱。若是相反，饮食失节。当宜调理，不宜克伐。胃属阳土，脾属阴土。胃阳脾阴，常宜温燥，不宜湿侵。胃主纳食，脾主消化。当分阴阳，有余不足。脉若沉迟，胃脘停食。右关沉紧，胃有积冷。关脉沉滑，停水可嗟。右关沉滞，或浮而涩，水气相结，十病九衰。

凡胃气之脉，若右关脉常旺为顺。是右关脉者，脾胃之部位也。是属于中州之土，土生万物，是乃常旺者为吉。左关脉常弱为顺，所以左关者，肝之部位也。是木之所属也，土木相乘，而不相克。所以常弱者，木不克土，土不受制于木。所以土旺，则右关脉旺。旺则胃强，强则脾自能消化。所以胃强能食，脾强快化，而曰胃主纳食，脾主消化者也。若是相反者，食必伤胃，而木旺土衰之证脉见矣。如右关脉沉而迟者，胃有停食。如沉而紧者，胃有冷食积滞也。如右关脉沉滞而浮涩者，水气相结于胃。所以十人病，九人衰者也，说明了不宜好者也。

## （十）六郁

郁症之脉，皆沉是然。血郁脉芤，气郁脉涩，湿郁脉缓，热郁数极，痰郁弦滑，食郁沉紧，理固是然。郁甚则滞，或结代促。在上见寸，在中见关，在下见尺，左右皆然。郁脉沉滞，积脉弦坚，若能分析，治之易然。若是牢坚，有块见焉，气块跳动，血块硬坚。

凡郁症之脉，而分为六种，脉象而易辨别。又有六郁之形症，各随其脉而变之也。若血郁者，脉必芤。而或腹中有块，以手摸之，而坚硬如石者，血块也。或有隐而不见者也。若气郁者，脉必涩。而腹中有块，或一条挺硬，以手按之，而随气跳动。或有隐而不见者也。若湿郁者，脉必沉而缓。如郁于四肢，而手足木仁而痒。郁于胃，而嗳气吞酸等症。在上则见寸，脉或促或结；在中则见关，脉促结；在下则见尺，脉促结，而两手相同。若是弦坚，是积滞，非郁脉。若是牢坚，而必有郁结成块之疾，形状而显矣。

## （十一）气滞

诸气之脉，按之皆沉。指下如一，便知是气。沉极则伏，涩弱难治。沉滑相抟，气兼痰滞。若是伏绝，其病不治。肝脉弦结，势必硬化。肺气之滞，其症可怕。

凡气滞之脉，而六部皆沉，内候甚于外候，中候伏而不见。沉极而伏，何况六部九候哉。如沉涩而弱小者，难治。若沉而滑，二脉相抟者，气滞而有痰也。若肝脉结者，肝有硬化之势，则不可治矣。若肺气滞，而脉不结者，虽可怕而犹可治。

## （十二）痰症

痰脉双弦，寒饮偏弦。溢饮肺饮，但滑不弦。苦喘短气，脉沉而弦。悬饮内疼，浮而细滑，皆为伤饮。偏弦为饮，或沉而弦，或结或伏，痰饮中端。脉若濡涩，必费调理。痰脉弦滑，沉弦细滑，大小不匀，痰如白沫，必兼冒风。

凡痰症之脉，而两手皆是弦滑之象。而寒饮之脉，则偏弦而沉细。至于溢饮、肺饮，滑而不弦。痰有泡状之形，但苦喘、短气者，脉见沉弦。但痰多而内疼者，是悬饮，脉浮细而滑也。若伤饮者，动作气喘，而如拽锯之声者，但痰饮脉弦而不滑。若兼沉滑，或结或伏，必有兼症也。如痰如白沫，而无水泡，必兼新感风寒而使然也，其脉浮弦滑数，而不沉弦。如浮滑而代散者，命必殁矣。

## （十三）咳嗽

咳嗽之脉，多浮而濡，此等易治。沉伏而紧，死期将至。浮濡则吉，沉伏而凶。脉浮为风，紧则是寒，脉数为热，细则湿然。房劳而涩，其嗽难痊。右关微濡，湿伤脾然。左关弦短，肝衰疲倦。浮短肺伤，法当咳嗽。五脏之嗽，当诊本部。浮紧虚寒，沉数实热，洪滑多痰，弦涩少血。形盛脉细，不足一息。沉小伏匿，皆是死脉。唯有浮大，咳者必生。当审其病，再观其形，欲行治法，老少必分。

凡咳嗽之脉，浮而濡者易治，沉伏而紧者难疗。浮濡则吉，沉而伏者大凶。但在脉之浮紧、细数，而分风、寒、湿、热之因。而但脉涩者，当为房劳，是阴虚之咳嗽，而难治。如不发热而有痰者，可治。若干嗽、发热、无痰者，不可治。但此一段脉法、病症，而且繁多。不能一类一条的写出，而只能写出重要几条。例如浮紧虚寒，沉数实热，洪滑多痰。再不赘冗言矣。

## （十四）喘急

喘急之脉，浮滑是顺。喘息抬肩，沉涩肢冷，切为逆症。浮滑为吉，沉迟是凶。肺胀停水，脉沉喘急。气逆塞胸，脉必浮短。沉而实滑，身温易愈。身冷脉浮，迟涩难医。浮迟亦吉，急数不宜。脉滑而疾，手足温生。若是短涩，手足冷死。浮滑而生，短涩者死。急死缓生，数急亦死。唇发绀色，心跳气促，脉若浮结，心肺欲绝。如若不死，心脏风湿，养心利湿。

凡喘急之脉者，宜浮滑，忌沉涩。四肢温者顺，四肢冷者逆症也。若肺胀而停水者，脉沉而喘急也。若气逆而塞胸者，脉浮短，或浮涩也。若沉而滑实，身温者易愈。若浮而迟涩者难疗，身冷者亦如之。若浮迟者宜，急数者忌。若唇发绀色，心跳气促，脉若浮结者，或结而代散者，心肺将绝也，必死。若是心脏风湿，气促，虽可支持时日，终归冥路。

## （十五）哮呛

哮呛之脉，大抵脉浮。浮而易治，滑则且生。微细而涩，岐黄没医。浮滑者宜，细涩则忌。

凡哮呛、喘息、吼气，此等病，形状大同而小异，脉象少有不同。但详细分析则各有定例如哮呛、哮吼、哮喘大抵宜浮滑，忌沉涩细迟微结，若是沉迟而短涩者结代散，而无神者岐黄再世仓公复生无能为也。

## （十六）疟疾

疟脉自弦，弦迟多寒，弦数多热，代散难治。弦数多热，宜发其汗；或弦而迟，宜温其寒；弦而紧实，下之则安；弦而虚细，补之自瘥。弦短多食，弦滑多痰，实大宜吐，迟缓自安。久疟脉虚，补正救偏。

凡疟脉自弦者，寒热之虐，而均有弦脉也，忌代散之脉也。但代而不散者，亦可治。若散而不代者，不可治矣。但属热者，弦数；属于寒者，弦迟。此所谓"弦数者多热，弦迟者多寒"也。而亦有寒热交杂者，或弦而迟，或弦而紧实者也。或弦短者，胃有宿食也。弦而滑者，有湿痰也。如久疟者，脉必虚，宜补正救偏法之施治也。疟疾之脉，得迟缓自愈。

## （十七）霍乱

霍乱之脉，代结勿讶。舌卷囊缩，厥伏可嗟。浮大易生，微迟者凶。关脉滑急，霍乱必然。滑而不匀，必是难瘥。滑数而呕，代者凶然。微滑则生，涩微凶断。脉微而数，或代而散，或隐或伏，或大而虚，或结或促，皆不可断，乱则死脉，代散难安。

凡霍乱之脉者，以浮大为顺，微迟为逆。如有代结之脉者，勿惊而讶，乱症多见此脉。若舌卷囊缩，而脉伏，手足厥逆者，可嗟吁哉！但关脉滑急者，必乱症也。以意取之，霍者大也，乱者不整之貌，而大小不一，纵横胡乱之也。微滑而不乱者生，涩而乱数者凶。但脉微而数，或代而散，或隐伏不见，或大虚而无力者，或结促而不整者，皆难治之脉。如乱而似滑不滑，似浮非浮，似是而非者，皆不易治之也。

## （十八）泄泻

泄泻之脉，缓小时结，此脉则生。若是浮大，遇此乃凶。洪大为逆，小结而顺。泻而脱血，脉实难治。泻脉多沉，风泻则浮，寒泻则沉，伤暑沉微，伤湿沉缓。泻脉自沉，沉迟寒侵，沉数火热，沉滑虚脱。暑湿缓弱，多在夏日。微小而生，浮弦死别。便烧肛门，亦是火热。脉沉而数，泻如注水。腹响不歇，脉多沉滑。此为秘诀：口开眼张，急需收脱。若口鼻冷，脉细微弱，利水止泻，祖传妙诀。

凡泄泻之脉者，缓小为吉，如浮大而洪数者为逆，若小结者亦吉。然泻脉多沉，如风泻，而脉多浮；寒泻，脉沉；暑泻，脉沉微；湿泻，脉沉缓。若沉迟，是寒侵；沉数，火热而大渴不止。若沉滑者，有虚脱之象，而有暴死之别。如暑湿所伤，脉必缓弱而小微，此脉多在夏月。暑湿之候，如泻出物而烧肛门者，亦火热也，脉必沉数。泻如水注，而腹中肠鸣不歇，脉多沉滑者，水泻也。如眼开口张，急需收脱。若口鼻气冷，脉细微弱者，急欲利水止泻，兼顾脾肾两脏。如尽止泻，则不济事矣。此治泄泻之秘诀也。

## (十九) 痢疾

痢脉多滑，按之虚绝。迟微无阴，下痢逆冷。涩则少血，厥寒为甚。沉细则生，洪弦死决。身热脉大，死者当别。脉微弱数，其痢自止，虽热不死。脉数急大，热甚亦死。脉滑而细，不治自愈。便下纯血，痢疾之忌。《内经》飧泄，为今下痢。

凡痢疾之脉，而滑者顺，亦为沉细者之基。滑则沉，而细涩则少血，血少而涩迟，迟则厥寒，而为甚也。脉洪弦数而急者，痢疾之大忌。最怕身热脉大、而便纯血者，死。但脉微弱而小数，痢疾虽便血脓，而不治自愈。《内经》曰"痢无止法，痢无补法"。所以而善者，清一分之热，而行二分之滞也。而不善治者，先以收涩之药治之者，则其痢不止，而反有腹疼下坠之势出矣，而又延其痢之时期也。当为医者戒之哉！欲行收涩之品，非虚、非寒者不可也。

## (二十) 积聚

积聚之脉，沉伏附骨。肝积脉弦，心积脉芤，肾沉滑急，脾实且长，肺浮喘卒。实弦者良，虚弱则死。脏腑阴阳，五积属阴，六聚属阳。脉宜沉实，不宜虚弱。积脉沉细，按之附骨。聚脉浮动，按之带结。癥瘕之脉，下条分别。积聚癥瘕，两般沉疴。

凡积聚之脉，以两种分别：积属阴而郁，聚属阳而滞。一郁、一滞，所以脉分两诊法，而其实是一种疾病。积脉沉，而按之附骨者，以沉而取之也。积者，有在于气分者，有积在于血分者也。聚有在于气分者，亦有在于血分者也。宜弦芤、沉滑、急实、长浮，此几种脉诊之，则知积在何脏、何腑，聚在何脏、何腑，以便知端细之疾。宜沉实有力、弦而且长之脉，忌虚弱无力之脉。但脉沉细而为积症，而脉按之浮动者则为聚症矣。必须注意学习。

## (二十一) 癥瘕

癥瘕之脉，下指多弦。弦急而紧，其疾必然。瘕脉弦细，癥脉牢坚。其动苦痛，其形憔悴。切脉之法，一一记下。癥属于血，瘕属于气。癥则破血，瘕则行气。

凡癥瘕之脉者，下指而多弦。急而紧弦，则气血结，而必急紧则而疼。弦则跳动，而紧则不动，而疼。以手按之而动者，血分之气所结也。如按之不动，而疼者，淤血所滞而成也。以总的来说，非血不成癥，非气不成瘕也。但癥脉牢而坚，而瘕脉弦而细。其苦动痛，其形也憔悴瘦弱，面色无荣者也。怕动作者，必其斯疾也。

## (二十二) 呕吐

呕吐之脉，多浮而弦。外感风寒，按之浮紧；内伤饮食，按之沉紧。胃寒沉涩，胃热浮大，胃虚沉细，各视所因。但怕干呕，其症最凶。治之法则，平肝扶胃。

凡呕吐之脉者，浮而多弦。浮则为风，风动肝木，而木侮土则呕吐。若外感风寒者，而脉浮紧；若内伤饮食者，而脉沉紧。若胃寒者，脉沉涩；而胃热者，脉必浮大；如胃虚者，脉必沉细也。但是干呕而无物者，必难治矣。如有中毒而干呕者，必须大量喝水，而旋喝旋吐，吐尽乃愈。但其脉浮细欲绝，头汗如油者也。

## (二十三) 反胃噎膈

反胃之脉，浮滑者吉。沉数细涩，结代则死。浮缓而生，沉涩者死。脉涩而小，阴血不足；脉大而弱，阳气无余。尺涩寸紧，噎膈反胃。趺阳脉浮，按之而涩。浮则为虚，涩则伤脾。脉弦主虚，胃气无余。阳脉而紧，阴脉而数，食已即吐。大便秘结，寸口细数。数则为热，细则为寒。寒热相持，则为呕吐。脉紧而数，滑则呕吐，大便燥涩，其症难治，又曰噎食。

凡噎膈反胃之脉者，宜浮滑、沉数、细涩。忌结代、浮涩、沉迟。浮缓亦吉，沉涩亦死。如脉涩而小者，阴血不足，而血不能养气者也。所以气无力则小，血不足而涩者也。若脉大而弱者，阳气之无余也。气之无余者，亦因阴血之不足，不能养气，则气无余。气无余，不能蒸发血液，则阴血愈不足。所以气无余，血不足，其病何能愈乎？但尺脉涩、寸脉紧，气虚则涩，血虚则紧。又曰，相反者也。

凡趺阳脉浮者，胃气脉浮而濡。趺阳者，胃脉也。而脉浮者，浮则为虚，涩则伤脾，是阳无余，而阴不足也。而脉弦主虚者，是胃气无余。胃者阳也，脾者阴也。但如阳脉紧，而阴脉数者，必呕吐也。但寸口脉细数者，数则为热，细则为寒，寒热相持，而呕吐也。所以噎膈有热、有寒也。

## (二十四) 呃逆咳嗽

呃逆咳嗽，其症不同，治法各异。脉法辨别，要细分析。脉浮而缓，治之易愈。弦急无力，按之不鼓，治之难愈。或结或促，脉微可治；脉代者死。右关脉弦，木乘土位，其疾难治。咳逆上气，脉散必死。其脉数大，火乘金位，浮缓乃宜，弦急者死。结代促微，其或难治，木火太旺，其症甚危。

凡咳逆，呃气之脉者，两相混合，而其症不同，其治法而各异。至于脉法辨别，而实难分析。二病合治，但在诊断时，须得注意。

但脉浮而缓者，在二症之中，皆易治之，是易愈之脉也。如二症若见弦急无力，按之而不鼓指者，在二症中皆难治之，是难愈之脉。在二症中，若见脉或结或促者，皆可治。若脉代者，右关弦者，是木乘土位，而不可治之也。如呃逆上气，结于上者、脉代者，必死。若脉散大者，是火乘金位，尤不治也。但浮缓之脉宜，呃逆弦急者死。或结而代，或促而微，二症若见此脉者，亦难治之也。若心肝二部之脉，洪大而有力，谓之木火太旺之脉，所以木生火，火旺克其肺金，木旺刑其胃土，土衰则胃关不通，胃液不能达于肺，而肺愈燥，气愈滞矣。

### (二十五) 嗳气

嗳气之脉，当审寸关，滑紧易治，弦急难痊。两寸弦滑，留饮胸间。脉若直横，胃口有积，食物噎滞，治之不易。脉若代结，其命必殁。

凡嗳气之脉者，当审寸关两部。如寸关脉滑紧者，而易治易愈。若关脉弦而急者，则难治之矣。所以在气分之有碍、无碍之分别也。如两手寸口脉弦滑者，必有留饮，而塞滞于胸间，所以碍气之不得畅也。但脉若直横，而不一致者，胃之上口有气而积也，若食物有噎，必须消导以痊，若以气治，则不效矣。

### (二十六) 嘈杂

嘈杂之脉，洪大是火，滑大多痰，弦细脾弱。肥厚之人，亦是痰火。火动痰生，二陈必可。如若心惊，左寸必涩。血少之疬，要合四物。瘦人多火，清热必病。

凡嘈杂之脉者，其症状不一，其脉象之有别也。如洪大者，是火郁于神经别络之络，而燎心源者也。如脉滑而大者，是多痰也。痰郁则嘈杂也。若脉弦细者，脾弱而不强也。而尊荣肥厚之人，而多痰火，火动则痰生，必以降痰为正治之法也。如嘈杂而心惊者，左寸脉涩，是血少之疬，所以血少而脉必涩者，宜养血之法为正治也。若体形消瘦之人，必须清热降火，滋阴补虚，以为正治之法也。

### (二十七) 水肿

水肿之脉，有阴有阳。其脉沉滞，其色青白。不喝而泻，小便色清。脉涩沉数，色赤面黄。屎燥尿赤，兼渴为阳。沉细必死，浮大无妨。肿胀之脉，洪大为吉，实细不良。沉微无力，岐黄无方。

凡水肿之脉者，有沉迟而滞，其面色青白，不喝而泻，小便色清者，为阴水也。但脉涩而沉数，色赤面黄，屎燥尿赤而口渴，而喝不泻者，为阳水也。二症脉，若沉细者，必不易治。但脉浮大者，则易治而易愈矣。又曰肿胀之脉，洪大而浮者吉，实细沉数无力者，不可治矣。

### (二十八) 肿胀

肿胀之脉，有水有气。气则当行，水则当利。行气利水，斯疾易愈。脉得诸沉，当责有水。身体全胀，洪大可治，沉细不良。腹大如鼓，名曰鼓胀。脉实大生，虚弱不良；脉浮大吉，沉细必亡。复作上气，行气无殃。浮肿浮滑，治疗可安。细微无力，终属难痊。水鼓之脉，多沉而伏，病属阳水，而兼阴症。其脉沉数，病属阴水，而兼阳症。阴水沉迟，阳水沉数。沉伏相持，名曰水症。阳虚阴实，水肿必生。详细分析，十全二生。

凡水鼓、气鼓、肿胀之脉，当分水气，而分治之可也。但病属于气者，以行气为先，利水次之。如病属于水者，以利水为先，行气次之。在脉象之别，若脉诸沉，即是水肿。肿胀之症，如浑身肿胀者，脉当洪大、有力者可治。若脉微细，而无力者，难疗。浑身不胀，腹大如鼓者，脉宜实大，忌虚弱沉细。但腹胀，而复上气，大逆喘促者，难疗。但若浮肿，而脉浮滑，其另列在后六十八条之中。但无属水肿之症，脉沉而兼伏，病属阳水，而兼阴症；若脉沉数，病属阴水，而兼阳症。而阴水沉迟，阳水沉数。此所谓脉得诸沉者也。若沉而非沉，似伏非伏，为之沉伏相抟者，名水症。阳虚而阴实也，水肿必生焉。又有心脏、肾脏之分别。但心属少阴，而属火，是为少阴之中而有阳也。肾属膀胱，又属水，是为太阳。肾脏与膀胱相连，而为之阳中有阴也。

## (二十九) 鼓胀

鼓胀之脉，最宜浮大，沉小乃凶。或盛而紧，或迟而滑，或浮而弦，或浮而数，皆胀脉也。浮大可疗，虚细难保。胀满脉弦，脾制于肝。洪数阳热，迟弱阴寒，浮为虚满，紧则中实。浮大者生，虚小危急。

凡鼓胀者，又曰"单腹胀"也。其脉宜浮大者吉，沉小者难痊。或盛紧，或迟滑，或浮弦，或浮数，皆是胀脉也。但单腹胀者，而多属于气，而少属于水者也。但浮大者易愈，虚细者难疗。而胀满脉弦者，脾受制于肝也。但脉洪数者，为阳热也；迟弱者为阴寒也；脉浮者为满，脉紧者为中实也。如虚满者，补之行气；中实者，泻之行气，为正治法也。

## (三十) 痨疾

痨疾之脉，发热而咳，骨蒸热劳，名肺结核。脉数而虚，身热涩小，必损其躯，咳嗽汗出，非药可愈。劳极谓虚，浮软微弱。土败双弦，火炎细数。痨疾脉数，或细而数。潮汗咳血，肉脱者殁。软微宜吉，细数必凶。气虚脉弦，血虚脉大。咳嗽吐血，其疾可怕。脉微而涩，微者气衰，涩者血衰。软缓微弱，四脉皆虚；细而兼数，气血俱虚；脉大而芤，血虚血脱；六脉弦大，劳损而虚。大而无力，阳衰易扶；数而无力，阴衰难愈。寸弱上损，浮大里枯；尺寸俱数，五劳之极。血虚左濡，气怯右推；左右微小，气血无余。男子久病，气口脉弱，终属不治，脉强则生。女人久病，人迎脉弱，终属没救，脉强可治。种种变脉，各样变症，神而明之，实难定论。

## (三十一) 肺结核

肺脏结核，与劳为邻。血虚气燥，最易损身。气分脉躁，血分数小。人迎脉濡，气口数紧。发热盗汗，有时身冷。脉实大生，虚躁则损。痰中带血，咳嗽亦甚。两腮发红，阴虚阳盛。不避房欲，必损生命。滋阴补虚，挽回生命。大概治法，青链适用。脉软为吉，细数损命。

凡痨疾之脉者，而复杂至极，形状繁多，最难分析明了。但在发热，每在下午之时者，为骨蒸热劳之发热也，其脉数而虚者也。如热而涩小者，则难治愈。如咳嗽汗出如油者，非草木之品能愈乎。而劳极者必虚，则有浮软微弱之脉也。但胃气已败，而不能食者，脉必双弦。如气灼①极而有虚火者，脉有细数之象也。脉数细而涩，潮汗咳血者，体瘦肉脱必殁。如脉软微无力，当可救治。但微者，而气必衰；涩者，血必衰。气虚脉弦，血虚者脉大也。若见软缓微弱，皆虚脉也。如细而数者，气血俱虚也。如脉大而芤者，血虚血脱也，必大量吐血也。若六脉弦大者，劳损而虚也。但大而无力者，气衰而可扶也；如数而无力者，血衰不可救也。血虚左濡，气虚右推。若左右微而细小者，气血无余也。此所谓男人久病，气口脉强则生，弱则死。女人久病，人迎脉强则生，弱则死。不但痨疾，而诸病皆然。

凡肺结核之脉症，与痨疾而相同，其治疗之法与痨疾无异。不过古今之病名而相称不同。所以与痨为邻者，即附于痨疾之后，以供学者的参考。

痨疾之脉，与肺结核之脉相同，而症状无异乎痨也。以总的来说，血分脉虚，气分脉燥。而血虚气燥来说，血虚则发热，气燥则咳嗽。发热咳嗽，而结核之症成矣。因而在脉象之辨别，在症状之分析，脉症与痨疾之相合，所以附于痨脉之后。因余在理论上，没有学过正规的肺结核理论，而只有在脉与症状上，都相似，故在痨疾之后写出来。此所谓面墙而定路也。可是在实践中，得到的经验为，治肺结核宜治痨疾之法治之者，亦有效焉。但是不一定正确，望同道者批评指正焉。

## (三十二) 失血

失血之脉，脉必见芤，缓小可喜，数大堪忧。蓄血在中，牢大却宜；沉涩而微，速愈者稀。若是吐血，脉宜沉小，实大难治，愈后不好。鼻中衄血，脉宜沉细；若是浮大，终属不愈。诸失血症，皆见芤脉。随其上下，以验所出。凡失血症，脉贵沉细。若脉洪大，后必难愈。三焦之腑，各有蓄血，预早诊断。左手三脉，若是芤大，失血可嗟，血虽未出，脉芤不佳。

凡失血之脉者，而最怕左手三脉，脉宜缓小，忌数大。若蓄在中者，牢大皆宜。如沉涩微者，当时速愈。如吐血者，脉宜沉小，若实而大者难疗；虽治愈，愈后不好，而又反复也。若鼻中衄血者，脉宜沉细；如浮大者，后必不愈。诸失血症，皆有芤脉。如在上下九窍出血者，以验所出之血色，如鲜红者易治；黑红者瘀血也，难治。如屋漏水，败血水者，不治。大凡失血者，脉宜沉细，洪大必忌。三焦之腑，各有蓄血，预早诊断，脉芤大者，必失血也。

## (三十三) 汗症

汗症之脉，浮而且虚，或濡或涩，其汗不移。自汗在寸，盗汗在尺。大汗亡阳，人迎脉浮。汗后无阳，气口脉浮。自汗宜敛；盗汗养血；汗后亡阳，回阳救脱。

凡汗症之脉者，浮大而虚。虚则气不敛其津液，而汗即出。或濡或涩，而汗出不移其位也。如常有头汗，而身无汗；常鼻有汗，而头无汗；如常心窝有汗，而浑身无汗；如手足常有汗，而其他处无汗也；如阴囊常有汗，而瘙痒不止，而别处无汗。此所谓汗不移位

---

注释：①灼：音"xiāo"，干枯。

也。自汗脉浮虚在寸，盗汗脉虚浮在尺。若大汗以后而亡阳者，人迎脉浮。汗后无阳者，气口脉必虚浮。自汗宜敛而止，盗汗宜养血而治之，而为正治法也。

### (三十四) 头疼

头疼之脉，脉宜浮滑；若是短涩，终属吁嗟。头疼脉弦，必有涩滞。痰厥则滑，肾厥坚实，风浮寒紧，热则洪数，湿细而坚，气虚带数。风寒暑湿，气郁生涎。下虚上实，皆晕而眩。风浮寒紧，湿细暑虚。痰弦而滑，虚脉则无。左右脉数，必属热厥。两手脉涩，必有死血，而头疼也。右手数实，痰郁在络。寸口脉急，或短或浮，或弦带洪，必头疼也。谨防脑炎，详细诊断。

凡头疼之脉者，宜浮滑而忌短涩。如短涩者，恐发生脑炎之症，所以终属吁嗟也。头疼之脉，而当弦，但浮而涩滞者为逆。若痰厥头疼，脉滑；而肾厥头疼者，脉必坚实；如伤风者，脉必浮；如受寒者，脉必紧；如风热头疼，脉洪数；伤湿脉细。而气虚带数者，虚而数也。但受风寒暑湿者，气郁而生涎也。如上焦实而下焦虚，昏晕而眩也，此所谓风浮、寒紧、湿细、暑虚而然也，痰弦而滑。如左右脉大而数者，必受热而厥也。如两手脉俱涩者，必有死血，而头疼也。如右手数实者，而痰积于络也。但寸口脉急紧、短浮、弦洪者，必头疼也。

#### 附：脑炎

脑炎之脉，浮弦短涩。弦结在肝，短结在胃。洪结在心，其状昏迷。结肝谵语，结胃呕吐。循衣摸床，其症必死。初受在表，头疼呕吐。热邪传里，传阴传阳。决定必愈，切勿误治。风热先侵，清消宗旨。

脑炎之脉，浮弦短涩者，多属于脑炎。炎者热之极，热极则生风，风热相抟，而脑炎成。但脉有浮弦短涩而不结者，易治之也。如浮结在表，发热头疼，而昏睡也。弦结在肝，而表合于里也，其症状谵语、狂言。短结在胃，而表合于里也，其症状呕吐而不食。涩结在心者，而表合于里也，其症状而昏迷，循衣摸床者，则不治矣。其初发热，头疼呕吐之状，有短涩之脉者，必脑炎之脉也。宜浮滑，忌短涩。而善治者，宜清热消炎、强心而为宗旨也。而更有严重者，脉之沉结而不显也。

### (三十五) 心腹痛

心痛之脉，痛有九种，迟细即愈，浮大延久。沉弦细动，皆是疼症。心疼在寸，腹疼在关；小腹疼痛，尺脉显然。左手脉数，痛必热多；若是脉涩，必有死血。右手紧实，必是痰积。六脉俱大，痛久可嗟。两手坚实，便可攻下。坚实不大，亦可缓下。痛甚脉伏，行气为主。若问此法，医家密旨。

凡心腹疼之脉者，迟细者易愈，若浮大者而不能即愈。如诊得有沉弦细动之脉者，而皆是疼病。但心疼者，寸脉必沉而弦也；腹疼者，关脉必沉弦而细也；若小腹疼者，尺脉必沉弦而细动也。如左手脉数者，疼必有热也；若沉细而迟者，必有寒也；若沉涩者，必有死血也。如右手脉紧实者，必有积痰也。若是六脉俱大者，必延迟日久，不愈而可嗟乎！如两手脉坚实而大，必有积聚，便可攻下也。但坚实而不大者，亦可缓下。如疼甚而脉沉伏者，宜行气为主，但行气即是止疼。此所谓"疼则不通，通则不疼"也。

### (三十六) 心疼

心痛之脉，详细诊查。心脉微急，心痛无疑。若微缓大，心痹痛怕。痛引心背，脉短而数。若是迟涩，急心痛痏。真心痛病，手指皆青。旦发夕死，药力无功。若急针灸，可以回春。

凡心痛之脉者，在前大概说过，未得详细，在此再补充一条。心痛之脉，以辨别焉。心脉微而弦者，必心痛也，但与胃痛相区别。若微缓大者，心痹之痛也。若痛引心背者，而脉必短数也。若是迟涩者，心痛之病也。如真心病，手指色青，旦发夕死，夕发旦死。而用药则无功效，以针灸急救可也。

### (三十七) 腹疼

腹疼之脉，沉细宜吉。若见弦长，其疼必逆。细小紧急，腹中刺疼。阳脉弦急，腹疼无疑。若是弦急，小腹必疼。尺脉若紧，脐下必疼。尺脉伏沉，小腹急疼。心腹俱疼，不得休息。脉细小迟，疼则无凶。坚大急疾，疼则不治。心腹急疼，脉宜细沉。浮弦长大，其命必终。沉弦细动，腹疼之病。寸关与尺，随部位应。腹疼之疾，关脉紧小。急疾弦动，甚则伏沉。弦是积食，滞是气疼。尺紧滑痰，呕吐必然。心腹绞疼，沉细是福。浮大弦长，命不可复。急疼痧症，脉有异形。诊断部位，阻塞肠梗。盲肠发炎，其脉弦结。沉结弦短，非药可蠲。若是紧急，气滞勿疑。

凡腹疼之脉者，复杂而难综。在上中下之部位，而易定。另外有心疼与胃疼，而混合相连者，其病的症状相同，而脉有差别与不同。以总括来说，宜沉细，忌弦长。若脉细紧急者，腹中刺疼也。阳脉弦者，气分脉之弦急也，是必腹疼而无疑也。若是弦急者，小肚必疼也。若尺脉紧者，脐下必疼。如尺脉伏而不显，显则而实者，小肚急疼也。但心腹疼，而昼夜不止者，而脉小细而迟，虽不休息，而不凶也。如坚大急疼，虽能休息，而止复疼，终则大凶也。但心腹急疼，脉宜沉细。忌浮大弦长，则难治也。但是腹疼者，大概关脉紧小，而急疾弦动，疼甚则沉伏不显。但脉弦者，食积也。沉伏者，气滞，滞者亦然。但尺脉紧而痰积也，而必疼，疼则呕吐，吐出涎痰也。腹忽然绞疼者，脉沉细是吉，而浮大弦长者不治。若急疼而不可忍者，是痧脉，有异形。如脉浮弦而结者，肠梗阻塞也。如脉沉结弦短者，盲肠发炎也。若沉而紧急者，气滞盲肠也。

### (三十八) 胁疼

胁疼之脉，两肋疼痛，脉必双弦。紧细弦应，多怒气滞，左肋必疼。偏右肋疼，脉沉而涩，急疾而滑，必是痰郁。气恚忧思，疼连胸位。沉伏脉现，分作郁治。劳役伤气，呼吸疼剧。脉若涩濡，补血利气。诊断准确，药到疾愈。

凡肋胁者，肝胆之部位也，但疼而脉双弦者也，若紧细而弦者也。如多怒而气滞者，怒则伤肝，肝气滞，而肋胁必疼也，主要左甚于右者也。如偏右肋病而疼者，脉必沉而且涩。如急疾而滑者，必有痰郁也。若怒气，恚忧思者，疼连胸位。如脉若沉而且伏者，以作郁而治之也。如劳役而伤气者，呼吸咳嗽必疼，脉若涩，涩濡者，宜补血而利气也。

### (三十九) 腰疼

腰疼之脉，按至骨部，脉气少神。腰疼之病，湿痹脉沉，弦沉而紧，寒湿为病，浮风紧寒。湿沉弦细，病久难痊。腰疼疾苦，脉皆沉弦。沉弦而紧，寒气使然。沉弦而浮，风邪必缠。沉弦涩细，湿伤气偏。沉弦涩实，挫闪之原。腰疼脉沉，沉弦而滞。独弦为虚，脉涩血瘀，脉缓为湿，浮滑痰郁，脉大肾虚，沉微气滞，弦大肾原。或浮而紧，风寒所缠。伤湿细濡，实则挫然。涩则血瘀，滑痰火煎。或引背疼，沉滑易愈，濡涩难痊。临证之时，还要细参。

凡腰疼之脉者，按之而必至骨，如浮取则不正确矣。如脉气少神者，必腰疼也。如湿注于肾，为湿痹也，而脉亦沉矣。如沉弦而紧者，是寒湿之病。如脉浮而为风，紧而为寒也。如脉弦细者，腰伤于湿也。如沉弦而紧者，寒气之所为也。如沉弦，弦而带浮者，风邪之所为也。如沉涩细者，湿伤于气也。如沉弦而涩实者，是挫闪之气所滞也。但沉弦者，为滞气不行也。但弦而不沉者，是虚，肾气之不足也。如不沉弦而涩者，血瘀也。如脉沉缓浮缓，均属于湿也。如浮滑者，是痰郁络中，而侵乃及于肾也。如脉浮大者，肾脏虚也。以总的来说，腰者，人一身之柱，柱不健，而体其能强乎？但脉沉弦者，必腰疼也。如挫闪、血瘀、痰郁、风寒等脉，而不属于沉弦也。但是脉理之难，犹难也，而亦要知其人之难也。

### (四十) 臂疼

臂疼之脉，沉涩风邪；浮紧风寒；浮细湿邪；浮缓血虚；浮大无力，气血不全。脉数属热，脉迟臂冷，痰多是然。身重酸疼，湿热难痊。分析细辨，临证再参。

凡臂疼之脉者，而当沉涩、浮紧、浮细、浮缓、浮大者，而可治。而脉迟者，不易治也。如脉沉涩者，是风邪所侵也；如浮紧者，是受风寒也；如浮细者，湿邪也（此属于外来之湿，而为之湿中于人也，或被大雨所侵、或远行而被冷水所洗，此谓之中湿也，而与伤湿者不同也）；如浮缓者，血虚也；如浮大而无力者，是气血两虚也。惟有脉数者是热也，但是脉迟，而臂者痰多是也。如身重疼、酸濡者，而是湿热相抟，则得不到速愈，而难痊也。

### (四十一) 背疼

背疼之脉，寸口促急。上系肩背，疼不可抵。左尺缓涩，脊折使然。沉而滑者，痰郁可蠲。洪大是热，浮大为风。若是沉滑，主背脊疼。时疼时止，不止气滞，气疼无疑。血虚夜疼，欲止不止，气血两虚。如明病因，详细分析。

凡背疼之脉者，有九种分别。如促急、缓涩、沉滑、洪大、浮大、沉滑，气滞、血虚，气血两虚之使然也。如脉促急而在寸口者，是太阳神经之气，而不通也，所以不可抵者也。如左尺缓涩者也，是背疼而如折也。如沉滑者，是痰郁神经也。如浮大者，是风热也。如洪大者，是热也。若沉滑者，主背脊疼也。如时疼而不止，气滞也。如在夜间疼甚者，是欲止而复疼者，气血两虚也。宜补气养血，以通太阳神经之气。所以谓之气行则血亦行，气行则不疼也。

## (四十二) 痛风

白虎历节，今之痛风。其脉沉弦，肝肾湿侵。少阴弱浮，痛风不止。血虚掣①急，或涩而小。酒后风袭，风寒湿气，伤而为痹。浮涩而紧，三脉乃备，治之不易。

凡痛风者，古谓之"白虎历节风"也，所以历节风者，一节不痛，一节又痛也。谓白虎者，似虎咬之状也。所以号曰白虎历节风也，今谓之"风湿关节炎"者也。大概脉宜沉弦，忌浮涩而沉滞。大多数，以肝肾伤湿以为重。如少阴脉浮而弱，以定风不止。如血虚者，而掣急也。若或脉涩小者，或涩而浮者，酒后风袭也。风寒湿三气，合而为痹者，浮涩而沉紧者，三脉乃备，三脉乃现其象者也。

## (四十三) 眩晕

眩晕之脉，其象多端。风寒暑湿，气郁生涎。下虚上实，皆有晕眩。风浮弦紧，湿细暑虚。痰弦而滑，血虚芤涩。数大火煎，久大虚极。先理真原，次平其痰，随症治安。脉若滑大，眩晕必然。或伤七情，郁结生涎。随气上逆，令人晕眩。眉疼目闭，寸脉多沉。龙雷火②发，脉必洪大。昏眩仆地，汗出可嗟。

凡眩晕之脉者，其脉不同，其症状各异。风寒、暑湿、气郁、痰火、血虚，皆可发生眩晕。上实而下虚，虚实不匀，而亦发生，但在于发生的情况不同。如脉浮者为风眩，脉紧者为寒眩，脉细湿眩，虚者暑眩也。上实下虚者，必脉紧而有浮，尺脉沉而有力者也。但脉弦而滑者，痰眩也。脉虚而芤者，血虚发眩也。如脉数大者，火伤气而眩晕也。如脉久大而虚极者，治宜先理其元气，而次以平其痰也，而各随其症而施也。但脉滑大者，发眩晕也。若内伤七情，而郁结者也，必发眩晕。而眩吐涎也，痰涎随气上逆而然也。如眩晕时，眉疼、目闭，其脉多沉者也。如龙雷火发而眩晕者，脉必洪大者也。如眩晕仆地，汗出如洗者，是血压太高，而命火旺也，所以火上蒸发，而必汗出也。若时久，则不可治。

## (四十四) 麻木

麻木之脉，浮而且濡。诸麻之疾，皆属气虚。关前在上，关后在下。脉浮而缓，湿气使然。麻痹并发，其疾难痊。脉浮而紧，属寒则然。疼痹脉涩，脉芤死血。不麻而木，不知疼痒。其症多端，医家参想。木不知仁，其理至深。

凡麻木之脉者，浮而且濡。浮者气之虚也，濡者血之涩也。气虚血涩，而麻木成矣。所以然者，气虚不能运血之故也。若在上肢麻木，关前脉虚；若在下肢麻木，关后脉虚。虚之中而细审焉。但脉浮而缓者，湿伤气，气虚而麻木也。若麻痹并发者，而不易治矣。但脉浮紧而为寒，寒则伤气而气虚，虚则痹生而麻也。如不麻而疼者为痹，而今关节炎

---

注释：①掣：音"chè"。极快地闪过。
　　　②龙雷火：是指肾火，心火，心肾之火。龙火，指肾火；雷火，指心火。

也，脉必涩濡也。若死血停滞，而不仁麻者，脉必芤。但不麻而木，不知疼痒者，其理至深，其意难明也欤。

## （四十五）痹证

痹证之脉，风胜为行，其脉而浮。寒胜疼痹，其脉必涩。湿胜着痹，则为麻木。脉若沉缓，虚湿必然。浮涩而紧，三脉乃全。要知三气，风寒湿然。不可举一，而废其二。治此等病，以胜为主。风胜治风，湿多治湿，寒胜治寒，其理当然。若是气虚，兼补其气。如若血虚，兼养血全。汗多止汗，再观病变。昼疼气虚，夜疼血醢①，详细参考，书不尽然。

凡痹证之脉者，而风寒湿三之气之所聚而成。其名称有五种，其脉甚繁，其治也难。脉浮者为行痹，行走不定而疼为风，如历节风一样；如脉涩者为痛痹，为寒而不走也；如脉虚而濡者为湿痹，则麻木不仁者，亦曰麻痹也；如脉沉缓者，是虚湿相抟而然也，其疼缓而不剧也；如脉浮涩而紧者，是风寒湿三气聚也。但在治疗上，以胜为主。风胜治风，寒胜治寒，湿胜治湿也。但气虚者兼补气血，血虚者兼养其血者，以为正治之法也。

## （四十六）痿证

痿证之脉，最宜虚濡。紧急不吉，终属没医。脉躁脉浮，咳而难愈。寸口若沉，发汗必错。足痿而软，当审于尺。滑疾而缓，或沉或弱。痹脉缓甚，必为痿厥。尺脉虚弱，缓涩而紧，病为足疼，或为痿症。痿脉多浮，大必躄症。脉虚则生，紧急成忧。汗出不止，其人必死。

凡痿证者，则四肢无力。而手不能举物，而足不能步履也。但脉宜虚濡，忌紧急而疾也。如肺燥者，脉必浮而咳，则气无力兼虚也。如寸口脉沉而细，不可发汗者也。但足痿而软者，尺脉滑疾，或缓、或沉、或弱，皆足痿症也。若尺脉沉大而有力，阳强不倒者，不可治也。如先有痹症，而脉忽缓甚者，痿症现矣，必为痿厥者。若尺脉虚弱，或缓、或涩、或紧，为足疼痿症也。痿脉多浮，如脉大者，为躄病也。躄者，两足而不能行也，行则仆倒。或跛躄之谓也。脉虚宜之，紧急者凶，汗出不止者必殁。

## （四十七）痫证

痫证之脉，且宜浮缓。沉小则吉，实弦不吉。若无胃脉，至死勿医。脉弦为惊，虚则是风。虚则不治，脉实则死。发痉之脉，按之如弦。其象紧急，上下直行。痉脉皆伏，沉弦而紧。痉脉弦直，或沉细劲。汗后欲解，脉废如蛇。弦紧尚可，浮紧伤嗟。亦有风寒，当审其别。因而治之，不失其所。

凡痫证之脉，宜浮缓沉小为吉，若弦实大者为凶。如无胃脉者，则不可治也。如脉弦者为惊，为急。如脉虚者，为风脉者，可治；沉实者难疗。

凡发痉者，脉与痫症少有不同。发痉之脉，按之如弦，脉之紧急，上下直行者。或沉、浮而弦紧者，皆发痉之脉也。或直弦，沉细而有劲者，欲解也。若汗后欲解，而脉废

---

**注释：**①醢：音"hāi"。古代用肉制成的酱。原稿写作"左酉右盒"，查无此字。

如蛇者，若弦紧可治，浮紧可嗟。亦有因风寒者，当审其所因而治之也。

### (四十八) 癫狂

癫狂之脉，实大宜吉，沉细必忌。癫为重阴，狂为重阳。浮洪吉象，沉急凶殃。奇疾怪灾，两手不齐。乍大乍小，忽数忽迟；或促或结，时止时歇；或短或长，忽热忽凉。癫痫之脉，阳浮阴沉。数热滑痰，狂发于心。惊风肝痫，弦急可寻。浮病腑浅，沉病脏深。痫脉持大，滑者必生。弦小紧急，不治之症。热狂之脉，实大则生，沉小者死。癫狂浮洪，大长滑坚，大实蓄痰。心狂实大，脉为顺然，沉细为逆。伤寒若见，急甚发狂。若遇此症，必加酌量。

凡癫狂之脉者，而繁冗且多，例乱不整，不能一条一例的说明。余大略说上几条，以备参考。大概脉之兼少者，不足之象，容易辨别。如兼脉多者，最难分析。如此条脉宜实大，忌沉细，所以癫乃重阴，狂为重阳。所以阴病见阳脉者生，因而宜实大。阳病亦然如此，洪则吉，沉而急者凶也。如在旧时无病，而突然发狂，乱喊乱叫，此为热侵心包，痰火郁结而使然也。所以脉忽数忽迟，乍大乍小，或促结而不定，或歇止而不等者也。所以癫痫之脉，阳脉浮而阴脉沉也。脉数则热，脉滑则有痰也。狂发于心者，有惊亦有风，而从弦急二脉乃得。弦则为风，急则为惊。但如脉浮者，为腑病而浅；脉沉者，脏病而深。如痫脉持大滑者而生，若弦小紧急者不治。若发狂，脉浮，洪大长滑坚者为宜。如有蓄痰，脉必滑实。心狂实大者，皆为狂脉。如沉细者，非药可愈也。如伤寒，脉急甚者，发狂、但狂、癫痫。此三症原因且多，而不至于痰火、惊急、风热，怪症而已矣。

### (四十九) 惊悸

惊悸怔忡，其症相同。浮大无力，脉乃吉庆；沉实有力，病势严重。浮为心血，不足使然；大为气虚，不理血全；沉为痰迷，心窍不安；实为心跳，以视病变。

凡惊悸、怔忡之脉者，二症分析，大同而小异。其脉也，二病相同也，宜浮大而无力，忌沉实而有力。浮为心血不足，宜补血养心为正治之法也。大为气虚，而不能理使血液上奉于心也。沉为痰迷心窍，而心中怔忡不安之状，现于形色也。实乃心跳者，是肝气凌于心也。而心血不足，不能御外来之风，所以心中怔忡不安也。其理未尽然也。

### (五十) 健忘

健忘之脉，与怔忡似。实非心中，心脑不足。惊脉代结，饮食必悸。沉伏动滑，寸动为弱。或关胃浮，悸病乃作。饮食痰火，浮动滑持。浮微弦涩，忧惊过却。健忘神亏，心虚浮薄。七情之脉，气口紧盛。细而分析，成健忘症。忧伤脉涩；喜伤脉散；恐伤脉沉；怒伤脉促；思伤沉濡，或缴而结；悲伤脉结；惊伤脉颤，或动而战。七般分辨，不定之象，其脉难量。

凡健忘之脉，与怔忡脉大同而小异。实非心力衰竭，而是属脑神经不足而衰弱也。因而引起心脑不能相接，而失去联系之功能也。所以各种脉象，而因症而出也。惊脉而代结者，饮食必悸也。如沉伏，寸动滑，寸脉动甚者，为怯弱也。或胃关脉浮者，悸病乃作也。饮食、痰火都能引起健忘，和怔忡、惊悸之疾也。若脉浮、动、滑、持、微、弦、涩等，以为忧惊所伤，饮食过节而所致也。凡健忘者，神必亏损，心血不足而所成也。但脉有七情之所伤者，健脑强心之品，加清肝解郁镇惊之药，尤为得其正治之法也。但气口脉紧盛者，必七情所伤，脉必有七伤之脉也。忧伤脉涩；喜伤脉必散；恐伤脉必沉；怒伤脉促；思伤沉濡，或缴而结；悲伤脉必涩结；惊伤脉必颤动，而形亦战矣。如此脉者，繁多而言冗，阅者谅之也。

## (五十一) 黄疸

黄疸之脉，微缓宜吉，滑数必忌。湿为原因，亦分寒热。湿热洪数，便宜不妨。浮大微涩，难医为殃。五疸湿热，脉洪必数。其或微涩，病属虚弱。缓大者顺，弦急而坚，必是逆证。如若脉结，肝大脾约。黄分两种，详细分别，亮黄为阳，口干喜喝；暗黄为阴，不喝点滴。阳黄洪数，阴黄虚弱。脉微沉细，虚寒之剧。若是脉弦，必生肝炎。

凡黄疸之脉者，宜微小而缓，忌沉滑而数也。若脉洪数者，湿热也。洪数者，大数脉也；沉数者，小数脉也。所以洪数不妨，浮大而微涩者，始终为殃也。然而，五疸之病，而属湿热者多，所以脉必洪数也。而属于寒者少，脉必微涩。属虚者亦恒见矣，但脉缓者生；如弦急而坚者，多属不救矣。如脉结者，而肝脏必肿大。如脉沉细而结者，脾约证也。如脉弦结而沉数者，必有肝火发生。而两肋无剧烈的疼痛，气怯、疲倦、少食、口苦者，必肝炎也。

## (五十二) 癍疹

癍疹之脉，浮而且大。浮而为风，大为热病。风热相搏，以成癍疹。轻则身痒，重则发昏。癍疹已成，阳浮而数，阴实而大。火盛于表，阳脉浮数。下焦实热，阴脉实大。脉若沉伏，或细而散，或绝而结，血液波澜。血分热毒，散于皮肤。脉浮而散，将出未出。癍疹既出，脉须洪数。手足温热，易治之疴。脉沉而小，足冷手凉，元气虚弱，急欲回阳。难治之症，疗无专方。紫癍白疹，虚大易生。沉伏欲绝，百无一全。疹后身凉，手足温和，谨慎风蚀，再无风波。身热昏迷，咳嗽顿作，饮水不食，愈后沉疴。

凡癍疹之脉，无不浮洪而大者，所以总为风热而结成也。所以浮为风，大为热也。风热相搏而不散，以成癍疹也。轻则浑身发痒，重则昏迷不知人事也。阳脉浮而阴脉数者，则为阳毒发癍也；阴脉浮而阳脉数者，则为阴毒发癍也。发于阳者易愈，发于阴者难疗。所以阳浮数阴实大也。若脉沉伏而细散，或结而绝者，血之波澜也。是由气虚而不理血者，最难医。如气能理血，血散于皮肤，气送毒而外出也，所以脉浮而散也。癍毒既出，脉须洪数，手足温热者易愈。如斑未齐，脉沉而小，手足冰冷者，难疗。为元气虚弱者，急欲回阳。慎风寒，节饮食，再无他病。癍疹出齐，而身热不退，昏迷不醒，咳嗽顿作者，终属沉疴之疾，愈后不良之痼疾也。唯有紫癍、白疹，脉虚大者易愈。沉伏者欲绝，百不生一也。

## (五十三) 浊证

浊证之脉，寒热两种。寒则沉紧，热则洪数。小便白浊，混如米汁。两尺洪数，遗精溺浊。心脉短小，心虚所致。小肠有寒，膀胱有热。若有此证，勿以淋通。分清寒热，浊者自清。

凡浊证之脉者，必以脉形分清寒热也。如两尺脉洪数，尿下之浊汁，霎时化赤，水底浊有涩者，湿热。或邪热渗入膀胱，尿时必疼也。如脉沉紧者，尿下之浊汁，霎时化为白，水底浊无涩者，湿寒也。水湿渗入膀胱，而无热所化，尿时清浊不分，一混而下，尿后无疼痛者。如心脉短小者，是心虚所致，以心为少阴君火，火虚者，水必旺也。所以小肠有水湿之寒气，而凌于心，心必虚，而尿浊遗精，精浊同下。细细分析，精浊来源不同，为何而同下也？若遇此证，勿以通淋为是也。

## (五十四) 淋证

淋症之脉，沉细不妨。少阴脉微，气闭膀胱。虚大易愈，虚涩则亡。洪大而实，其证易愈。虚细而涩，其症必殃。淋分五种，其脉细详。涩小无血，数大何妨。若是尿闭，鼻色必黄。慎重分析，逆治必伤。

凡淋症之脉，沉细则吉，而治之易愈也。虚而涩者凶，而治之难愈也。如少阴脉数者，气闭膀胱也，而甚疼，而尿不能出也。如石淋、血淋者，都由膀胱有热而所致也。此热由少阴之热，而移于下逼膀胱也。所以少阴脉微，而气闭也。但在五淋之脉，脉盛大而实者易愈，虚细而涩者难疗。在淋证之疼，多由热邪闭膀胱之气也，其尿时疼如刀刮也。勿以尿闭而疼之逆治也。

## (五十五) 小便不通

小便不通，鼻色必黄。实大可治，涩小知亡。小便闭结，浮弦而涩。芤则尿血，数则赤黄。溺难为癃，实见左尺，脉细不治。肾脉滑实，是为癃闭。鼻色若黄，小便必难。脉浮弦涩，点滴难便。少腹疼急，脉弦而躁。

凡小便不通之脉，而先视其鼻准，如色黄者小便不利或不通。但脉实大者易治，若涩小者难疗，浮弦而涩亦难治矣。若脉芤者，小便尿血也。如脉数者，小便必赤黄也。若溺过难而疼者，为癃症，左尺脉滑实，如脉细而无力者不治。若肾脉滑实者，为癃闭。若脉浮弦而涩者，点滴难出也。如少腹急者，脉弦而躁也。癃闭者，亦小便不通，而小腹急疼也，而脉弦而躁者也。

## (五十六) 大便燥结

燥结之脉，沉伏勿疑。热结沉数，虚结沉迟。若是风燥，左尺脉肥。脾脉沉数，不连于尺，而为阳结。两尺脉虚，沉结而迟，是为虚结。体虚之人，脉如雀啄，不治之疴。血虚津枯，脉必涩小。脉洪而数，血虚有热。峻下勿用，恐伤津液。阳结能食，脉浮而数。阴结不食，脉沉而迟。阳结易下，阴结宜热。

凡大便燥结者，有虚实阴阳二种，而形状相同，而其脉不一。但脉沉伏者，为易治之疾。如热结，脉必沉数；虚结，脉必沉迟也；若是风燥而结者，左尺脉必肥浮。脾脉沉数，而不连于尺脉者，为阳结也；两尺脉虚，沉结而迟，是为虚结也。体虚之人，脉如雀啄者，不治之疾也。血虚而津液枯竭者，脉必小涩。但脉洪而数者，血少而有热也。勿用峻下之品。恐伤津液也。凡阴结不食，而脉沉迟；阳结能食，而脉浮数。阳结宜峻下，宜凉。阴结宜温，宜补之可也。

## (五十七) 脱肛

脱肛之脉，实大易治，虚浮难疗；浮大易治，虚浮难医。脉若实数，肛门必疼。老人虚人，多有此病。几岁儿童，营养不良，身体羸瘦，每便脱肛。升提补气，治之为良。

凡脱肛之脉者，宜实大，而易治；忌虚浮，而难疗也。脉浮大者，治之速愈。浮虚者，治之延迟。但此病多属于中气虚弱以致，胃液不能养肺，肺气失去收涩之功，而大肠下坠，迫直肠而脱肛矣。脱久，而肛受风湿发痒、发炎，而疼痒不止者也。

## (五十八) 痔疮

痔疮之脉，虫蚀肛门。脉若虚小，其症易轻，紧急而重。若是沉躁，湿热为病。沉紧而躁，必生恶兆。沉而小实，其病即愈。浮大软弱，则难治愈。脉若沉数，湿热闭结。寸口脉数，上虚下结。

凡痔疮之脉者，虚小宜吉，紧急为重者也。如沉而小实者，即治即愈，即愈即犯也。如浮大软弱者难治，而难愈。如脉沉而数者，湿热闭结于肛门之内外，而发炎急疼，甚至化脓而出血也。如寸口脉浮数者，上虚而下结于肛门也。结者，而湿热毒下注，结于肛门者。其状多端，总以湿热为患也。

## (五十九) 三消①

三消之脉，最宜数大。若是虚小，其症可怕。心滑数微，或紧洪数。阳盛阴愈，血虚濡散。劳则浮迟，浮短不治。数大易愈，沉涩者逆。消渴之脉，数大者生；细微短涩，令人堪惊。心脉微小，必然消渴，滑甚依然。紧急者反，沉涩者死。阳炽阴液，其理超然。

凡消渴与三消同病，而名异。其脉者多端，大凡脉宜数大者吉，忌虚小。但心脉滑数而微，或紧而洪数者，是阳盛阴愈也。此为气分过于炽甚，而血分之津液不足。气分运用，所以气愈炽，而血分津液则愈不足也。渴者，脉数大者而顺，易愈。若是微细短涩者，而按堪惊也。如心脉微而小者，必消渴也。紧而急者反。反者，与病不相合也。沉涩者死，此为阳炽阴液之理。而超然明矣。

## (六十) 遗精

夜梦之病，遗精最重。夜梦遗精，当验于尺。结芤动紧，二症之原。微涩精伤，洪大火区。亦有心虚，左寸短小。脉迟可生，急疾命夭。心脉短小，两尺洪数，便浊遗精，其

---

注释：①三消：病名，即消渴。

脉同科。涩为精竭，血枯微弱。有梦无梦，其证相别。

凡梦遗之脉者，当按验之于尺。尺部者，肾脏之位，所以验于尺。如尺脉有结、动、紧者，是为梦遗之脉也。但若微涩者，而精必伤也。如洪大者，阴虚火旺也。亦有心虚者，左寸脉短小也。但脉迟者而吉，急疾是凶。若心脉短小，两尺洪数者，必便浊而遗精也。其证名异，而脉相同也。但脉涩者，伤于精，而精竭也。如微弱者，血枯而不生精。精生气而实虚之是然也，但有梦者，为梦遗；无梦者，为遗精也。亦当区别而治也。

## (六十一) 脚气

脚气之脉，浮弦为风，濡弱为湿；洪数为热，迟涩为寒；微滑为虚，牢坚为实。结则因气，散则因忧，紧则因怒，细则因悲，浮则因风。紧则为寒，缓细为湿，洪数为热，浮弦为风，沉紧为寒，沉细为湿，沉数为热。脚气之脉，其状有四：沉弦为风，涩热湿气，沉迟则寒，洪数风郁。汗湿温热，下寒熨愈。

凡脚气之脉者，而不离乎虚、实、寒、热，风、湿、气滞而成也。但脉浮弦者风也，濡弱者湿也，洪数者热也，迟涩者寒也，微滑者虚也，牢坚者实也。如脉结则因气滞，脉散则因忧愁，脉紧则因怒气，脉细则因过悲者。是七情内伤，六淫外感，而脚气发生也。但脉浮则为风，脉紧为寒，细缓为湿，洪数为热，浮弦为风，沉紧为寒，沉细为湿沉数是热也。总的来说，其脉与症状有四般。但沉弦者风也，涩者湿热气也，沉迟者寒也，洪数者风湿气郁也。如下寒者，非熨而不可也。此等熨法，亦难布置矣。

## (六十二) 疝气

疝气之脉，多属肝病，脉必弦急。牢急则生，弱急损命。疝脉弦急，积聚所酿。心脉则滑，肺沉为疝。关荡浮迟，风虚之恙。阳急为瘕，阴急疝状。沉迟浮涩，疝瘕寒疼，疼甚则伏。或细或动，弦紧相抟，疝症必愆。心肝肾脏，脉有小急。不鼓为瘕，小急寒甚。不鼓不通，血肉凝结，则为死证。

凡疝病之脉者，主要在肝。肝为有血有气之脏，肝气下达于肾，而为疝。疝气多血少气之病，故名之疝气也。但疝脉多属于肝，脉多弦急者，血积气滞之所酿成也。如脉牢急则生，弱急则死。如疝脉弦急者，为肝肾之所病也。若有血积气滞者，心脉则滑。如肺脉若沉者，风疝也。若关脉荡浮而迟者，风象而有虚也。但阳脉急而为瘕，阴脉急而为疝也。但沉脉迟，浮脉涩者，疝瘕寒气疼也，疼甚则脉伏。如或细或动，弦紧相抟者，疝气难治愈也。但心肝肾脏，脉有小急者，不鼓指者，为瘕。小急而鼓指者，寒甚，血不通也。如血肉凝结者，必殁。

## (六十三) 虫证

虫证之脉，虚小宜吉，关紧必忌。关脉紧滑，必有蛔虫；尺脉紧滑，有寸白虫。关脉微浮，积热在胃，呕吐蛔虫。沉实者生，虚大不知。虫脉沉弱，今反洪大，腹中绞疼，虫多休怕。洪大而结，必知虫多。

凡虫证脉者，脉不多而症状不一。有虫疼、虫喝、虫胀、虫蛊、虫泻、虫包囊之分别。但其脉虚小者宜吉，虚大不利。关脉若紧，治之不易也。若关脉紧滑者，必有蛔虫也；如尺脉沉滑者，必有寸白虫也。若关脉微浮，积热在胃，必呕吐蛔虫也。脉若沉实者易治，虚大者难疗。但虫脉沉弱，反洪大者，虫犯胃也。其疼如绞欲死，但知虫多而勿怕，先安而后用杀虫之药可也。如脉洪大而结者，便知肠胃积虫之多也。

## (六十四) 耳疼

耳疼之脉，浮大而生，沉细小凶。肾脉洪大，则为寒风。实大为热，细涩为虚。耳病肾虚，脉当浮迟。浮大为风，洪动火侵，沉涩气滞。数热实大，耳中聋塞。耳聋久病，专于肾责。卒聋浮洪，两尺相同。两尺若数，阴火上冲。相火上炎，耳中流脓。两尺沉紧，两寸浮数，耳外必肿，消炎清风。

凡耳疼之脉者，多是浮大者易治，若沉而细小者难疗。若肾脉洪盛者，风寒也。如实而大者，为热也。如细而涩者，为虚也。大概耳病，多属于肾虚。而虚能生热、虚能生风，而又虚则气易滞矣，而脉浮而迟。浮大为风也；如洪而有动象者，火侵也；沉涩者，气滞也。如疼而脉大、发热者，实火也，疼而聋塞也。如耳聋久者，于肾脏有责任也。卒病，浮洪者，而尺脉相同。而两尺脉若数，阴火上炎也。若尺脉沉紧，耳中流脓也。若寸脉数而浮者，耳外必肿也。若耳中出血者，寸脉浮而芤，尺脉沉而数也。

## (六十五) 眼疾

眼疾之脉，其疼多火。右寸关见，心肝洪数，相火上冲。左寸洪数，心火上炎。肝肾弦洪，肝火炽盛。右寸关肝，俱弦而洪，肝木相火。眼见黑花，肾虚之症。大眦胬肉，肺脏热蕴。

凡眼疾之脉者，心肝居多，肺紧，肾沉。若见沉紧之脉，肺肾之疾者，亦有之矣。而其疾多属于风火。肝肾两虚者亦罕见，寒者亦未之有也。脉多见于寸关之位。而心肝洪数者，相火上炎也；如左寸洪数者，心火上炎也；肝肾弦洪者，肝火炽盛也。如右寸关肝俱弦而洪者，肝热太旺，而相火上冲，目中多生云翳也。如眼见黑花者，肾虚之症也。如大眦胬肉者，肺脏多有风热也。如阴虚、疳积，以及青光瞎眼、瞳孔散大或缩小者，各随其脉症、年龄之大小，而分析辨别，而论治焉。

## (六十六) 口烂

口烂之脉，洪数速疗。若见脉虚，中气不足。左寸洪数，是为心热。右寸浮数，是为肺热。左关弦虚，数胆虚甚。洪大而实，肝热之病。右关沉实，脾寸浮数，是为肺热。左关弦虚，数胆虚甚，洪实肝热。右关沉实，脾胃有热。若兼洪数，必烂口舌。木舌重舌，脉虚而浮。舌根肿胀，中气不足。

凡口舌糜烂之脉者，其脉不多，其症状不一也。脉宜洪数者，速愈。若见脉虚者，为中气不足也。如左寸洪数者，心家热也。如右寸浮数者，是肺气热极也。若左关弦虚而数者，胆虚热甚也；若洪大而实者，肝热极也。右关沉实，或寸浮数者，肺热极也。如左关弦虚而数者，胆虚甚也；若实者，肝热也。若右关沉实者，脾胃有热也；若兼洪数，必烂口舌也。如右关脉虚而浮者，必生重舌木舌也。如舌根肿胀者，中气不足也。

## (六十七) 牙疼

牙疼之脉，肾虚尺涩，大而火炎。尺洪动摇，齿必凹坏。右寸关数，或洪而弦，肠胃热蒸。风热多涎，实热多疼。多呼虚热，大热多吸。大肠火炎，其疼不休。肺有风火，清胃汤可。早疼气病，晚疼血疳。消风清热，凉血散火。若是阴虚，升提降火。

凡牙疼之脉者，而多属于肾脏也，所以肾主骨。之所以然者，牙属于肾也，脉肾虚弦而尺涩也，如肾脉大而洪者，火炎于上也。如尺脉洪而有力者，牙齿动而不固，而必龋坏也。如右寸关脉数，或洪而弦者，肠胃有邪热，而兼风火也。如牙疼多涎者，风热也；多疼者，实热也；多呼者，虚热也；大烧多吸者，大肠有火也；其疼不休者，肺有风火也。乍疼乍止者，宜清胃汤主之可也。但早上疼者，气分有热也；下午疼者，血分有火也。宜消风、清热、凉血、散火之品主治之也。如阴虚牙疼，疼不甚剧，上午不疼，下午其疼不止也。有牙疼及头脑者，有疼而发热者，有疼而发凉者等等不一也。

## (六十八) 喉疼

喉疼之脉，两寸洪溢。上盛下虚，浮大宜吉。若是伏微，必损其躯，微伏必忌。两寸浮洪，溢者喉痹。微而若伏，必死无疑。水粒不下，捣蒜如泥，贴两足心，其肿自息。喉疼之病，属阳者多，属阴者稀。肺胃蕴热，脉必洪溢。

凡喉疼之脉者，宜浮大者吉，忌微而伏者凶也。脉多是洪溢，上盛而下虚也。若两寸脉浮洪而溢者，喉痹也。如脉细而微伏，必死无疑也。如喉痹肿疼，而水粒不能下咽者，急用蒜捣如泥，摊布上，贴两足心，而肿自消。此法，余祖先相传，余每遇危急症用之，效如桴鼓。所以写于喉疼脉之后。如肺胃有蕴热者，两手脉必洪溢也。

## (六十九) 浮肿

浮肿之脉，两寸虚浮。关脉浮濡，两尺沉迟。血虚左甚，气虚右甚。气血俱虚，通体肿甚。关脉沉紧，食欲亢进。大便拉稀，小便不禁。六脉细微，无力之甚。尺脉浮数，寸口虚甚。两尺浮涩，关脉微弱。阳浮阴濡，无力之甚。浮而微涩，两腿蹩疼。浮散微滑，昏眩可嗟。浮散微弱，三度之竭。若是风肿，寸脉浮紧。两关浮涩，清散必应。脉若沉紧，其肿之甚。痒则发热，肿破水浸。

凡浮肿，与风肿、湿肿之脉不同，而症状各异也。若浮肿之脉，而阳浮，而阴弱者，体虚之象也。如寸浮而无力者，寸口均不足也。两尺微涩者，腿肿之甚也。若关脉微弱者，腹肿而食欲亢进，湿胜之极。大便稀，而小便不禁也，是水升火降之因。而通体浮肿者，气血两虚，六脉微细无力之甚也。若尺脉沉涩、浮数者，两腿蹩疼，而行不动也。若浮散微弱而滑者，眩晕必不止也。如浮散而微弱不滑者，不昏晕也。如两寸浮紧，而关脉浮涩者，风热而肿，体痒发烧，宜消风为主，其肿自消也。若脉沉滑而有力者，湿肿也。其肿甚痒，破流黄水，浸淫结痂，厚如象皮者也。

## (七十) 疮疡

疮疡之脉，最宜浮散。发热恶寒，有疼在点。寸口脉数，必发痛疽，恶疮亦疽。脉数发热，疼者为阳。不热不数，不疼阴疮。脓未成者，六脉洪数。脓若已成，其脉躁数。未溃之时，脉宜洪大；已溃之后，洪大可怕。排脓生肌，四妙为佳。前宜表散，次宜解毒，经旨之话。

凡疮疡、痈疽之脉者，宜浮散而吉，沉结必逆。如脉浮而洪大者，必发恶疮、疔疽之症也。如发热恶寒，疼有一定之点者，必疮疡也。如脉数而浮，发热而疼者，为顺也。如不热不疼，而脉不数者为逆。顺者属阳易愈，逆者属阴而难痊也。如未成脓者，脉宜浮洪而紧也；如已成脓者，脉宜浮洪而燥也。如未溃者，脉宜洪大；如已溃者，脉忌洪大也。如初起发热、恶寒，而疼者，宜表散清解也。如已成脓者，宜托里透脓也。如脓已溃者，宜排脓生肌也。如溃久而不收口不愈者，宜温补气血而已矣。

## (七十一) 子宫脱出

子宫脱出，因有几种：营养不良、用力太猛、产后未复、劳役过甚。浮大者忌，实大宜吉。浮大而实，治之必愈；浮大无力，治之不易。脉若浮紧，脱出必疼。脉见浮滑，脱久可嗟。寸浮关沉，腹中必疼。尺脉细迟，腰疼不止。尺脉细沉，小腹急疼。浮大而实，治之易愈。浮而虚细，治之难愈。若要易痊，升提举元。

凡子宫脱出之脉者，忌浮大而虚细无力者，宜浮大而实、有力者也。浮大而实者，治之易愈；若浮大或虚细无力，治之不易也。如脉浮而紧者，脱出必疼也。如脉浮而滑者，必脱久之疾，上升而又脱出，所以治之不愈，愈后必犯也。如寸脉浮，而关脉沉者，脱出而腹中必疼也。如脉细而迟者，脱出而腰疼也。如尺脉沉细者，脱出小腹疼也。若浮大有力者，为实，治之易愈也。若浮而无力为虚细，治之不易也。如治之之法，升提举元之妙也。余在一九六一年，门诊一百零七天，治疗六十三例子宫脱出的患者，皆以此法加味治之，而都得到很好的效果。以后，在一九六二到一九六六年，遇到不少患者，皆以此法治之，而得以康复。

## (七十二) 小儿营养不良

营养不良，其形类多，一至三四，多有斯疾。小儿脉法，难以凭举。身体如柴，毛焦骨立。初起之脉，阳盛阴衰。两关紧实，腹大如鼓。两尺浮虚，泄泻脱肛。若是日久，两寸微细。关脉沉紧，必有积聚。尺脉细弱，小便溺浊。半年之后，其状不一。三岁以下，尺涩寸脱，两关浮滑。少食多喝，内必停水。尺沉细脱，脉欲下陷。便时气多，其腿如鹤。两目深窝，头大项细。培养元气，少用消积，其疾必愈。

凡小儿营养不良之疾，其形状颇多，而不止于一方面来看也。若在初期，发焦而落，一日瘦似一日。在一至二、三岁的小儿，一不小心养料，食之太饱，必伤胃气。胃气受伤，以致引起少食、消化不良。所以胃气不能运化食物，而必食物停滞，滞久而积于肠胃也。即有膏粱厚味，而不能食，食则不吐便泻。愈泻，而食愈不进，食不进而喝水愈多。喝愈多，而湿愈重。湿愈重，而脾胃愈虚、积愈甚，而体愈瘦。所以而引起营养不良之疾。有一种缺乏营养的小儿，亦然如此，但在初起之脉，阳浮阴弱，而无力也。两关脉紧而实，两尺虚浮而大。腹大如鼓，而食之无定，便多，便后而腹少减。有的泄泻，而有的脱肛。如不愈，久则两寸微弱，关脉紧而实者，必有积聚也。如尺脉细而弱者，小便必溺白浊也。如久而不治者，其状不一。一至三四岁者，寸脉虚而涩，尺脉亦涩。而尺脉有虚脱之象者，难治也。如两关脉浮滑，至数三四至者，内有停水也。沉而取之，则伏而不见者也。脉不及寸，或不及关，大便时洩气多，而少食、多喝，其腿如鹤者（胫细而膝大也），两目下陷。宜急培养元气，少加消积之品。此法则能治愈，如用克伐必不救矣。

## (七十三) 妇人经闭

经闭之脉，两尺沉伏。若是沉涩，其闭易开。沉伏不显，斯疾难蠲。寸口浮紧，左右不匀。左寸浮涩，气滞闭经。右寸浮濡，血液不足。两关沉紧，必下带症。两尺沉涩，过期经来。细小而紧，经前腹疼。沉弦而急，小腹必疼。微涩而紧，经后腹疼。左部沉芤，血崩之忧，其病至微，其理难测。寸关脉平，不胀不疼。尺脉若结，经永不行。腹疼引腰，气滞攻胸。肝气郁结，肋胁必疼。

凡妇人经闭之脉，症状多，而其脉繁冗。其患者难言，全凭脉以定其疾。如两尺脉伏沉不现，此所谓："两手尺脉多沉伏，此病分明是闭经"也。若是两手尺脉沉而涩者，虽经闭而易治之也。若寸脉浮而紧，左右不匀，一手脉大而浮，一手脉小而紧也。若左寸脉浮而涩者，血分之气滞也；若右寸脉浮而涩者，血分不足也。二者都有腹疼之状，一在经前而疼，一在经后而疼也。若两关脉沉紧，而两尺脉浮滑者，必有带下也。若两尺脉微涩者，过期而经血不至也。两尺脉沉紧者，血寒而经行不均也。若两尺脉浮大而实者，经来或十日、半月，此所谓早期经来也。若脉细小而实者，经前腹疼也。若尺脉浮弦而急者，或沉弦而急者，小肚必疼也。若浮脉微涩而沉脉紧者，经后腹疼也。若左寸脉浮而芤者，必有血崩之大下也。在脉象辨别上，实难分析，所以其妙至微，而其理难测也。若寸脉关脉如平人者，腹必不疼亦不胀也。若两尺脉沉而结者，一生不行经也。若腹疼而腰亦疼者，气滞也，滞久则胸肋必疼也。若肝气郁结者，肋胁必疼也。

## (七十四) 妊娠脉法

妊娠之脉，其意若何？阴抟阳别，胎已成结。滑疾而散，胎必三月。少阴脉盛，必无异说。下手按之，滑疾不散，胎必五月。左尺紧盛，多为男胎；右尺紧盛，多为女孕。妊娠初期，寸微五至，两手平均。久按不替，妊娠三月。

凡妊娠之脉者，状且多。而先得妊娠之脉，后观体质虚实，且观年龄老小而分别。再问本人生过几胎，而后详细再诊。如是少壮之妇，四十五日而经血不至，脉见阴脉旺，而阳脉不胜于阴者，而必有孕也。若滑疾而散大者，胎必三月也。若两少阴脉紧者，必有子而无疑也。若下手按之，而滑疾不散者，胎必五月也。若左尺紧盛，而滑实者，多为男孩；若右尺脉滑，而紧实者，多为女婴也。若妊娠初期，而经血一月或四十日，而不至者，脉寸脉微细，而尺脉滑实者，必有孕也。如两手平均，久按不替者是也。

## (七十五）孕脉

孕脉三月，阴抟于阳。气虚血旺，脉正相当。肝洪肺弱，心滑而洪。尺脉代散，久按溢强。左关滑大，代止优忙。尺脉且洪，其胎必伤。肝大肺小，子母无恙。孕脉四月，辨质当然，弱者是女，强者是男。或浮或沉，右女左男。疾大实坚，左右俱盛。胎胚二三，更审经脉。阴阳可参，但疾不散。

孕脉五月，太急太缓，腰疼下坠，胎漏为患。六七月来，脉喜实长。沉迟而涩，流产必防。脉弦寒热，当暖子房。

八月弦实，沉细不良。少阴沉紧，两胎一亡。劳力伤惊，胎血难藏。冲心闷疼，青色必亡。月足脉乱，反是吉祥。肺大肝小，婴儿必伤。

凡妇人在怀孕期间，脉症且多，恕不能一条一例的写出，只写了不多的几例。如像妊娠下带、血崩恶阻、腹胀，有很多名称，均未写。另外，有妊娠时期，饮水过多，以致浑身浮肿，足、指缝出水，眩晕等，脉法一概未写出也。

以总的来说，阴抟阳别者，血分脉旺，而气分脉弱。气不胜血也，所以肝脉洪大，肺脉虚弱也。如心脉滑而洪，尺脉代而散者，必孕三月也。而久按之，有上溢而弦之象也；或关滑而大，代止优忙者，若尺脉且洪者，胎必受伤也。如肝脉大，而肺脉小者，母子安全而无恙也。以至四五月，能以脉辨其男女者，而所谓辨别之质也。如左手尺滑实者男，右手滑实者女。此等亦不多变，但左右俱盛者，双胎脉。亦不可太急，不可太缓。如急缓不均者，必腰疼而下坠。急则胎漏而下血也。

以至六七个月，脉宜实长而大者吉。如沉迟而涩者，防止堕胎流产也。如脉寒热不均，而胎不动者，宜暖子房也。

如八九个月，脉宜弦实者吉，如沉而细者凶。若少阴脉微紧者，两胎必伤其一也。如劳过度，或惊恐所伤者，而未足月，先下胎血也。如月足而忽然冲心闷疼，而唇舌四肢，急色青者，母子俱亡也。如月足而脉乱跳乱动者，谓之离经脉也，而不凶反是吉祥，欲产脉也。

## (七十六）伤寒

伤寒之脉，阴阳俱盛。若是浮缓，必是伤风。汗前阳吉，汗后阴喜。汗后见阳，必发躁狂；汗前见阴，少吉多凶。宜喜浮紧，不宜沉迟。大数无妨，小数必亡。浮紧者吉，沉迟不良。如是热结，必分血气，血结发癍，气结发狂。浮紧洪大，必是吉祥；沉细无力，一命必亡。六腑五脏，要分阴阳。伤风自汗，伤寒无汗。浮紧伤寒，浮缓伤风。阴阳俱盛，风寒相应。或弦或长、或沉或迟、若数若缓、若大若洪，其脉不一，必察六经。随经而治，不失旨宗。脉浮治表，见沉治里。中工治之，表里兼医。各随脉症，治之必易。

凡伤寒之脉者，浮大洪数者吉，沉迟细微者逆。汗前宜浮紧，汗后宜浮缓。汗前不宜沉迟微细，汗后不宜浮大洪数者也。若在汗前汗后之分别，未免太减。以总的来说，浮紧在汗前则吉，汗后不宜；浮缓浮濡在汗后则吉，汗前不宜。沉迟则忌，数大无妨。在伤寒病例中，多见数脉，汗前大数者吉，若是小数者难疗，如细数无力者必殁也。若热结在里而不汗者，先诊在于血分、气分之别焉。若结在血分者，脉见沉结而数，或沉弦而结，必发癍疹，勿以汗为也。若结在气分者，脉见浮结而数，或弦紧而急，必发狂乱叫也。在五脏六腑之脉，必分其阴阳、经病腑病而治之也。如伤风、伤寒易分析；而经病腑病，脉实难分别。但脉阴阳俱盛，风寒两伤，其脉弦而长，或沉而弦。若数、若缓、若洪、若大者，其脉不一，各从其症而治之者，必察其六经者，不失其经旨，而为上工矣。若脉浮而治表，脉沉而治里，或表里兼治者，未明经旨之法而治也。如在恢复后，余不再写矣。

## (七十七) 反关脉

反关之脉，大于寸口。脉洪且长，诊之难量。一手反关，少数人有。两手反关，不同寸口。起于列缺，终于合谷。寸口亦有，列缺一并，不为反关。奇背异名，若有此脉，两处可寻。寸口亦诊，反关可凭。奇背反关，以此定名。凡诊此脉，两处必从。反关洪大，奇背弦紧。如若沉细，脾胃湿极。

凡诊脉之时，以在人迎气口而按之，不得其脉者，必从反关之位求之。以定其证候。但反关脉者，而多数大于寸口，而脉实大有力也。有一手反关，有两手反关。若是反关，而从于反关诊断。如寸口微细而不足者，急从反关之位求之。如寸口有脉，反关之位亦有脉者，而不为反关，而为奇背。此等脉可在两处诊断，如在一处诊断，难以凭脉决定证候也。亦有脾虚胃寒者，反关脉亦沉细而微，无力也。但诊此脉，多从症而少从脉也。

## (七十八) 妇人平脉

妇人之脉，尺大于寸；男子寸脉，常大于尺。男女不同，此为无病。若是相反，详细再诊。胎产经病，与男不同。风寒暑湿，燥火六淫，脉象相似，与男同诊。

经闭之脉，"七三"说来，以在此处，再不复赘。妇人妊娠，"七五"说明，在此一段，更不再云。子宫脱出，"七一"说过，在此条下，也不重说。不言产前，只说产后。

凡妇人之脉者，与男子不同也。不同之处，女人之脉，常尺大于寸，左盛于右也。男人之脉，常寸大于尺，右盛于左也。此所谓无病之脉也。如若有病之时，在经血、胎产、带下、乳疾、血崩、子宫脱出等病，须详细分析诊断，与男子不同，是男子所没有之疾也。若在风寒、暑湿、燥火、六淫之病，则与男人同也。但女人久病，人迎脉弱则死，脉强则生也。

## (七十九) 产后脉

产后之脉，实小宜吉。若是浮大，或捐其躯。尺脉若沉，瘀血作疼。实小沉涩，疼不可挨。若是沉紧，儿枕作疼①。寸关沉紧，饮食必停。寸脉浮大，中风可嗟，发热面赤，时作时止。脉若虚脱，其命必绝。尺脉虚滑，血脱亦嗟。脉若浮散，自汗肉颤。脉若微细，褥劳②可惧。沉细无力，命门火衰。脾土虚寒，腹胀气虚，勿作实治。实小者吉，浮大凶然，医者细参。

凡在产后者，与产前之脉不同。产后之脉，宜小实者吉。若是浮大则忌。如在产前，宜实大者吉，沉细者忌。如尺脉沉而紧者，瘀血不净而腹疼也。若实小沉涩者，其疼必

---

注释：①儿枕疼：产后小腹疼痛，又称"儿枕痛"。
　　　②褥劳：产后虚羸，喘促如疟，名曰褥劳。

剧。若脉沉紧而有力者，小腹有块，俗名儿枕作疼也。若寸关沉紧者，胃中停食也。如寸脉浮大而兼紧者，中风而有寒也，体热面赤，时作时止也。若脉虚浮而脱者，难治也。若脉虚而滑芤者，血崩血脱也。若脉浮而散者，肉颤自汗不止也。脉若浮而微数、或微细者，褥劳也。若脉沉细无力者，命火不足也，而必脾土虚寒，如腹胀气虚者，勿作寒实治也。此产后之脉变也。

## (八十) 带下脉

带下之脉，病因六极。脉浮而涩，腹满必疼。肠鸣下坠，白带之因。脉若细紧，带下腹疼。脉数阴痒，痒久必疼。脉若微数，阴道生虫。弦数而微，下部生疮。弦数腹疼，疼引阴中。疼掣小腹，阴中牵引。气味腥臭，下部必肿。脉浮恶寒，其病难瘥。

凡带病之脉者，有湿、有热、有气滞、有血虚、有气虚、有虚寒之类是也。但脉浮而涩者，血虚气滞也，腹满而疼也。肠鸣下坠，虚寒而下带也。若脉细而紧者，带下，而小腹必疼也。若脉数者，带下，而阴道发痒，痒久而必疼也。若脉微而数者，阴道必生毛滴虫也。若脉弦数而微者，下部必生疮也。若弦数脉不微者，腹必疼，疼引阴中，而不止也。如疼掣小腹，牵引阴中者，与疼引阴中同法治之也。若带下而气味腥臭者，而湿热与风相结，而湿热聚于阴道之内，风伤于阴道之外，以致阴道口肿疼、发痒，而遇热则盛，遇冷减轻者也。若脉浮紧而恶寒者，其病不易治也。

## (八十一) 血崩脉

血崩之脉，不宜浮大。沉细乃吉，浮大难愈。弦而且大，虚寒相杂。弦则为减，大则为芤。减而是寒，芤而为虚。虚寒相抟，血崩使然。弦大风邪，入于少阴。崩漏脱带，其病不轻。脉小虚滑，治之必易。大紧实数，必费调理。革芤虚脱，岐黄不医。若是血脱，当补其气。气血俱脱，阴阳相济。

凡血崩之脉者，不宜虚浮而大，沉细者良，浮大者逆也。如弦而且大者，虚寒相混，而血崩大下也。但是弦则为减，大则为芤，减则是寒，芤而为虚者也。减者，少也，不足也；芤者，空也，而中空不实之象也。不足不实，而虚与寒不能相分，而相抟也。但虚寒相抟者，血崩而使然也。但若弦大而缓者，是风邪入于少阴之络，而崩漏脱带之症，则不易治矣。若脉虚小、滑沉细者，易治之矣。若脉大紧，而实数者，必难治也。如脉革虚脱芤者，不治。所以谓之岐黄不医也。

## (八十二) 脾胃脉 (补九条之不足)

脾胃之脉，九条说过。胃脾功能，再不重说。关脉浮涩，冷食伤胃。两关不强，消化不良。两寸浮紧，食道必疼。两尺沉紧，胃脘亦疼。脉若沉迟，胃气虚滞。关脉沉滑，湿伤可嗟。两寸濡弱，脾胃不和。关脉沉涩，必吐清涎。若是沉结，胃气必竭。两尺关紧，气滞必疼。如吐苦水，肝郁之症。口干喜饮，木强土弱。郁结之病，行气制肝。急则针灸，其疼必蠲。水停胃脘，其声幽幽。脉若沉数，疼痛不休。脉若浮涩，饮食伤胃。关脉沉结，吐之必快。脉细无力，浮而且濡，胃中虚寒，热补得瘥。阳脉不足，胃气多虚。阴脉不足，胃有寒疾。阴阳不足，虚寒无疑。

凡脾胃之脉，已在九条上大略说了几句。由于说得不够，而未明析，以在此条，再详细说上几句，以便于学者参考。而脾胃运化功能，在此不赘，只以脉象和症状而言也。

若关脉浮涩者，冷食所伤也，而食冷必疼，疼时必吐也。若两关脉不强大，而虚细无力者，消化不良，或消化时而疼也。两关浮紧，而或两寸浮紧者，食时食道必疼也。若两关、两尺而沉紧者，胃脘必疼也；若是沉迟者，胃气被湿所伤，而虚滞也。若关脉沉滑者，湿注于胃，而时吐清水，时发呃逆之气也。如两寸虚弱者，是脾胃不和，而气不强也。若关脉沉涩，而浮滑者，疼时必吐涎水或苦水也。若关脉沉而结，或沉伏者，是胃气衰竭，而不能吃。少食米粥，胀疼不止，而脾脏丧失运化之功也。若是两尺浮而濡、沉紧者，气滞必疼也。如吐苦黄水者，肝气郁结而疼。口干喜饮，木旺而克土。疼时必吐，而口苦干也。若水停于胃者，而脉沉微，而其疼幽幽，而不休止也。若脉浮而缓者，饮食伤胃也。若关脉沉结者，硬食积于胃，而吐之可愈也。若脉细无力，或浮而且濡者，胃有虚寒也，宜温热而补其脾胃。若阳脉不足，胃气多虚；阴脉不足，胃有寒疾，脾有痼冷也。若阴阳皆不足者，而脾胃中之有虚寒无疑也。余在幼年习医时，常听到余父讲论医理时所说之言："牙疼无实验，胃疼没专方。"实诚是言也！由于胃病之因素多而且繁，脾胃之脉，亦多而繁矣。其脉象之不同，其分析不易，所以而没专方也。

## (八十三) 小儿脉

小儿之脉，实难可凭。一息六至，七至为平。八至九至，发热之症。四至五至，内寒为病。不分尺寸，一指为定。人迎气口，详细审症。脉代脉乱，亦勿为怪。不须服药，精神爽快。弦急而紧，绞肠腹疼。沉缓伤乳，腹泻必惊。促急惊风，面赤卧惊。浮缓伤风，沉细内冷。浮紧中风，卧蚕微肿。洪大伤寒，洪数热症。浮数为热，沉迟寒病。泄泻呕吐，从脉看纹。

凡小儿之脉者，实难凭证也。所以小儿纯阳之体，其脉常紧急而疾快。另外，神识未全，脏腑未坚，脉象难以辨别，而亦不可单从其脉，更要从症、从纹。若一息六至、七至，为和平之脉也。若八至九至者，为热；四至五至者，为寒也。热则有表热、里热之不同；寒则表寒、里寒之各异。所以一从其脉，一从其症，一从其纹，脉、症、纹三者相合，而无疑议矣。在诊脉之法，一指按定儿手，不分尺寸，以人迎、气口为凭。若脉代而乱不整者，亦勿为怪，不服药而精安神爽，而愉快也。但脉弦急而紧者，腹疼也，一名盘肠气疼也。若脉沉缓者，伤乳腹泻必惊也。若脉促急者惊风，面赤卧惊也。如脉浮缓者，伤风也；沉细者，内冷也。伤风必涕咳，内冷必泻清谷。浮紧者，中风也，卧蚕有微肿之形。若脉洪大者，伤寒也。洪数者，热也；沉迟者，寒也。如在泄泻、呕吐、疳疾、痢疾、麻疹、温病、咳嗽等病，而从其症，而治之也。

# 跋　　语

　　余年古稀，自幼学医甚是热衷，专心研究医术和病理的理论。但是未曾经受高明医师的指点，在病理、病机和医理等基础理论方面，终属自家理解，不一定准确或正确。自一九五四年夏季始，为响应国家发掘民间医学遗产的号召，余便下定决心，效法愚公移山的精神，将余一生在治病救人的实践中，所得到的些许经验，从脉象、脉理的诊断、分析，以及病因、病理的剖析、辨别，结合患者年龄大小、体质强弱之区别，以及治疗经过等等，将脉法一条一条的写出来，以供同行后学者参考。但是在这些脉法上，有正脉，亦有兼脉。有的条款中，正脉多而兼脉少，而有的条款中，则兼脉多而正脉少。如病症，有正病，亦有兼病。如诊断，以从正脉，而亦顾及兼脉。如在治疗上，亦从正病，而兼治兼病。此所谓：诊其正，而顾其兼；治其正，而亦顾其兼也。

刘源泉

一九六六年十月三日

實踐經驗之影

劉漢金 著

# 序 言

医之为道，人言其难。余曰则不难。古语云："世间无难之事，只怕心不专。只要心一专，而万事则不难也！"做事贵在一专，故专心学医，而医则不难学矣。初时而在于记，记之一事，就是专，专心记事，旋学旋记；而不专心，旋学旋忘①，忘则不记，是心不专之故。所以人言之难，余曰不难矣，而不难之处，全在于记。又曰学之易，而记之难。如记之易，而学者更易矣。如学而不记者，如梦中吃饭一样，只吃而不饱也，只学而不能用也，所以记者为学习之重点也。

余幼年十六岁时，诊断何某之病，是首一次诊病，至今五十七年矣，余记得还很清楚。用芍药汤方，加地榆、酒军，余忆之如隔三五日而已。在最近二十年来，所诊之病，如旬日所看。所以将诊过的病，用何方加减治之，能得到速效之方，记了一些。所以写出来，以供参考。在这些条例中，分为七八九段，在首一条是中风，破伤风，风痹（为关节炎），阳痿，肺痿、肺痈写在一条，妇科，脾胃，杂病等一共分为八九段。在八九段之中，分出喉痛、咳嗽、子午潮热、白屑风、噎膈等病。但是在这些条例中，各有论叙。由于在论叙中只凭已见，可能与各书的论叙不一定相同，此乃是余之鄙见也。之所以如此，概因吾居于穷乡僻野之区，难以与大城市有名的大夫交流之故耳。如能够和高明大夫交谈一二，当可以提高余的医疗水平和对病理的论断。偶遇个别刚从医学院毕业的医士，说起书中理论，便是一大套。按其说词，则世间无有不可看之病！安矣，此所谓读书十年，缺乏临床之实践经验者也。

所以金元四大家之说，一家和一家既不相同，而又有相同处。所以各有各的经验，各有各的治法。大概经验不同，治法各异。所以余一生经验，大概疾病，而不独止一种而已。病有正病，亦有兼病也。脉有正脉，亦有兼脉也。治病之法，有先治其正病者，亦有先治其兼病者。所以兼病好而正病愈，正病好而兼病自愈。在脉理一事，而有从其正脉者，亦有从其兼脉者，所以病有兼正之不同，脉亦有兼正之不同也。希学者详细审焉。

九八老人　刘源泉

一九六八年九月二日

---

**注释：**①旋学旋记、旋学旋忘：方言，随学随记、随学随忘也。

# 凡　例

　　本部分条例不多，仅仅九条。第一中风；二破伤风；三风痹，即今之关节炎、风湿之名也；四阳痿，即阳事不举之名；五肺痈与肺痿，而肺炎不在其例；六脚气；将肺痈排在第五，而实是六门也。七妇人科；八脾胃病；九杂病门。

　　本部分第九条杂病门内，包括有九个小部分：一咽喉病，二咳嗽病，三子午潮热病，四泄泻病，五牙疳病，六闪挫落枕风病，七肾囊风、白屑风病，八反胃将成噎膈病，九小儿凝肠风病。前段都有论叙，而更有方注。九个小部分无论叙，可有方注，注之明确，读者注意焉。

　　本部分论叙，与各家有所不同，之所以这样，各有各的经验而使然也。各家论阳痿是肾气不强而致成，余论强中之有滞，而虚中亦有滞也。若是不滞，而内肾已强，而外肾即强，如内肾气强，而外肾不强者必有滞也。

　　本部分共分九门，而一门有一门之方。方有歌，或七言或五言，或西江月或卜算子。而句子不同，其意与七言、五言则相同也，至于方方作歌之意，而为易诵易记也。某个句子音韵，或许有些不对，无伤大碍，只求说明事实而已矣。

　　本部分中共收药方一百一十六方，分成九条例。在第九条，分杂病九类。其中论叙法二十九例，加在各病条，再在各条例后，小结语八段，小叙三段，最后小跋一段。前有内容、前言、自叙、凡例共帙成一本。但是这本书材料不多，冗言繁乱，因余年老惛乱之故耳。（原稿目录后一段文字移此）

二溪氏书

一九六八年九月五日

# 一、中 风 门

## （一）论中风

凡中风者，诸医书列在首一条，但是以金元四大家之说，有相同处，亦有不同处。以后诸说纷乱，而无确定之理由。而以虚能生风，热亦能生风也。由此证明，而古人所谓"风为百病之长"者，成定论也。由此可见，人之疾病，因中风而引起多矣，因风寒而引起者亦多。更有一些，因暑、湿、燥、火六淫之气而引起者亦多矣。但是风为风之所侵者，而有兼寒、兼暑、兼燥、兼热、兼湿之不同。而因寒、因湿者多，因火、因热者次之，因暑者更次之。在这些，以在温、热、寒三带之地而变之也。而决不能以节气、气候而变之也。如在热带之地，而暑湿多风寒少也。如在寒带之区域，风寒多而暑与湿较少也。以在温带，风寒暑湿皆有之。至于燥火二气者，燥久必生火。火之生也，而燥火结合，必成炎矣。如不遇风则可，如一中风，燥火立即告变。而治之者，当得其法。如不得其法而治，是枉费时日，而对病毫无效果。必须诊得何胜何负。如风胜者，先清其风，次消其炎，此所谓风息炎自消也。若治其炎，而不兼清其风者，此正是知其一而不知其二也，治其正，而不顾其兼也。但是中风，而无有不兼者，有兼虚、兼热、兼寒、兼湿、兼暑之不同。如兼虚者，当补其虚；兼热者，当清其热；兼湿者，宜燥其湿；兼暑者，宜清其暑。各视其所兼而治之，方为得法也。由于风性易变，而属于阳也，所以治风之法而不一定。有先重于虚者，有先重于热者，有先重于寒者，有先重于湿者，有先重于暑者。如先见于虚，而补其虚，兼治其风；若先见寒，而逐其寒，兼治其风；如先见其热者，而清其热，兼治其风；如先见其湿者，而燥其湿，兼治其风也；若先见其暑者，而清其暑，兼治其风也。此所谓治其正病，而兼治标病也。若能标本兼治，在治中风之病者，则不远矣。古人所谓风为百病之首者，缘人之病，而因风者多。而由饮食引起者，亦复不少。正是六淫之外有七情，七情之外有饮食，饮食之外有金刃跌损等病，此所谓之三因也。在《金匮玉函经》所说，病有四百四症，一百一症不治自愈，一百一症易治易愈，一百一症难治难愈，一百一症死之不治。而不但中风之症如此，而三因之病皆如此也。

## （二）中风名称

中风之症，名目且多，而不过有大小轻重之不同。而中风重症，有四般名称：偏枯、风痱、风懿、风痹是也。此等之症，而不易治，有能愈者，而有不能愈者也。又有中脏、中腑、中经络、中血脉之不同。中腑者为在表也，中脏者为在里也，中血脉、中经络者为在中也，此为中风八大重症。治之之法，各随其所中而治，方为得法。如不视其大小轻重而治，独用消风耗气之品，是速其变也。风属阳性而易变，变症百出，人莫能测，所以治之者而不易愈也。更有破伤风，在中风条例之内，而实际是伤风，而不为中风也。但是破伤风初起，轻于中风，过一二日而重于中风也。在治法，而观其变症何所出也。但伤口结有硬黑痂者，是其确诊。若神气昏迷，不省人事，浑身直，不时发痉者，必死无疑也。

凡中风之症，有大中、小中之不同。而大中有八，小中有四十余种。在此内，有感风、冒风、伤风之不同。兹将四十几种，写出供大家参考。

风中于头，为头风，头多生白屑；毒风，面部生疮；刺风，状如锥刺，腰疼如折；痫风，急倒作声，发搐急缓不等，似痫非痫；顽风，身上不疼，亦不识痒；疠①风，项生瘰疬，脱落复发；暗风，头旋目黑，不辨西东，有时抽缩；偏风，口眼歪斜，一目不闭；查②风，面生朱点，鼻头最多；肝风，鼻间眼眶，两脸赤烂；节风，肢节续断，指甲脱落，甚则指甲翻卷；脾风，心多吐逆，不思饮食；酒风，行步不前，两腿无力，或足肿；肺风，鼻塞项疼，声重目泪；胆风，令人不眠，卧则惊悸，或一人独语；气风，肉中如虫行，或爱搔痒；肾风，耳内蝉鸣，阴囊湿痒，或面部亦痒，或寒湿脚气；瘫风，半身不遂，木不知疼处，饮食如常；痪风，手足拳挛，不能伸展，二便正常，麻木不仁；胃风，不伏水土，食则呕吐，大便泻，小便短涩；虚风，风寒湿痒，或发疹疱；肠风，脱肛泻血，疲倦身懒；脑风，头旋偏头响如雷，或起疙瘩；贼风，咽喉不疼，声音不亮；产风，四肢疼痛，发热汗出；骨风，膝肿如槌，寸步艰难，腿寒，天冷剧甚；心风，健忘多惊，形似狂症，而不歌唱；盛风，言语蹇涩，舌短不卷；髓风，臂膊酸疼，手握无力，黄昏剧甚；脏风，夜多盗汗，身体酥软，行步不前；血风，阴囊湿痒，浑身发疹，夜则痒甚；乌风，头面肿块，或时痒疼；皮风，赤白癜癣，发无定，形有或结屑，有或光滑；肌风，遍身瘙痒，有结干痂；体风，身生肿毒，发无定处；闭风，大便燥结，形如好人，几日一解，粪上带血；软骨风，四肢不举，目白遮睛，筋力不足，骨硬肉隆；绿风，瞳孔散大，绿水贯睛；青风，吐极而发，青盲失明；虎风，发时哮吼，或如羊声；大风，浑身上下成片，烂疮；膝风，膝头肿大，疼痛难忍；麻风，两眉脱落，浑身瘙痒，溃烂流脓，面象狮形，项面尤剧；冒风，鼻塞声重，少有头疼；感风，头疼流涕，时汗时热；伤风，发热自汗，头疼身重。此为之小风。

但大风有八种，则大治之；小风有四十五种，则小治之。若大病小治，则病不愈。小病大治，变症百出。

余性鄙陋，再加文化有限，医疗水平不高，希同道者，多多批评指正。

### (三) 中风治法

凡中风之症，有大小之不同，治疗有轻重之别，业斯道者，须分大小轻重而治之可也。如偏枯、风痱、风懿、风痹、中腑、中脏、中经络、中血脉，此为八大中风。须得大剂药品，兼针灸法治疗，或可望效，否则迁延时日，对症则无济于事矣。若在四十六症小中风内，有瘫风、痪风，要从大从重而治。至于绿风、青风，一是眼科内，绿水贯瞳仁，一是青盲眼，此二症更难治疗。如有高级眼科专家，亦能转危为安，盲久复明矣。至于高

---

注释：①疠：原稿写作"广内蘑"，音"lì"。
②查：原稿写作"广内查"，音"zhā"。

风，亦是一种内障眼，此病则易治之也。在各种病症内，因风而引起者多，所以古人云："风为百病之长"者，正谓此也。

### （四）选方

#### ——小续命汤

治忽然卒中风，不省人事，口歪目斜，瘫痪音哑，麻木不仁，眩晕。或初中无汗，表实等，及一切诸风掉眩之症。

防风二钱　防己二钱　肉桂钱半　杏仁二钱（去皮尖）　黄芩二钱　白芍二钱　党参二钱　川芎二钱　麻黄一钱　附片一钱　生甘草一钱　生姜三片　大枣二个

水煎温服。

一方无防己、附片，有当归、石膏，如有热者，用白附子。

凡中风六脉浮紧，风气太盛，心火暴发而上升，痰涎壅遏于经络之中者，宜本方治之为合适。而方中用附片者，以其禀雄壮之资，而有斩关夺将之势，导引诸药之功。能引党参辈，并行于十二经，以追复其散失之元阳。又引麻黄、防风、杏仁辈，发表，开腠理以驱散其在表之风寒。又引当归、川芎辈，行于血分，而行血养血，以滋养其亏损之真阴，而逐其血分之风邪。若有胃火者，加石膏、知母。若肺脏有热，加黄芩以清肺金。若病势少退，以遵丹溪法，宜补气养血，兼清痰降火为主。此乃急则治其标，而亦理其本也。是为气血兼补，标本兼治之法也。

#### ——加减续命汤

治风中脏腑，令人不分表里虚实者，是风邪混乱于表里也。故遵东垣之法，以六经加减之法治之。是为一从其经，一从其病也。

防风二钱　防己二钱　肉桂钱半　杏仁二钱（去皮尖）　黄芩二钱　白芍二钱　党参二钱　川芎二钱（酒洗）　麻黄一钱　附片一钱　生甘草一钱　生姜、大枣引

如太阳中风，无汗恶寒者，加麻黄一倍、防风一倍、杏仁一倍，名麻黄续命汤主之。

如有汗恶风者，加桂枝三钱、芍药倍、杏仁倍，名桂枝续命汤主之。

如阳明中风，无汗身热，不恶寒者，加桂枝二钱、黄芩二钱半、葛根三钱，名白虎续命汤主之。

如太阴中风，无汗身凉，而口不渴者，加附片一倍、甘草二倍、干姜二钱，名附子续命汤主之。

如少阴中风，有汗无热者，加桂枝二钱、附片二钱、甘草一钱（或二钱），名桂附续命汤主之。

如六经混淆不清，独见一二症状，系之于少阳厥阴之分，若肢节挛痛，麻木不仁，抽缩不定，伸展无力，加羌活二钱、连翘钱半，名羌活连翘续命汤主之。

#### ——大续命汤

治风中腑，手足麻木不仁，言语蹇涩，口歪眼斜者，急先服此汤宜解表，后服愈风汤，

调理而痊。

羌活二钱　防风二钱　当归二钱　川芎二钱　赤茯苓二钱　陈皮二钱　半夏二钱
台乌二钱　白芷二钱　香附二钱　桂枝一钱　细辛一钱　甘草一钱　生姜引

水煎温服。

如有六经症状，以照前面续命汤加减可也，此方亦名疏风汤。

## ——羌活愈风汤

治风中脏、中腑，先以本脏腑之药治之，后以此汤调理，中风内邪已除。若内邪已尽，当服此药，以行导诸经，久则大风悉去，清浊自分，荣卫皆利矣。一名愈风汤者，能疗愈肝肾虚、筋骨弱，言语难，精神昏愦，或瘦而偏枯，或肥而不遂，或恐而健忘，或喜而多思。思忘之病，皆精液①之不足也，此品能安神养心，调理阴阳，而使之无偏枯、忘思之疾矣。

苍术二钱　石膏二钱　生地二钱　黄芩二钱　羌活钱半　防风钱半　当归二钱　蔓荆子钱半　川芎钱半　细辛钱半　生黄芪二钱　枳壳钱半(炒)　党参钱半　麻黄钱半　白芷钱半　杭菊花钱半　枸杞钱半　柴胡钱半　知母钱半　地骨皮钱半　独活钱半　杜仲二钱秦艽二钱　白芍二钱　甘草钱半　肉桂一钱　生姜三片　大枣二枚为引

水煎服，朝一次夕一次，服久不觉病自痊。

方歌：

苍术石膏生地芩，羌活蔓荆归防风。生芪枳壳川芎细，杭菊白芷麻党参。

骨皮知母柴枸杞，肉桂甘草姜枣医。大活杜仲白芍秦，久服而康病自宁。

此药在大风愈后常服之，久日而无甚感觉，一日身中少有强益。司马相如曰："加益而人不知也"，所以名为羌活愈风汤，正谓此也。

凡中风之症，如两腿瘫痪无力，麻不知仁，伸屈不得，两手活动如常，口能食而知味，大小便正常，而盗汗如洗，下午少有微热而不盛，面颜较好，两腮发红，睡眠如平人，六脉虚大而无力者，此血虚气弱之故，急宜养血补气，不治风而风自息，不止汗而汗自止也。

## ——养血补气汤

治中风，四肢瘫痪无力，两腿更甚，难伸难屈，而手少能活动，但颤抖不定，更有盗汗如洗，而不知疼痛，麻木不仁者，宜用此方治之。

当归五钱　生黄芪二两　桂枝三钱　白芍三钱　川牛膝三钱　防己二钱　威灵仙二钱桑寄生五钱　独活二钱　党参三钱　生甘草钱半　木瓜二钱　生姜、大枣引

水煎温服，早晚各一次，忌生风动气之品，避风大寒之气，是为至要。

方歌（西江月调）：

---

注释：①精液：凝为"津液"之误。

当归生芪桂枝，杭芍防已灵仙。　独活木瓜桑寄生，牛膝党参定用。

要忌生风动气，隙风大寒勿犯。　手足无力不伸拳，服药日久动弹。

凡中风面如虫行，而浑身骨骱疼痛，惟腰重如石，或时额汗出，而浑身无汗，骨骱似肿而非肿；或以遇水湿之气，寒冷之候，天将雨而疼痛更剧者，是为中风而兼湿者，此为之风湿相抟之故。其人能行，但疼痛不止，六脉浮而缓，沉而涩滞，甚则沉结、浮濡者也。如兼沉浮皆滑者，有风痰而挟于生湿也，此谓顽固性风湿病，而不独是中风也。

### ——燥湿胜风汤

治中风骨骱疼痛，腰重如石，行走浑身硬滞，骨骱似肿非肿，遇水湿寒冷更剧者，宜此治之。

苍术四钱　全蝎钱半　羌活二钱　独活二钱　防风三钱　防已三钱　薏米一两　芡实四钱　木耳三钱　川乌钱半　草乌钱半　麻黄一钱　生甘草钱半　生姜三片　桑枝七寸引

水煎温服，早晚各一次，被盖汗出则愈。

方歌：

苍术全蝎并二活，防风防已薏米多。芡实木耳和川草，麻黄甘草定不竭。

骨骱疼痛冷如水，遇到寒凉更剧疼。风湿相抟顽固病，此症非独是中风。

### ——熟地黄酒煎

治手足骨骱疼痛难忍，以遇冷气更加利害，热则少减，百药惘效，针灸无功。此病非中风亦非伤湿，是血虚，不能行于四肢也。故手不得血，所以而疼不能握也，足不得血，所以而疼不能行也。正谓手得血而能握，足得血而能行也。

熟地黄四两捣碎，好滴花烧酒①一斤。将熟地黄浸在酒内，泡三日三夜，隔水炖熟烂，以竹筷搅匀如稀糊，空心随量，日饮一至二次，日久自愈。所以熟地黄最能滋阴养血，烧酒最能通筋活络，所以血能行于四肢，而疼痛焉有不愈哉。

方歌：

手足骨骱疼，握物履难行。药用熟地黄，大酒重一斤。浸泡三日夜，竹筷要搅匀。

隔水炖烂化，随量日饮宁。此为简易方，效力大有功。

凡中风多因体虚而引起，若年老之人，年过五旬之后，以至痰涎过盛，气血所衰之际，多有斯疾。或壮年肥厚之体，亦有之矣，亦是形盛气衰而然也。内经曰："肥人多虚"，虚则气血不足，不足易中风矣。宜用万金汤，八宝回春汤，治之而痊安。以后宜调养气血，永不再中风矣。

---

**注释**：①滴花烧酒：烧酒即白酒；滴花烧酒指好酒。"酒花"为烧酒经摇晃后酒表面形成的泡沫。古人通过看酒花可大致确定烧酒的质量，如《调鼎集》中总结道："烧酒，碧清堆细花者顶高，花粗而疏者次之（名曰'朝奉花'），无花而浑者下之。"

## ——万金汤

治形盛气衰，年老多痰，或年过五旬者，体质虚弱者，宜此方治之，及手足风累验。

续断三钱　杜仲三钱　防风三钱　茯苓三钱　川牛膝三钱　细辛钱半　党参三钱　肉桂二钱　当归三钱　甘草二钱　川芎钱半　独活钱半　秦艽钱半　熟地钱半

不用引，水煎温服。如手足无力，一二付即能收功也。

方歌：

续断杜仲东防风，云苓川膝纹党参。肉桂当归细辛草，更有芎活熟地秦。

老人虚弱用之好，手足无力一二成。少壮体虚亦堪用，专治气血不足因。

此方用之甚效，治人风累手足者，愈多矣。

## ——八宝回春汤

治一切虚风诸症，此能祛风、和气、活血，大有奇效。夫气血和平，荣卫调顺，则风症自去也。

白芍三钱　生黄芪二钱　白术钱半　茯神二钱　半夏二钱　附片钱半　党参钱半　麻黄钱半　黄芩钱半　防已钱半　香附钱半　杏仁钱半　川芎钱半　当归钱半　陈皮钱半　防风钱半　肉桂钱半　干姜钱半　熟地钱半　生地钱半　甘草钱半　沉香一钱　乌药一钱　川乌一钱

水煎温服，生姜三片、大枣二枚作引。此方是三方组成，而能祛风、养气、活血。所以八味祛风，八味养气，八味活血，共二十四味，合成一处名八宝也。

方歌：

一钱川乌乌药沉，钱半二地陈巳风。姜桂归芍参附杏，麻苓甘草及沙根。

二钱神夏三钱术，倍一钱芪二芍君。八味去风八和气，又有四双活血灵。

此方歌中，药味太多，更无异名，只有沙根，是香附也，希读者详细审焉。

## ——换骨丹

治中风，口眼歪斜不正，并瘫痪、半身不遂、手足麻木不仁，及暗风、抽搐、风痫卒倒，或不省人事，痰涎壅盛者，宜此丸治之。

苍术一两（米汁浸）　槐角一两　桑白皮一两　川芎一两　白芷一两　威灵仙一两　党参一两　何首乌一两　防风一两　蔓荆子一两　苦参五钱　五味子五钱　木香五钱　冰片五分　麝香五分

以上共研细，用麻黄熬成膏，将药面拌匀，捣一千杵，软硬适宜，丸如小弹子大，每重一钱，朱砂研细为衣。每服一丸至二丸，开水送下，或掺其他药汁内送下亦可。

方歌：

我有换骨丹，说来真奇怪。传自一老人，一百八十岁。能快病人心，扶起衰弱背。

槐皮芎术芷，仙人防首蔓。十样各一两，苦味香减半。冰麝用五分，朱红为衣面。

## ——祛风丹（一名浮萍丸，万方针线）

治一切中风，浑身疼及瘫风、痪风、大风、贼风、破伤风。身疼而汗不出者，宜用此方治之。

紫背浮萍不拘多少，宜到古七月中旬采之。放竹筛内，不用水洗，晒干，沙土自落。碾细，炼蜜为丸，如弹子大，每服一丸，用豆淋酒①送下，一日二次。

方歌：

天生灵草无根杆，不在山间不在岸。始因飞絮逐东风，泛梗青青漂水面。

只用一味起沉疴，采我之时七月半。不论瘫风与痪风，些小微风都不算。

豆淋酒下二三丸，铁人头上能出汗。

## ——消风解毒汤

治中风，而风不在脏，不在腑，不在六经，而以在皮肤之间。发痒发疹，而疹形如片如云，形式不一，小大不等，俗谓之"风屎"。西医曰荨麻疹。但是有腹疼者，而有不疼者。此症若犯鱼腥鸡鹅等肉，则难治之者也，如若血分疮者，此方亦能治之。

荆芥钱半　防风二钱　当归二钱　生地二钱　薄荷钱半　赤芍二钱　连翘三钱　羌活钱半　柴胡钱半　蝉蜕钱半　牛蒡子钱半　白鲜皮三钱　生甘草一钱　黑芝麻三钱（微炒作引）

水煎温服，一日二次，勿犯鸡鱼腥。

方歌（西江月）：

浑身血风疮泡，发时痒甚难招。百药不效悯徒劳，制一奇方有效。

荆芥防风归地，薄荷赤芍连轺。羌柴虫退牛蒡好，鲜皮甘草为要。

如若荨麻疹，并风屎发生时，误食鸡肉鱼腥痒甚，不止一日数发，或变其他症状，而有头疼恶寒、发热出现者，宜用熏洗法治之。

## ——熏洗法

治风屎，荨麻疹，痒甚，误犯鸡鱼之味，而恶心寒发热者，宜熏洗法治之。

蒲公英一把　艾叶一把　麻黄五钱　花椒叶一把　赤葱根十五个

以上共五味，放一处，水三四碗炖滚。候至临卧时，先将衣服脱尽，用一布单，将头连身裹住，将药带水放在病人两腿当中，先以热气熏蒸。待水不烧，以棉布蘸水，浑身拭洗，洗后慎避风寒，否则不效而反剧。

方歌：

浑身发痒荨麻疹，又叫风屎是俗名。熏洗之法有奇应，不可误犯鸡鱼腥。

麻黄麻椒蒲公英，艾叶一把赤葱根。临卧煎水洗一遍，若犯风寒返剧增。

---

**注释**：①豆淋酒：功能"破血祛风"。制备方法：黑豆炒焦，以酒淋之；或大豆炒半熟，粗捣、筛、蒸，放入盆中，以酒淋之，去渣。后文又有豆淋酒为"醋"之说。

凡在新卧起，新饭后，而有汗急欲出外。而汗未干，以被风之气一触，而当时不觉，以过二三日，面如虫行发痒，身如针刺，而又如虱咬者，是微风伤及于肌肤也。但是伤及仅于面部者，为面游风；若伤及于全身者，为之刺风。如面游风者，宜海艾汤、四物二冬汤治之。如刺风，浑身发痒，或黄昏痒甚者，宜八一汤治之。如老年之人，以至皮肤缺乏营养而痒者皆可治之。

## ——八一汤

治风伤肌肤，发痒不止，而每至黄昏，痒不可当。以交亥子之时而痒止，方可入睡。上午时轻，下午续重者，宜此方治之。

黑芝麻二钱（炒）　枳壳二钱　蔓荆子一钱　防风一钱　威灵仙一钱　何首乌一钱　荆芥一钱　川芎一钱　苦参一钱　甘草一钱　薄荷五钱

引用大酒二两，蜂蜜二两，共煎成一茶盅。候温服，一日二次。

方歌：

风伤肌肤缺营养，疹点发痒不甚疼。方用八一汤救治，药下咽喉有妙功。

胡麻枳壳蔓防仙，首乌荆芎苦炙甘。首二各二中八一，薄荷五钱蜜酒煎。

临床治疗有奇验，因而记录在此间。

## ——海艾汤

治新卧起、新饭后汗出，而迎门出外，被风伤及头面，过二三日而瘙痒不止。久之，发疹如粟粒，抓破流水结痂，痂落疹粒复起，痒而不可忍者，皆为之面游风，亦曰迎面风也。虽然是些小之病，难受甚于大病，宜此汤治之。亦能内服，亦能熏洗最妙。

菊花三钱　艾叶二钱　薄荷二钱　藁本二钱　甘松二钱　蔓荆子二钱　藿香二钱　荆芥二钱　防风二钱

以上九味，用沸水煎，以热气熏面，服头煎后，将二煎在面熏洗。

方歌：

若是面游风，说来真易见。痒而发疹粒，抓破损颜面。菊艾薄藁风，甘松蔓藿荆。

九味各二钱，先熏后洗验。如若要内服，沸水煎盅半。

## ——四物二冬汤

治面部伤风，日久瘙痒难忍，抓破流水，干结白屑，抓则白屑飞扬者。此是肺家血虚火盛而生风。肺主皮毛，久则传及遍身难治。不可重用风药，宜养血清火，兼消风为正治之法，宜此汤治之。

生地三钱　当归三钱　川芎二钱　白芍三钱　天冬二钱　麦冬二钱　蝉蜕钱半　桑枝三钱　牛蒡钱半　刺蒺藜七钱　威灵仙钱半　僵蚕钱半　苍耳叶二十片作引

水煎服，早晚各一次。忌生风动气、伤血助火之品。休息为佳。

方歌：

四物二冬并秋蝉，桑枝牛蒡蒺灵蚕。如若欲行外治法，苍耳叶洗自能痊。

肺家血虚兼火盛，面部发痒又出疹。重用风药来治疗，侵及遍身癞子形。

## ——外洗法

治面游风，误用风药而传及遍身，先似癣而非癣，以后结成癞皮，无法可治者，宜用洗法治之。

苍耳叶不拘多少，在小暑至立秋采收，阴干收贮。每用一把，水煎洗。

多洗几次为佳，洗后用炉甘石一二两（煅），研细，以清油调涂患处，数次痊愈。再涂数次，乃能除根。

方歌：

肺家血虚火热证，误用风药传遍身。似癣非癣癞皮形，此法洗之最为灵。

每用苍耳叶一把，先熏后洗效可夸。甘石研细清油拌，搽上数次能除根。

## ——消风败毒汤

凡在行路之时，天气大热，而忽然小便逼急。而不管有风之际，与气候寒冷之时，而以撒小便为急，忽然被风伤及外肾。阴囊一日痒似一日。久而久之，阴囊痒，面部下颏亦瘙痒，与肾囊相同者，此为之肾囊风，传及面部也，宜用消风败毒之药治之为佳。在治疗时，须慎风寒，勿食辛热之品，莫卧过暖之处。以此法治之。

治风中肾囊，先湿后痒而不可忍者。久则传及面部，先侵下颏，痒甚发疹，所以此为肾囊风，不可误作面游风而治也。

当归尾三钱　赤芍三钱　生地三钱　连翘三钱　蛇床子三钱　地肤子五钱　木鳖子二钱　土茯苓五钱　防风二钱　藁本二钱　薄荷二钱　甘草钱半　黑芝麻（炒）一撮作引

水煎一盅，食后服。

方歌：

风伤阴囊湿又痒，侵上下颏生疹疮。医者勿作游风治，消风败毒乃为良。

归尾赤芍生地黄，连翘木鳖地肤床。防风藁本土苓草，薄荷胡麻止痒强。

凡中风之症多端，而不能详细叙书。并非余之不写，而实是水平有限，只是在此写了不多几种，以备读者参考。此因年龄关系，是很重要。余今七旬有三，常常耳鸣如蝉，目如罩锣，神混不清，所以前拉后托，冗乱不整。写了几段，不大明晰，再将肾囊风遗漏的一方，补记于后。

## ——抗毒金针汤

治肾囊伤风，而湿痒难受至极，以遇鱼腥鸡肉，而痒更甚。发疹如粟粒，久则传及下颏，而亦发疹粒痒甚。搔之则粒破而流水，与肾囊相同者，宜此方治之。

连翘三钱　金银花三钱　白芍二钱　知母钱半　黄柏二钱　土茯苓五钱　木通一钱　蛇床子三钱　苍术三钱　焦黄芩三钱　木鳖子大三个（煨）　甘草钱半　灯芯草一团作引

水煎温服，渣再煎。一服，大效；二服，除根。次方一名一服汤，药品简易，效力最大。

方歌：

肾囊生疹瘁难禁，下颔亦有更相同。若是游风在颜面，消风抗毒是金针；

连翘木通土茯苓，二花知柏蛇床灯；杭芍苍术生甘草，煨木鳖和焦黄芩。

### (五) 小结

凡中风之症，有常见之中风症，有少见之中风症。常见者，是大中风也；少见者，是小中风也。而大中风常见者，是其易见而不易治也。小中风少见者，是其人少见而不注意。注意其他疾病，而不重视其风也。例如破伤风、绿风、青风、胃风、风痹等症。为医者，治其彼而不治其此也。如风痹者，但以湿为重，以风为轻。而善治者，宜息其风，而兼燥其湿也。不善治者，以止其疼，而兼燥其湿也。将风之一字，永不息治也。如绿风、青风二症（注：作者列在眼科一门），以眼疾治疗，而不以风疾治之，始终得不到良好效果。久而失明，到底不治其风之误也。如胃风，不服水土者，吐而不泻，泻而不吐。善治者，专平其风，而不止其吐泻。风平，而吐泻立止。如以吐泻为事，而不平其风，至死不知疾之所由也。此所谓胶柱鼓琴，而终不得一响。缘木求鱼，而终不得一只者也。嗟夫！人生疾苦，实难预料，不意而得其生乎？不意而得其死乎？亦有至死，而不明疾病之所在脏乎？在腑乎？

# 二、破伤风门

## (一) 破伤风论

凡破伤风之症，诸医家详而言明，破则以伤其风，不破而不伤其风也。但是如此，以明破伤风之理也。究其所因者，而肌肉破，则流血过多。血出太多，故筋不得其血之所养，而伤处以被风邪所侵。风邪传于肌表之间，而发热、恶寒，与感冒相同。此等之病，多发生于疮家，脓溃以后，妇人新产之时，为广见者，而为最轻者也，则易治之也。如斯疾概可见矣，此乃内因外伤之患也。如若初因击破、打破、砍破，血流不多，伤肌肉亦不深，而人视为寻常之事，殊不知风邪乘虚而袭之，势必恶寒发热，少汗或无汗。或在恶疮久不收口，亦能致此。若在大灸大焚之后，亦能致之也。此所谓外伤肌肤，内伤经络，风邪袭之，而成危候恶症。实火毒内攻之所属，风邪外乘之所致。其症一时冷，一时热，而口噤目斜，身体强直，神昏不清，有时发痉，而角弓反张之状者，旦夕必死无疑也。

凡破伤风，而有四因：一者，因卒暴伤损，跌打，风邪乘虚而入之也；二者，因恶疮溃烂，汤洗艾炷，大灸焚及肌肉，逼毒妄行，流入脏腑者也；三者，因日久疮口不合，贴膏流孔妄揭，风邪侵入内者也；四者，因热郁遍身，白痂满体，疮口闭塞，气郁实难通泄，传入经络者也。

## (二) 破伤风类型

凡人之经络，各随其筋骨纤维，而结束于身。若气血强旺，百邪不侵。如气血内虚，百病丛生，何况破伤风之疾乎。若是气血内虚，外为风寒湿热之气所中，则或发痉。故寒则而发紧缩，热则而发弛张，风则弦急而发，湿则而发弛缓。故风散气而有汗，而不恶寒也；故湿涩血，则恶寒而无汗也；故热伤风，而为瘈疭也，湿溢血，则发缓弱也。故《内经》所谓：人筋挛短小，而筋必不利，则发弛张，皆是湿热不攘之所为也。若究其原因，多由出血太多，血虚而不能养筋，则筋涩，来往不利，而弛也，故邪风得而袭之也。故伤寒汗出太多，用下药太过，与大病久病之人，以及产后所致斯疾者，概可见矣。

凡筋脉相引者，而急者，故名之瘈疭，俗谓之抽搐者是也。诸热瘈疭，皆属于火。是热胜风，抟并于经络也。故风主动而不宁。不宁不静，而风火相乘者，是瘈疭抽搐生矣。治法当宜消其风，而清其热，折其火之品。而斯疾立愈。若妄用艾火外攻，表散之药内服，其疾立即告变，死不旋踵矣。

## (三) 破伤风脉法

脉法：破伤风之脉与痉症脉相同，两手之脉，按之紧而且弦，直上直下，伏沉弦紧之脉，皆弦直或沉细些。此为汗后欲解之脉，波动如蛇。弦紧尚可，伏沉而坚，必至伤亡。

凡脉浮而无力者，风伤太阳经也；脉长而有力者，风伤阳明经也；伏而弦小者，风伤少阳经也；若或如雨溅散，不整而出指者，死期将至，此为确定之理欤。

### （四）破伤风辨别

凡治破伤风，与治中风之症大同小异。故治破伤风者，先视其伤处如何。若患疮久不收口，每日出脓，而忽然疮口闭塞，时疼而肿，身发寒热，而伤风无异。但外无伤风之形症，而必热毒内郁，阳气不得宣通于外而内热。热能生风，风热相抟于伤口之处，而发青红，定或身发寒热，而时发痉，而时抽搐。久则伤口处肿起，而出黄水。或青不肿，而不出水者，为风热过胜之故。缓则内治之，急则内外皆治之可也。若病又不在伤处者，是风热伤经络也，亦死候也，当慎之慎之！

### （五）破伤风症状和治疗

如初觉伤处肿疼，周围而有青色，少有白痂，或黑痕者，亦恶候也。身有寒热往来者，急用玉真散贴之。如伤在头面者，急用水调膏，和雄黄涂伤口上，以肿渐消为度。如不消者，再贴；而加以内服消风败毒之品，而内外兼治。若腰脊反张，四肢强直，牙噤口闭，通身冷，不知人事者，急用蜈蚣细末擦牙，吐出涎水，立省，再进行治疗。如发痉不止，口噤不开，角弓反张者，宜续命汤治之（方见中风门）。若眼斜口歪，手扯物而颤摇，伸缩不定者，是风痰相抟，而发痉也。若身冷、手足冷，脉沉细者，名阴痉，而风伤于阴经也，宜参归养荣汤治之。如身热喘嗽，痰多，而脉滑数者，名为痰火发痉，宜瓜蒌枳实汤治之。不可全用风药、散气之品，死之则亦速矣。

如破伤风在表者，则辛以散之；若在里者，则苦以下之，兼散之、汗之。汗下之后，通利营血为正，祛逐风邪为标，宜防风通圣一两，内加荆芥穗二钱，大黄二钱，水煎，冲服全蝎粉二钱，羌活粉二钱为妙。所以在通圣散内重加四味者，能通利，又能消风也。如破伤风症，在几日后，而现出多死少生症状者，宜防风、全蝎之类治之。如弗效，改用全蝎散，或全蝎蜈蚣散治之，最妙。

如破伤风眼斜口歪，牙噤肢体强直，角弓反张，须臾欲死者，宜全蝎散，和蜈蚣散治之。若风盛者，宜二乌丸治之。若风痰盛者，宜玉真散、乌蛇散治之为妙。

如破伤风口噤身强直者，宜香胶散治之，和一字散、退风散治之，最为适当。

凡破伤风，以在头面者，则以白芷为君药，防风、头芦佐之。如在身体及四肢者，则以防风为君，身根全用。若在下肢，以独活佐之，而可为全法矣。

凡诸疮溃后，而疮口突然发青红，而不大肿，或大肿而不流脓，身发寒热者，而欲发痉者，宜用急风散和防风散治之，而决不可发汗。若大发其汗，成痉症者，宜防风当归汤治之为佳。如大砍、大跌、大打，而血出不止者，因亡血、伤风，而欲成痉者，宜当归大黄汤治之也。所以，治病者，全在活法以济人，而只用五虎追风等汤治之。而不知变通者，非善治也欤。

## （六）选方

### ——玉真散

治破伤风，口噤牙闭，身体强直，以及伤口肿硬，而色青有黑痂，而不流水，宜此方内服，外敷，效果良好，真是药简而效力宏大耳。

防风五钱　天南星五钱

二味共碾细末，每服二钱，以开水兑酒送下。再用一二钱以水酒拌软，敷伤口上而疼肿立消，而口噤身直亦效矣。

方歌：

风伤伤处是破伤，最怕极损与溃疮。邪风传入经络内，口噤身直一命亡。

方用玉真为至宝，内服外敷乃为良。防风南星研细末，温酒送下即安康。

一些另涂伤口上，口噤身直也无妨。小儿脐风亦破伤，元宵灯火灸之良。

此方又名定风散，如口噤而身不直者，用童便调下。若恐怕天南星麻人，而不肯服者，内有防风所制之也。

### ——水调膏

治破伤风，伤处红肿而不甚疼；身发寒热而不强直并昏聩。此风邪未入经络，宜此散之效。

苦杏仁五钱　细麦面一两

先将研极细，再将麦面放入一处，共研匀，以新汲水拌稀。涂伤处，肿消热退，而立即安康，真乃拔毒之妙品也。

方歌：

风伤伤处肿又红，身发寒热不甚疼。水调膏用有大效，杏仁白面要研匀。

新汲水拌敷伤上，肿消热退大有功。此为外用无价宝，胜似消炎与止疼。

### ——全蝎散

治破伤风。口噤歪，眼斜视，身体强直，角弓反张而发痉，须臾而欲死者，非此不能除邪风之结也。

全蝎尾十个或二三十个，研细末，温酒冲服，一日三四次。再以大蜈蚣散合服更妙。

### ——大蜈蚣散

治破伤风。四肢抽搐，身体反张，口歪眼斜者，宜此方，合全蝎散同服更好。

蜈蚣二三条　鱼鳔五钱（炒）　左蟠龙一两（即野鹅屎，炒，令烟尽。）

共研细，每服二钱，以防风、羌活二味煎汤送下，一日二三次。

方歌：

伤风口噤眼歪斜，角弓反张须臾绝。蝎尾十个研细末，温酒送下立时竭。

左龙鱼鳔蜈蚣截，一处研细服之协。防风羌活煎汤下，非此不除风闭结。

名为全蝎蜈蚣散，二方合并是秘诀。

若服此药，风传里而不解者，当服左龙丸。

一方：

　　鱼鳔三钱（炒脆）　　蜈蚣二条

　　共研细末，每服一钱，以防风羌活煎汤送下，一日二三次为度。

## ——小蜈蚣散

　　治破伤风。口噤不开，身直反张，而叫之不省人事者，宜此搽牙，口开人省，再进他药。

　　蜈蚣一条　　全蝎二个

　　共研末，搽牙根，或吹鼻内，立省。口不噤，再用其他药治之。

　　方歌：

　　伤风口噤不知人，百药难下咽喉中。蜈蚣全蝎研细末，搽牙吹鼻真有灵。

　　此为特效蜈蚣散，临床用之很效验。

## ——二乌丸（夺命丸）

　　治破伤风，风邪入里，角弓反张，牙关紧闭不开，先用蜈蚣散，以搽其牙、吹其鼻，再用此治之。

　　生川乌二钱　　白芷二钱　　天麻二钱　　生草乌一钱　　明雄黄一钱

　　共研细末，以大酒拌丸，如梧桐子大。每服十丸，以温酒送下，一日二三次。一名夺命丸。

　　方歌：

　　破伤风，实难言，内服二乌夺命丸。川乌白芷明天麻，雄黄草乌一处研。

　　大酒拌，桐子大，温酒送下十九佳。一日连进二三次，功效能力真堪夸。

## ——乌蛇散

　　治破伤风。痰盛壅塞喉中，而不下不上，如田鸡声，其人急欲死，而手乱抓，足乱蹬，而无一刻安宁之势者，宜此治之。

　　乌蛇六钱　　麻黄一两　　草乌五钱　　炮姜五钱　　附片五钱　　川芎五钱　　白附子五钱　　天麻五钱　　全蝎稍二钱半

　　以上共研细末，每服一钱或钱半。一日二三次，夜二三次，温酒送下，痰降自愈。

　　方歌：

　　破伤风痰盛，喉有鸡鸣声。方用乌蛇散最灵，麻黄一两用。

　　乌蛇六钱重，草附五钱轻。芎白天麻炮姜同，蝎稍二钱零。

　　以上共研细，每服一钱重。温酒送下效力宏，一日三次进。

## ——朱砂指甲散

　　治破伤风。手颤足摇，浑身抖动不止，似痫而伤处肿硬者。勿治痫，而风邪内攻也，宜此治之。

朱砂二钱（水飞）　　胆南星二钱（姜炒）　　独活二钱　人手足指甲六钱（烧，存性）

以上四味，共研细末，分三次服，温酒送下颤摇抖立即停，再看症状如何，服药治疗。

方歌：

朱砂指甲散，专治破伤风。手足颤又摇，浑身抖动弹。

水飞朱砂二，大活南星同。指甲六钱重，烧灰要存性。

一处研细末，分作三份成。每服温酒下，三次即安宁。

## ——乌鸦散

治破伤风。风入血分，以致血液凝结，而人昏不醒诸药入口而不知咽者，宜此治之。

乌鸦翎不拘多少，烧灰研极细，以温酒调稀，先从鼻吹入，咽下以后，从口服，服后再服温酒二三盅，以助药力之速行也。

方歌：

昏迷服药不知咽，乌鸦散从鼻孔灌。乌鸦翎烧极细研，温酒调稀慢慢咽。

服后进酒二三杯，以助药力速行遍。

## ——一字散

治破伤风。口噤舌强，身体强直，说话喃喃不正，而不醒者，宜此治之。

蜈蚣一条　天麻五钱　草乌五钱　全蝎十个　白芷一钱

以上共研细末，每服一字①。如发热，清茶送下；如恶寒，温酒送下。

方歌：

伤风闭结语喃喃，急用一字救结散。蜈蚣全蝎并天麻，草乌白芷都用全。

共研极细一字大，发热茶送寒酒下。十一散剂都写抄，还有四样汤液跋。

## ——追风汤

治破伤风。风邪入里，不省人事，而有身强直、发痉之势者，宜服此治之。

防风二钱　天麻二钱　白芷二钱　麻黄钱半　赤苓二钱　当归二钱　薄荷钱半　荆芥钱半　僵蚕一钱　生甘草一钱　生姜三片作引

水煎温服，有微汗出即愈。不可误犯风寒、生风动气之物。

方歌：

风邪入里不省人，欲发强直痉症形。急用追风汤为好，麻黄天麻芷防风，

赤苓当归薄荷草，僵蚕荆芥姜引灵。服后微微若似汗，不可误将风寒冲。

## ——防风当归汤

治破伤风。发热恶寒而误发汗，以致汗出过多，而发痉者，宜此治之。

当归三钱　防风二钱半　川芎二钱半　生地三钱　生姜、大枣引

水煎温服，渣再煎服。忌辛辣之物。

---

注释：①一字：中楷一字大小。

方歌：

破伤风忌发大汗，汗后成痉治愈难。方用防风当归汤，当归防风各三钱。

川芎生地二钱半，水煎连服一二煎。服后身凉不出汗，此病方可治之痉。

### ——当归地黄汤

治损极而出血过多，以致血虚极，而更伤风者，成为破伤风之虚证，宜此治之。

当归三钱　生地三钱　白芍三钱　川芎二钱　藁本钱半　防风钱半　白芷钱半　细辛五分　生姜、大枣引

水煎温服，渣再煎服。连服三五剂，而血不虚，虽有伤风，则不为患矣。

方歌：

极损出血破伤风，血虚筋涩痉症生，重用风药为逆治，当归地黄汤为宗；

杭芍归地并川芎，藁本防风白芷辛，八味共用水煎服，姜枣作引血即生。

### ——羌麻汤

治破伤风，以在半表半里，而未深入脏腑者，宜此汤治之，而不引毒入内也。

羌活钱半　麻黄钱半　菊花钱半　白芍钱半　川芎钱半　石膏三钱　防风钱半　前胡钱半　黄芩钱半　枳壳钱半　细辛一钱　茯苓钱半　蔓荆子钱半　甘草钱半　白芷一钱　薄荷一钱　生姜三片作引

水煎温服，渣再煎服。此方为表里两解之药也，在初起之时，而觉有斯症者即服。

方歌：

半表半里破伤风，身有发热无痉形。羌麻汤服及早治，休入脏腑费医工。

羌麻菊花杭白芍，川石防前枳薄荷。黄芩芷细茯苓草，蔓荆生姜疗沉疴。

## （七）小结

凡破伤风之病，以在伤风之类，而没过于此者。在正伤风之中，而发热有汗，恶寒身强者多，而发痉者少。但是破伤风，而发热恶寒，身体强直，角弓反张，抽搐昏聩，不省人事，口噤歪斜者多矣。或问曰：破则伤风，而不破则不伤风也？余曰：伤风与伤风不同，若在平人之伤风者极多极广，而不与中风相比，所以中风而重于伤风也。如在极损之后、大疮溃脓以后、妇人新产、小儿断脐之后，皆可得此疾也。所以然者，大损大疮之后，多因虚极而伤其风，而非破处而伤风也。若指破处而言，亦有破而不伤风者也。此缘何来？因内脏实，而风不得入于内也。所以有不破而伤风者，有破而不伤风者也。若有仅仅撞破皮肤，而人内虚，身伤于风者。发热恶寒，无汗。重则发痉、强直，反张角弓，此为分于轻重有关也。亦有伤处极重，而血流不止，医药不便，沙土飞扬，而不伤风者。此理超然明矣，所以破与不破，都能伤风，而并不是见破处而均曰破伤风，而不破者则无伤风之疾矣。此所谓伤风与伤风不同者也，或曰：善，吾当识之也。

## （八）叙言

余幼时，在清光绪二十八年[①]，余地有一痘疹名医马望荣，是四川省成都市人，来吾

---

注释：①清光绪二十八年即公元 1902 年。

地行其医道。在言语上老实，衣服朴素，饮食简淡，形迹端正。因而与余祖、余父来往，谈医之理、病之源。气候之寒暄，四时之气，正与不正为异耳。五运之气盛衰，六气之相生相克与比和。谈到深密之处，亦不知其倦，不知其饥，因而和余父定为莫逆之交。以后几年，是宣统元年①也，临归成都时，给余家留下《麻痘秘籍录》②一卷，至今保存在兰州医学院③中医科中余弟景泉处。

注释：①宣统元年即公元 1909 年。
　　　　②《麻痘秘籍录》：原稿作"《麻痘密集录》"。
　　　　③兰州医学院现为兰州大学医学部。

# 三、痹症门

## (一) 痹症论

痹症，一名风湿，又名关节炎，是西医诊断之名也。

凡古书名为痹症者，即今之风湿也，又古之称为疼风、白虎历节风者，亦今之风湿也。在西医临床诊断上，通称之为关节炎，所以言其骨节发炎而疼也。既然骨节发炎而疼者，是风湿聚结之使然也。此《内经》所谓风寒湿，凝结而为痹。痹之为病，有风、有湿、有寒。风湿寒三气杂至，而成结于关节而疼者，为关节炎；结于骨骼肌肉孔窍之中而疼者，是神经疼，而又曰神经性类风湿病。究其原理，皆是古之风痹也。痹症也，《内经》曰：汗出而大风吹之，血凝于皮肤者，则为痹也。但风之为病，当半身不遂，或一但臂不遂者，则为痹病也。邪之所中人，而其气必虚，气虚则邪留而不去，其病为痹也，疼麻不仁，而不遂也。若体强气壮内实之人，虽有大汗出，大风吹，而风邪不得中也。然或有小中者，以经身运动，而风邪去不得留也。所以然者，气壮里实之故也。所以风邪中人，而是虚邪之中人，留而不去则为痹。卫气不行，则不仁也。不仁者，何以明之？仁者柔也，不仁谓之不柔和也。疼痒不知，寒热不觉，针灸不疼，是谓不仁也。

## (二) 痹症区别

古人曰：三痹者，风、寒、湿，三气杂至，合而为痹也。其风气胜者，为行痹。行者，游走不定，而无一定之处也。其寒气胜者，为疼痹。疼者，或在骨，或在筋，或在肌肉，或在孔隙之处。疼而不移，或在左，或在右，或上或下，或在四肢而不动移也。其湿气胜者，为着痹，着者，重而难举也。在两腿重而不能行也，在两臂重而不能举物也，在肩背如石所垂，而重不知其数也。此古云："腰重如带五串钱者"，正此之谓也。古之钱，每串七八市斤，以五串比较，是三四十市斤也。

如风痹者，亦行痹也，治之宜防风汤主之，而照症状加减可也。

如寒痹者，亦疼痹也，治之宜茯苓汤主之，而照症状加减可也。

如湿痹者，亦着痹也，治之宜川芎茯苓汤主之，而照病加减可也。

以上分为风、为寒、为湿三痹而进行治疗。如湿痹而兼风者，则为风湿相抟，而称为风湿性关节炎；若寒痹而兼风者，为风寒性关节炎，亦名类风湿也；若湿痹而兼寒者，则为湿寒性骨疼症，而不为炎，则为骨骼疼。而以遇湿则疼，遇寒则剧，而似乎是风湿，而非风湿，亦为类风湿也，用温散治之而有效，用寒凉治之而反剧者，此所谓渗湿性也。宜常加厚衣被而温暖，不可误犯湿寒而增剧也。

## (三) 四季形症

凡风寒湿三气之中，而亦有五痹也。《内经》曰：以冬遇此者，名曰骨痹，所以冬为水令，肾为水脏。肾主骨，冬以遇此者，而骨疼，所以为骨痹也。

若春以遇此者，名曰筋痹。所以春为木令，肝木用事，而肝为木脏，肝主筋。春以遇此者而筋疼，所以为筋痹也。

若夏以遇此者，名曰脉痹。所以夏为火令，心为少阴君火之脏。君火用事，以主之于脉。脉者周身之血脉也。若夏以遇此，则为脉痹，以主浑身经络尽疼而滞也。

若以至阴遇此者，名为肌痹。至阴者，脾也。以夏至日至立秋日，为之至阴也，所以为肌痹也。所以霉气蒸发，而汗大出，肌松，毛孔开，腠理不密，所以而为肌痹也。

若以秋遇此者，名为皮痹。所以秋为金令，肺为金脏，肺主金，合于皮毛，金气用事，以合于秋，所以主之于皮也。若以秋遇此，所以为皮痹也。

此为五痹之名。而前曰三痹者，以风寒湿三气，合而为痹也。以后五痹者，以肾、肝、心、脾、肺五脏，而以时令之气，而结合则成五痹。三痹之名，以三气而言；五痹之名，以五脏而言也。

### （四）痹症治疗

痹病，有易治易愈者，有难治而难愈者。有治之至死，而无一时之愈者，所以各书称为难治之病也。但风寒湿三气，深入脏腑为难治，至死而无一时之愈也。但疼久者，其三气之在筋也，所以治之者，而时愈、时犯，不伤于命也。但三气凝结于皮肤之内、筋骨之外者，治之而易愈也。

凡痹病麻木者，麻属于气虚，所以古人云："诸麻皆为气虚也"。而木属湿痰，死血也。凡各书曰麻木不仁者，皆属于此。但不仁，为不用也，不用不能举物，而成偏废也。

凡阳受于病者，命曰风；阴受于病者，命曰痹；而阴阳俱受于病者，命曰风痹，而又曰风湿。阳者在表与上也，阴者，在里与下也，所以而为风痹也。

凡是痹病者，而经络之气闭塞而不通流，不得畅行于周身，或疼、或痒、或麻木不仁。若手足缓弱，与痿症相似，而实非痿症。但痿症因血虚火盛，肺气焦灼而成痿也。

凡痹病，而两手柔和，而两足疼而不可忍者，以致连两膝、两腿而疼，不能行者，但与脚气相似，而实非脚气也。若夫脚气者，发热恶寒之状，此无寒热，而是风湿之气，传之于里，浸及于下也。

### （五）选方
#### ——防风汤

治风湿，浑身疼痛，游走不定，时住时疼，日夜不安者，宜用此治之。

防风三钱　当归二钱　赤茯苓三钱　独活二钱　杏仁二钱　桂枝二钱　甘草二钱麻黄一钱　黄芩一钱　葛根一钱　秦艽钱半　生姜五片、大枣三枚为引

水煎热服，渣再煎服，后微汗出即愈。

方歌：

风湿浑身疼，游走永不停；日夜无间歇，用此即安宁。

防风归赤苓，杏仁桂枝芩；独活麻黄草，葛艽姜枣葱。

水煎热服下，微汗出即松。

## ——茯苓汤

治风湿、痛风，四肢拘挛，浮肿，疼痛不止，日夜无休歇者，宜此治之。

赤茯苓三钱　桑白皮三钱　防风二钱　桂枝二钱　川芎二钱　芍药二钱　麻黄二钱
生姜三片、大枣二枚作引

水煎热服，渣再煎服。服后汗出为妙，但出汗不可多，多则伤血，其病不已。

方歌（西江月）：

风湿四肢拘挛，浮肿疼痛不安；拟一奇方立时痊，疼痛消失立验。

桑皮防风桂枝，川芎芍药赤苓；麻黄生姜大枣引，服后汗出即松。

## ——川芎茯苓汤

治风湿着痹，疼痛不止，四肢浮肿，麻木不仁者，宜此治之。

赤茯苓三至五钱　桑白皮三钱　川芎二钱　防风二钱　麻黄二钱　赤芍二钱　当归二
钱　肉桂一钱　甘草一钱　生姜、大枣引

水煎温服，渣再煎服。着痹者，即麻木不仁，而兼疼肿，风胜之故也。

方歌：

着痹麻木又兼疼，四肢肿滞不发青；消风养血是宗旨，不仁兼疼风胜因。

赤苓桑皮和川芎，麻黄赤芍东防风；当归肉桂并甘草，姜枣作引服之灵。

## ——三痹汤

治风痹、行痹、疼痹疼痛，气血凝滞，手足拘挛者，宜此治之。

杜仲三钱　续断三钱　当归三钱　川牛膝三钱　肉桂二钱　细辛钱半　党参三钱
生黄芪三钱　赤茯苓三钱　白芍三钱　防风三钱　川芎二钱　甘草二钱　独活钱半　秦艽
钱半　生地二钱　生姜五片、大枣三个作引

水煎温服，渣再煎服。余按本病是行、疼、着、风四痹，而加量组成。所以，大病非
重剂不能愈也。余在一九六六年给魏某以大剂三痹汤治之，百付病痊，正此方也。

方歌：

大剂三痹汤，行着疼风强；气血凝且滞，手足拘为殃。杜断归牛膝，桂细党芪防；

赤苓芍芎草，独秦生地姜；三枣作为引，多服最为良。

## ——五痹汤

治风、寒、湿三气客留于筋骨肌肉，以致手足缓弱无力，麻木不仁者，宜此治之。

羌活三钱　白术四钱　姜黄四钱　防己四钱　甘草二钱　生姜三片、大枣二枚为引

水煎温服，渣再煎服。一方加黄芪二两，去姜黄。

方歌：

手足无力五痹汤，麻木不仁服之良；留而不去足软弱，风寒湿气结为殃。

羌活甘草并姜枣，白术防己与姜黄；一方去黄加生芪，至重加至一二两。

## ——加味五痹汤

治风寒湿三气合而成痹，以致浑身肌体麻木不仁，四肢软弱者，宜此治之。

羌活二钱　防己三钱　姜黄二钱　苍术四钱　海桐皮三钱　当归四钱　白芍三钱
甘草钱半　桑寄生一两　生姜五片、大枣三枚作引

水煎温服，渣再煎服。如麻木而兼疼者，加木瓜二钱，千年健三钱；如年四旬已过，而疼滞寸步难移者，加川草薢五六分。

方歌：

风寒湿气合为痹，遍身肌体麻木极；不仁且将本方用，如若兼疼加味医。

加味五痹羌己黄，苍术杭芍海桐当；寄生甘草姜枣引，麻而兼疼木健良。

若是年已五旬近，再加草薢大有功；加减之法述不尽，活法而用是上工。

## ——绪行湿流气汤

治风湿寒痹。浑身关节疼痛，四肢烦躁，麻木不仁，难以伸屈者，宜此治之。

薏米二两　芡实一两　羌活二钱　川乌二钱（炮）　防风三钱　赤葱三五节
大酒一两掺和药汁内同服。如若汗出不止者，加黄芪五六钱或一两。

方歌：

风湿郁结关节疼，四肢烦躁步难行；伸屈不得为重症，方用行湿流气灵。

薏米二两芡实半，羌活川乌各二钱；防风三钱葱酒引，掺和而匀服之安。

若是大汗出不止，加入黄芪七八钱。

## ——附子汤

治风寒湿三气凝结而成关节疼痛。骨间痿软，皮肤不仁，肌肉重著，四肢纵缓无力者，宜此治之。

附子二钱　白芍三钱　桂枝三钱　党参三钱　茯苓三钱　甘草二钱（炙）苍术四钱
生姜七片、大枣三枚为引

用百沸水煎服，渣再用百沸水煎。如用冷水煎服，不但药力失效，而更有口舌糜烂之反应。

方歌：

三气凝结筋骨疼，骨骱痿软皮不仁；肌肉重著四肢缓，方用附子汤有功。

附子白芍桂枝心，茯苓甘草苍术参；引用生姜并大枣，百沸水煎最为灵。

如若冷水煎服后，口舌糜烂反应生。

## ——蠲痹汤

治手足以遇冷气而疼，麻木难忍，遇热则减者，名曰冷痹。而最知气候之变化也。但身体不热，常畏寒，腰背重垂，此冷痹之甚者，宜此治之。

当归五钱　赤芍三钱　防风三钱　黄芪一两　姜黄三钱　羌活三钱　桂枝五钱　甘草二钱　生姜五片、大枣三枚为引

水煎热服，渣再煎服。以遇冷不疼麻为度。

方歌：

遇冷疼麻寒痹名，最怕冷气来相侵；气候未变病先觉，此症异名号天文。

方用蹻痹汤医治：当归赤芍东防风；生芪姜黄羌桂草，姜枣为引煎服灵。

## ——养血燥湿汤

治一切风湿关节疼痛，浑身疼痛，四肢无力，腰背连胯，以及腿足重疼者，宜此治之。

当归五钱　苍术四钱　白芍三钱　桂枝三钱　川牛膝三钱　防己三钱　威灵仙二钱　木瓜二钱　秦艽三钱　独活二钱　防风二钱　甘草钱半　生姜三片、大枣二枚为引

水煎一盅温服，渣再煎服。如腰疼不止，加杜仲三钱，续断三钱；如腿疼不止，加草薢三钱或五钱；如胯骨疼，加木香钱半；如肩背疼，加羌活钱半；如两足疼，不能履地者，加木通钱半。

方歌：

一切关节风湿症，补血燥湿兼消风；四肢无力腰难运，胯腿两足疼不行。

方用养血燥湿品，当归苍术杭芍秦；桂枝川膝防己灵，木瓜独活草防风。

姜枣为引水煎服，加味活法看病情。腰疼不止加杜断，腿疼再将草薢添；

髋骨疼时木香放，肩胁痠疼羌活先；两足疼痛难履地，木通钱半效真全。

## ——黄芪当归汤

治风湿症。不论一切风寒湿痹，肌骨行着皮痹等症，宜此加减治之。

黄芪二两　当归五钱　桂枝三钱　防风三钱　牛膝三钱　防己二钱　威灵仙二钱　地风皮三钱　千年健三钱　桑寄生五钱　松节一两　木瓜二钱　甘草二钱　生姜三片、大枣二枚为引

水煎温服，渣再煎服。如腰腿重而难行者，加薏米五钱；如气促而不能行者，加党参三钱；如疼急者，加乳香二钱、没药二钱。

方歌：

关节发炎腰腿疼，风寒湿痹聚结成；肌骨着行兼麻木，日夜疼痛不安宁。

黄芪当归桂枝风，牛膝防己追地灵；松节木瓜千年健，甘草姜枣桑寄生。

若是腰重步难行，薏米加入服之灵；行走气促更艰难，加上党参二三钱；

腰背腿痠无法办，不止再将乳没添。号为风湿关节炎，百法治之也难痊。

## （六）小结

凡是风湿性腰腿疼，肢节骨骷疼痛。而有疼而不麻者，亦有麻而不疼者；有疼在一处不移者，有浑身游走而疼不定；有疼而兼肿者，有疼而不肿者；有日轻夜重者，有日重

夜轻者；有发热而无汗者，有无热而汗出者。种种症状，而实难尽述。只有治之之法，在医家灵活诊断，用药对症。寒以温，湿以燥，风以消，虚以补，热以清，滞以通之。各样治法，在医家将病检查确切而治之，则为不难也。

# 四、阳 痿 门

## （一）阳痿论

凡阳痿者，是男人阳物不举，而痿蔫不强。在与妇女交接之时，而萎缩无力，不能遂其妇女心情，以致男女感情有碍，更与生育有碍。虽是小病，而妨碍大事。若不早治，晚则无能为也。

凡阳痿之症，原因三种：一因房事过度而伤肾气，以致内肾气不强，而不能通达于外肾，因而肾气无力。虽一月二月，亦不见其阳强之势。即是少有阳强之势，而见色之时，必倒戈萎缩矣。二因内肾气足，但肾气有滞，而不通畅行于外肾。此等阳痿，如炉之火而不旺，虽然欲火发，但气滞而不通于外，所以有交接之心，而无交接之形。此所谓灶中有火，而烟不通于囱者也。三因气血两虚，水火不能既济，虽有心火欲发，而欲火则不燃。欲火不燃，所以阳物萎缩，虽妇女百般扪弄，而终无一起者。虽有少起，即望门而流，此等之病，即曰早泄。但早泄与早泄有不同之点：如阳事不举，即举即流者，为之虚早泄，是欲火一发，其精即泄也；如阳事举，而能坚持一半分钟之久，以在此而不能早流，一临阴道口即流者，此谓之望门而流也。

此外，以详细来说，阳痿之症，而不止于三方面也。有血虚不能养心，而少阴君火不能燃烧欲情之火而以致欲火发，以使之阳痿不举。此等之病，非在于心，而实在于肝。宜制其肺，以补其肝。肝旺则心强，心强则水火既济，阴阳相交，气血流通而畅行，所以阳物自举，应时而战，则无伤肾之害矣。

## （二）火衰阳痿

有肾脏之水旺，而火衰者。以致火不能蒸发于水，而为水旺火衰，而肾气不强，而阳痿不举者。此等之病，而宜壮火为先，补气次之，养血再次之。所以然者，火旺则水自亏，气旺则血自强也。

有青年，正在兴阳交接之时，忽然萎蔫而不举，百计引之不能举者。而其人愈急愈萎，而终无一刺之战者。此为肾气堵塞而阳不举，不举不鼓，而无一刺者也。

有少壮之人，正在青春，阴茎和阴囊冰冷如石，而以火烤之而不温。唯在交接时而如故。或阳痿不举，而不能鼓者。此更有男女怕房一事，而言其阴阳强弱之敝。夫男人怕房者，是阳痿不举，阳中之真阴不足也；女人怕房者，是玉门不开，阴中之真阳不足也。若阴阳真气充足，何有怕房之事乎！真阴真阳之气者，是先天之真气、真性、真理、真情之自然也。自然者，凡物之所以也。自然之性，物各有其时。而人之阳事一举之时，以在平旦或黎明之时。而一举，此定理也。而且不时而举，强则入房，无房则泄精。再强再入，再强再泄，久则遗精，腰疼之症成矣。

凡阳痿之症出现，而万不可强行入房。若强行入房，必伤肾无疑也。不是亏其真水，而便伤其真火也。真水、真火，是真阴真阳之谓欤。如男女不守本分，狂交无时，不是亏其真水，而必伤其真火矣。

## （三）阳痿区别

真水虚辨法：右尺脉而常偏旺，左尺脉而常偏弱，脉细数而无力也，乃真水虚也。真水虚者，而腹中烦热，而喜冷畏热，而小便少，滴出如黄柏汁。此水虚不能胜火之故也。

真火虚辨法：左尺脉而常偏旺，右尺脉而常偏弱，脉虚大而无力也，乃真火虚也。真火虚者，而腹中阴冷，而喜热畏寒，而小便滴沥长出，而如清水。此真火虚，不能胜水之故也。

## （四）选方

### ——起阳扶举汤

治壮年青春时，而阳痿不举，百计引之，而不能鼓者，宜此治之。

白术一两　熟地一两　巴戟天一两　炙黄芪五钱　山茱萸三钱　党参一钱　肉桂一钱　五味子一钱　柏子仁一钱　志肉①一钱

水煎，空心温服，渣再煎服。服后不可吃酒及出大汗。

方歌：

青春之时正当年，阳痿不举入房难；百计引之不能鼓，即鼓即倒无长竖。

一两白术熟地戟，五钱炙芪三钱萸；一钱党参肉桂味，柏仁志肉分无歧。

### ——火上既济丹

治阳痿。服起阳汤后，而虽能交接之时，即半途而废，或望门而流。若精冷、精清者，宜此治之。

巴戟天一两　白术一两　菟丝子五钱　山茱萸五钱　山药五钱　党参一钱　肉桂一钱

以上七味，用沸水煎服。每早晚各一次，连服三五剂，而效果良好。

方歌：

交接之时望门流，半途而废不中求；精清精冷亦能治，服此之后战不休。

一两白术并巴戟，五钱山药菟丝萸；一钱党参上肉桂，沸水煎服效力奇。

### ——起相汤

治青春壮年，忽然阳物萎缩而不举，妇女百般扪弄而如故者，宜此治之。

巴戟天一两　炙黄芪五钱　酸枣仁五钱　当归三钱　肉桂三钱　菟丝子二钱　柏子仁一钱　远志一钱　党参一钱　茯神一钱　附片一钱　高良姜一钱

共十二味，以沸水煎服，早晚各一次。服后忌萝卜、生冷之物，辣椒、大酒之类。

---

**注释**：①志肉：远志去心存皮。

方歌：

阳痿不举是何因，肾气衰弱而致成；百般扪弄亦如故，起相汤服最为灵。

两戟五钱枣仁芪，三钱归桂二钱丝；柏志一钱参神附，良姜同分更相适。

## ——扶命生火丹

治命火衰而水旺，阳痿不举，即举而冰冷不温，未交接即望门而流者，宜此治之。

炙黄芪二两　熟地二两　巴戟天一两　山茱萸一两　肉苁蓉八钱　杜仲六钱　肉桂六钱　党参六钱　五味四钱　酸枣仁三钱（生用）　龙骨二钱（醋淬）　鹿茸二钱（炙）附片二钱

以上共十三味，研细末，炼蜜为丸，丸如指弹大，重一钱五分。每早晚各服一二丸，温开水送下。服至一月而阳强，温和，不冰，而无早泄之症。

方歌：

阳痿无力举，交接体不温；望门精早泄，先服此丹灵。二两芪地君，一两巴萸臣；

八钱苁蓉佐，六钱杜桂参；四三钱味枣，二钱醋淬龙；二钱鹿茸附，蜜丸服最灵。

如若欲多用，一成加九成。

## ——起阳汤

治阳痿不举，百般扪弄，而无一秒之举者，宜此方治之。

熟地一两　白术五钱　山茱萸四钱　党参三钱　枸杞三钱　肉桂二钱　茯神一钱　杜仲一钱　巴戟天一钱　肉苁蓉一钱　远志一钱

以上十一味，用水煎服，渣再煎服。连服三剂奇效。

方歌：

阳痿不举无法办，外用之药治不痊；再服起阳汤最妙，如若不举勿强研。

一两地黄定用熟，五钱白术四钱萸；三钱参芪二钱桂，茯神一钱杜巴戟；

再加苁蓉和远志，煎服三剂效力奇。

## ——固精丹

治阳痿不举。虽有鼓举之势，而见色即倒。此病名为见倒戈者，宜此治之。

白术八两　熟地八两　肉苁蓉五两　麦冬五两　炙黄芪五两　巴戟天五两　覆盆子五两　党参三两　山茱萸三两　肉桂二两　五味子一两

以上十一味，晒干碾细末，炼蜜为丸，如弹子大，重二钱。每服三丸，以温酒送下。服至一月，举而有力，见色不倒也。

方歌：

见色倒戈实难医，欲用丸剂治之易；服至一月有奇效，早晚温酒送下宜。

八两术地五两苁，麦芪巴戟并覆盆；三两参萸二两桂，一两北味蜜丸灵。

每服一两酒送下，一月之后见效神。如若不胜饮酒者，温水兑酒亦堪用。

#### ——延寿固精丸

治一切阳痿，或不痿而能举，精清精冷，体寒不温，阳虽强而精自流，未临门而精早泄。或见色而倒戈者，或妇女扪弄而不起者，宜此治之。

川牛膝一两（去心）　熟地一两　杜仲一两　肉苁蓉一两　蛇床子一两（以上五味酒浸一宿为佳）　青盐一两　柏子仁一两　肉桂一两　五味子一两

以上共九味，研细，炼蜜为丸，每重二钱。早晚以温酒送下，服至七日，入房行事，则阳强不衰，能坚持时久而不困。服至半月，三遍不损。服至一月，通宵不倒，坚而且长。此药真乃添精补髓，壮阳益阴，延年益寿之妙品。今写于此，以留于后也。

方歌（西江月）：

延年固精益寿，真是壮阳妙品。精清精冷体不温，用此大有灵应。

膝地杜苁蛇床，酒浸一宿为良。青盐柏仁桂味放，蜜丸酒送真强。

方内牛膝一味，去心效力更长。服至一月更坚强，入房几遍无恙。

### （五）小结

以上七方所用重点，要先观其人强弱，与年龄老少，病之日久时间关系。如人老而体弱者，虽曰久而治之易愈，此因人老，而守其服药与入房之制度也。如年少体壮之人，而阳痿之症出现，虽时间不久，日子不多，而难治愈者，是不守制度之故。此因年少之人，而喜狂交，岂不知此病，因狂交而伤肾气，内肾气已伤，而外肾必不强。不强再交，而再伤者，所以为难治也。若在治病之时，必须要一定遵守医嘱，谨守服药入房制度，万勿以强刺而伤其肾气。若是阳不举，是内肾气未通于外肾者也。如若初举入房之际，绝不可狂交，若以狂交为事，而下次阳又不举矣。所以病者，不明此理，而反以药无效力为怪耳。又有阳痿之症外用药方，以便搽于玉茎之上，临时入房行事。但外用之药简便，而非常用之品。若在老成庄重之人，虽有阳痿之症，只是养气蓄精，运用丹田，推涌泉，每早一遍，按摩有一定之数，一二月之内，涌泉之气热，而熏蒸于上。丹田之气盛，而气机旺，而内肾气已强，所以欲火炽盛，而外肾不扪弄而自强矣。若是轻薄之辈，已觉有阳痿不鼓之事，就用催阳药，涂其玉茎之上，以便行事。而只知一催就强，但不知强中之害，再催再强，而伤精竭气之事则不勉矣。所以，余将外用之药，而立其数言，而不书其方者，以恐后有胡乱用药之辈，说与不正之人，以误青年。事为至要，其慎也哉！

# 五、脚 气 门

## (一) 脚气论

　　凡脚气之为病，而有湿寒、湿热两种，但是，病势而有轻有重。例如南方地气热，湿热潮重，而患脚气者众；西北之地，高而气燥，湿潮轻而风大，患脚气者少，而患风湿者多矣。如患脚气，以湿寒、湿热而分析，湿则憎寒，热则壮热。以总来说，是湿热气闭塞于气血之中，壅滞不通也。有先疼而后肿者，又先肿而后疼者，疼肿并发而有引起腿疼者。但是脚气腿疼，而与风湿腿疼不同，风湿腿疼时疼时止，脚气腿疼痛无休止。若是风湿，腿疼、脚麻。若是脚气，脚腿齐疼。亦有脚气而引起头疼、身疼，壮热憎寒之状，而只以燥湿通利之品治之，而为得法。所以治脚气之病，而用通利之药者，百无一死，而用泥固之品者，百无一生也。

　　凡脚气病初起，先足疼而不发热，疼久而足肿不能履地，有扶杖而行。足底先胀，而后脚面浮肿。而肿处濡疼不甚，但身有憎寒、壮热之势。而不可以用风湿药治之。虽然药味有些许之不同，而治之法各异耳。

## (二) 选方

### ——羌活续断汤

　　治湿寒脚气。两足肿疼，身有憎寒，而两足难以寸步者，宜此治之。

　　羌活一钱半　续断二钱　细辛一钱　秦艽二钱　肉桂一钱　川芎一钱　赤苓一钱　川牛膝一钱半　杜仲二钱　白芷二钱　防风二钱　党参一钱　白芍一钱半　当归一钱半　熟地二钱　生姜三片为引

　　水煎温服，一方去姜，以酒兑水煎服。所以姜酒不同作引者，姜酒能烂肺之故也。

　　方歌：

　　湿寒脚气两足疼，不同风湿来相侵；身无寒热憎发状，疼而又肿步难行。

　　钱五羌续艽桂辛，芎苓膝仲芷防参；白芍熟地按病用，三片生姜作引灵。

　　一方去姜用酒炖，姜酒烂肺功不同。

### ——清热泻湿汤

　　治湿热脚气。疼痛难忍，行步艰难，身发热，大便燥涩者，宜此治之。

　　苍术二钱（盐炒）　酒黄柏钱半　紫苏叶钱半　赤芍钱半　木通钱半　木瓜钱半　泽泻钱半　槟榔钱半　香附钱半　甘草钱半　枳壳钱半　羌活钱半　木香钱半　大腹皮钱半　黄连钱半　大黄二钱　生姜三片为引

　　水煎温服，渣再煎服。

　　如不疼者，去木香；若疼而不肿，去腹皮；若身发热，而不大便，去羌活，加重黄连、大黄。

方歌：

脚气症，实难认，湿寒湿热要分明。两足疼，身壮热，此症容易来区别。

有时肿，有时疼，清热泻湿是为宗。湿滞血，疼不肿，热滞气分肿不疼。

若先肿，而后疼，此属血伤气是真。如先疼，而后肿，气伤血分明显呈。

二钱苍术盐酒柏，钱五苏叶赤芍通；瓜泽槟己香附草，枳壳羌活煎服灵；

疼加木香肿腹皮，热加黄连大黄功。

## ——擦法

治脚气。湿热湿寒难辨，伤血伤气不分，唯有两脚底胀疼，寸步难行，宜此治之。

生姜片二两　豆淋酒一斤

将姜片浸泡豆淋酒内，三日夜。将姜片取出一片，以火烤热，在足底擦之，冷则即烤即换，擦至姜片无湿潮之气，再换一片。仍然照前法用。

方歌：

湿寒湿热脚气生，不论气血与肿疼。足底擦法有实应，豆淋苦酒将姜浸。

三日三夜取出烘，一片擦干又换新。此为外用简易法，临床治之真有灵。

本方中豆淋酒，即苦酒。古之苦酒，即今之醋也。此方余在定西行医时，吾之老友张文伯先生所授。今余写此条，忽而记之。故写之于此，以留于后也。

## ——外薰法

治脚气。肿疼连及于两腿而肿，服药不效，针灸肿疼更剧者，宜此治之。

苦酒一斤　童便二斤许　方砖五片半

先将地下挖一方坑，和砖大小相同，再将砖放坑内，坑底一片，周围四片，作方形。再将半片放慢火烘烧，令砖极热。用钳将砖钳放坑内，急速将童便和苦酒掺和匀，浇砖上。热气喷出，将两足放在坑上，以气熏蒸数遍，疼止肿消奇效。

方歌：

不怕脚气肿又疼，这个方法真惊人。地下挖个四方坑，五片方砖做成型。

再将半片砖烤红，苦酒童便浇中心。热气喷上熏两足，肿消疼止真有灵。

## （三）小结

凡脚气者，各家言之最详。但是不外乎湿寒、湿热两大端。由于人体虚实不同，老少各异，而有兼风者多矣。如兼风性，而风脉大浮涩、而缓者，此为风寒湿，三气凝滞而成痹症，此等之病，而主要在关节疼痛，周身亦然，而不在两足也。若有风性之脉，而疼不在周身和关节者，仍照脚气治之。余以为，因西北地高风大，而患风湿者，有百分之六七十之多。而患脚气者，有百分之零点三四。所以在江南一带，而脚气与风湿相等，或者而脚气多于风湿也。如西北方之地，脚气少而风湿多。即有一二脚气，误认风湿治之。这个原因，究其理，是风湿多而脚气少之故也。所以，余在此赘述几句，易辨其脚气与风湿不同之故也。然而在东南之地，风湿多而脚气亦多矣。又在著作医学书籍之人，有重于此者，亦有重于彼者。所以，彼此不同，而治法各有异也。余在此条，仅有验方二、擦方一、熏方一，再无其他多方剂也。如在各家所著书中，治脚气之方很多，试治之，而有特效者很少。而与痹症混杂者，治法很多，而专治脚气者很少。所以风湿与脚气相似，而不同也。

# 六、肺痈门

## (一) 肺痈论

凡肺痈之症，即今之肺脓疡也，古之痈者，与今之疡一类也。痈者，而热毒壅阻于肺部而结者也。痈结于肺，而气不通也。气不通，而有发热、咳嗽，气促不已，身如感冒，头疼恶寒之状。而不可用发散之品治之，宜清热消毒之药治之。如咳嗽时，气喷火热，味如腐汁，而有臭（气）味者，即肺痈成也。如口中有浊痰，而唾之不净，如胶之粘者，而有臭气者，此为肺痈之初起。但身不大热，而少有微寒，咳嗽无痰，胸中隐隐痛，不知其处，忽左而忽右。即有痰，而痰内有血丝与浊沫也。《金匮要略》云："噼噼有声者，是上焦燥热，而口干也，但口干不喜喝水也，上焦之热者。"而热者，灼及于肺，而燥胜也。灼肺之热毒，结聚不散，是结核肺痈之症成也。其实今之肺结核，与古之肺痿同也。

## (二) 肺痈症状

古之肺痈，与今之谓肺脓疡名不相同，而其实一也。但在肺痈、肺痿，而大有不同处。肺痈发热，而不休止，或下午少有热减。而肺痿发热，下午更胜，以至亥子，身凉有汗，或盗汗。肺痈咳嗽，必吐脓血，腥臭触人，虽不吐痰，而喷出之气，亦腥臭触人。肺痿咳嗽，痰中有血丝，虽有脓痰，而无触人之臭气。二症胸中皆有隐疼，但是肺痈胸疼，而胜于肺痿也。肺痿阴虚，肺痈阳实。肺痿之脉虚而且浮，沉紧细数，必损其躯。肺痈之脉，洪大而实，沉数有力。若是浮大而虚，沉细无力，岐黄不医者也。

余在多年医疗中，没有很好的经验和理论，只是把几个有效的方儿写出来，以供大家参考。所以中西论症，有不同之点。余以在此条，而不多谈病理和病机，仅把方儿写出。这几个方，有专治肺痈而吐脓血的；有治咳嗽不已而哮喘的；有治气促胸闷，而成为起卧不安者。一方有一方的作用，只要用的恰当、对症，无有不效之理也欤。

## (三) 选方

### ——玄参清肺饮

治肺痈咳嗽。已吐脓痰，痰内有血，臭气触人，胸膈胀满，喘急发热者，宜此治之。

薏苡仁四钱　地骨皮三钱　麦冬三钱　柴胡三钱　桔梗三钱　茯苓三钱　橘皮钱半 玄参钱半　沙参一钱　甘草一钱　槟榔六分

水煎温服，服时加入童便一小杯。渣再煎服，仍加童便。

方歌：

肺痈已成吐痰脓，痰中有血胸膈疼。发热喘急又胀满，咳出臭气真难闻。

薏米四钱定为君，三钱骨麦柴桔苓；钱半橘皮玄参入，一钱沙参草与槟。

煎成童便加一盏，连服三剂大有功。

## ——桔梗举肺汤

治肺痈日久。吐脓痰数斗，腥臭之气人不能近，日夜不卧者，宜此治之。

桔梗钱半　川贝钱半　当归身钱半　瓜蒌仁钱半　桑白皮钱半　生黄芪钱半　甘草钱半　枳壳钱半　薏苡仁钱半　百合钱半　防己钱半　葶苈子一钱　五味子一钱　地骨皮一钱　知母一钱　杏仁一钱　芦根七寸（剪碎）作引。

水煎温服，渣再煎服。如痰甚，倍百合二钱，加柴胡三钱；若大便秘结，加熟大黄二三钱。

方歌：

肺痈至重气扩张，日久吐脓数难量；腥臭之气不可近，半坐半卧不安床。

钱半桔贝归蒌桑，芪甘枳薏百合防；一钱葶味骨知杏，咳甚倍合加柴良。

便秘更将酒军用，水煎温服效果张。

## ——桔梗杏仁汤

治肺痈，咳嗽不止，吐脓稠粘痰，痰中带血，一日数十次者，宜此治之。

橘红三钱　金银花三钱　川贝三钱　连翘二钱　麦冬二钱　银柴胡二钱　夏枯草二钱　枳壳钱半　桔梗一钱　杏仁一钱　甘草一钱　漏芦根引

水煎温服。如火甚，而喝不止者，加花粉三钱；血多不止，加茜草三钱。俱用水煎服。

方歌：

桔梗杏仁治肺痈，气促咳嗽吐血脓。日夜唾痰几十次，痰中带血真惊人。

三钱贝母橘红银，二钱翘胶柴麦冬；枯草百合钱半枳，一钱桔甘杏仁可。

火甚口渴添花粉，血多不止茜草根。

## ——排脓汤

治肺痈。大吐脓血以后，口中臭气难闻，气促身乏无力者，宜此治之。

黄芪五钱　白芷五钱　五味子五钱　党参五钱

以上四味，水煎温服。如欲作面剂者，共研细，每服三钱，以漏芦汤送下，早晚各一次。

方歌：

肺痈愈后不吐脓，口中臭气实难闻；气促身乏无力动，法用排脓理气真。

黄芪白芷各五钱，五味党参一并添。水煎温服早晚用，欲作面剂服三钱。

## ——枯芩漏芦汤

治肺痈已愈，身热不除，并咳嗽不止，气臭人不能近者，宜此治之。

黄芩三钱　漏芦五钱　桔梗三钱　杏仁三钱（研如泥）　马兜铃三钱　甘草三钱　芦根七寸（剪碎）作引

水煎温服，渣再煎服。

方歌：

肺痈愈后热不清，咳嗽不止气喷人；休服大量清热品，枯芩漏芦汤为宗。

漏芦五钱枯芩三，桔梗兜铃杏三钱；甘草同分芦根引，服后身凉痰自安。

## ——三白广生汤

治肺痿。久嗽，形成痨疾。身发蒸热，更兼腹泻、口渴者，宜此治之。

白芨二钱　白蔹二钱　白薇二钱　酸枣仁钱半　橘皮钱半　山栀子钱半　川贝二钱丹皮钱半　芡实二钱　乌梅五个（去核）　地骨皮三钱　莲子肉二钱　炙甘草一钱　乳汁一杯为引

水煎候温，将乳汁掺于药汁内，频频服，渣再煎服，仍掺乳汁。

方歌：

肺痈肺痿各有因，古今病同名不同；肺痿久咳成痨症，下午蒸热腹泻生。

方用三白并枣仁，山栀贝母丹皮陈；芡实乌梅炙甘草，骨皮莲子要去心。

煎成服时频频用，掺入乳汁三酒盅。若是夜咳不安眠，加入远志蔻改前。

## ——驱二竖丸

治肺痿日久，咳嗽不止，咽如虫行。有时咳出痰如蚕状，气逆喘促。是谓之病菌深入膏肓，针灸四花穴，而不愈者，宜此治之。

远志钱半　炙甘草钱半　附片钱半　细辛钱半　白术二钱半　炙黄芪二钱半　党参二钱半　肉桂一钱　百部一钱　生姜一钱　花椒一钱　麦冬一钱　杏仁五分

以上共研细末，炼蜜为丸，指头弹大。每早、午、晚饭后，各嚼化一丸。久则不觉自愈。

方歌：

肺痿日久咳不平，咽中有物如虫行；吐出痰形似蚕状，是为病入膏肓中。

针灸四花穴不效，此药嚼服大有功；钱半炙草志附辛，二钱五分术芪参；

桂部一钱姜椒麦，五分杏仁蜜丸嚼。此是特效一验方，勿疑内有热与辛；

若是盗汗发热甚，此药千万勿沾唇。

## ——保和汤

治肺痿，久咳不止，口干渴不饮，身体虚弱少食，一有动作，咳嗽气促者，宜此治之。

川贝母二钱　知母二钱　天冬二钱　麦冬二钱　款冬花二钱　花粉一钱　杏仁一钱薏苡仁一钱　桔梗钱半　马兜铃钱半　紫菀钱半　阿胶钱半　百合钱半　当归身钱半　百部钱半　五味子二十粒　紫苏叶一钱　炙甘草一钱　薄荷一钱　饴糖一两　生姜三片作引

水煎候温，频频而服，急则不效。

如咳嗽失血者，加炒黑蒲黄二钱，生地二钱，小蓟三钱至五钱。

如痰多者，加瓜蒌三钱　橘红钱半　茯苓二钱。

如气喘，去紫苏、薄荷叶，加苏子钱半，桑皮二钱，陈皮钱半。

如发热，去姜三片，加枯芩二钱，芦根七八寸（宜白鲜者佳，黑黄不用。剪碎）为引。

方歌：

肺痿久嗽成痨症，口干不喝弱羸形；身乏无力少饮食，气促痰喘面不容。

方用保和为对证，加减之法在后存。二钱二母及三冬，一钱花粉杏薏仁；

钱半桔菀兜胶合，归部廿粒五味从；一钱苏薄炙甘草，一两饴糖三姜灵。

吐血炒蒲生地蓟，痰多瓜蒌橘红芩。喘去紫苏薄荷叶，加入苏子桑白陈。

发热再将枯芩用，姜引调换鲜芦根。

## ——加味甘桔汤

治咳嗽不已，哮吼又生，气促呀呷不止，喘息有音者，宜此治之。

桔梗三钱　百部二钱　贝母二钱　前胡三钱　白前三钱　橘红二钱　茯苓二钱　旋覆花三钱　甘草一钱　芦根七寸（剪碎作引）

水煎候温，频频而服，渣再煎服，效果奇好。

方歌：

咳嗽未止哮吼生，气促呀呷喘息鸣；医家休作肺痈治，利气平喘是为真。

百部白前贝桔梗，云苓旋覆毛橘红；各样二钱五分重，甘草一钱勿多称；

不效加味灵活用，苏梗三钱引芦根。

## ——参苏温肺汤

治寒邪伤肺。咳嗽不止，吼喘无时，遇冷则发，天寒更甚。此属内外皆寒者，宜此治之。

沙参二钱　茯苓二钱　紫苏叶二钱　半夏二钱　白术二钱　五味子二钱　肉桂二钱　木香二钱　陈皮二钱　桑白皮二钱　甘草一钱　生姜三片为引

水煎温服，渣再煎服。数剂而安。

方歌（西江月）：

寒邪伤肺咳嗽，吼喘常时不安；遇冷则发更不宁，一到寒天最重。

此属内外皆寒，温药治之则安；若用寒凉下喉咽，反然命丧黄泉。

二钱参苓苏半，术味桂木陈桑；一钱甘草三片姜，水煎服之无恙。

## ——越婢加半夏汤

治咳嗽不止，吼喘无时，遇冷则发，寒则不剧。此属寒包火者，宜此治之。

石膏四钱　麻黄二钱　甘草一钱　半夏三钱　生姜五片　大枣三枚

水煎热服，渣再煎服。

方歌：

咳嗽久不止，吼喘又增加；遇冷虽发显，寒则亦若他。

此属寒包火，越婢效可夸；四钱石膏煅，二钱焦麻黄；

钱半生甘草，半夏三钱良；生姜用五片，晋枣三枚强。

水煎热服下，立时效更张。

## (四) 叙言

余在肺痈、肺痿方面，无多经验，只有数方而已。前以肺痈数方，次以肺痿数方，再以咳嗽、吼喘数方，而共写出十个方儿。这些方儿，都是余在幼年初学医时，由余父和魏念庭老先生教给我的。以至后我行医道时，遇见肺痈，而以玄参清肺汤、举肺桔梗汤治之，效果迅捷。因而余将逝矣，以不怕眼目不明，精神疲乏，工作繁忙，天气好坏。余只是苦思、苦想、苦写、苦作，写就十方。以致后世同道者，再加更正。如可用则用，如不可用，作为废纸。余不能以我之写，为正确之事也耳。

# 七、妇科杂病门

## (一) 论言

吾年古稀有三，执行医道五十六七年，从十六岁开始看病，就以妇科书籍为主要读本。在三十余龄之时，就以妇科为诊断之主要对象。在彼时，诊断妇科临床之时，困难很多。若是年老之妇，犹可询问。以在青年妇女，十问九不言。问之迫急，将头俯而不仰。为医者亦无法询问，医当如之何也矣！今之社会与彼时社会不同，因社会发展，人民的觉悟。在诊断时，问之则言而不隐，摸之、揭衣（观察）而不耻，以在诊断上没有困难问题。所以，余在此，再将妇科补充数方，以备学者临床使用。此数方，是余在《妇科十条》中未曾写出来的。所以此数方是妇科常用之方，病是常见之病。余恐方病不合而乱投药，以致病者不效。一则多费资财，一则耽误生产，为医者而反费调理。幸而即愈则喜，若夫不愈，为误不小。"人生一世，无后为大"，此古人之语，今之亦如是矣。古谓之妇科难治者，今则说不通矣。《金匮玉函经》云："病有四百四症。一百一症，不治自愈；一百一症，易治易愈；一百一症，难治难愈；一百一症，死之不治。"此说明，病有轻有重，有死有生之故耳。

凡妇女之病，全在于养血。血旺气强，而病从何来耶。若血不旺，而气衰，气愈衰，而血愈不足。若是气血不足，妇女而病必多。所以乱投药物，愈投愈乱，愈乱病愈多。为医者，无从着手，治其此而彼剧，治其彼而此剧。虽有名师，亦没如之何也已矣！此则言之浅，而意义深远。以总之来说，要分其气血虚实，体之强弱而治，则不失其大端也。另外有子宫偏左、偏右之不同，倒置与幼稚之各异。但在做过妇科检查之妇，一听到倒置子宫、幼稚子宫，此病妇认为一世生育无能为也。此则不然，有做过妇科检查，做过手术，解剖肚腹，拨正子宫，以后仍然不孕。如西医之为道，实难探讨，医之理实难定论。所以知其一，而不知其二也。盖夫男女以气血为主，而男子主乎气，而女人主乎血也。而男子久病，气分脉强则生，弱则死。女人久病，血分脉强则生，弱则死也。所以，此为定理也。而但知其定理，不知其定义也。凡是妇人子宫，藉气血培养。若气血旺盛，而胎元强，必生育无疑碍矣。若血虚气衰，而胎元之气不足，所以有偏左、偏右之不同。偏左者，气不足而无力也，宜补气为主，养血次之。偏右者，血不足而无力也，宜养血为主，补气次之。后倾倒置者，气血不足，而无不能推发子宫向前，所以而后倾与倒置也。至于幼稚子宫，亦是气血不足之故，胎元之气不强也。若气血足，而胎元之气强，而能撑发子宫，何愁幼稚而不发大乎。所以在此段中，立其论而不书其方者，斯病之难治之故。余在此例中治好者，而能生育者多人。兹在《妇科医案》中，一条一例的写出，所以在此再不复赘。余言繁冗，而粗陋不堪。此因水平关系，不能很好地叙述，以启医道之未道也。

## （二）妇科杂方

### ——姜黄汤

治妇女血脏久冷，月经不调及瘀血凝滞。每逢一月之期，脐肚疼不可忍者，宜此治之，亦治月奸之病。

姜黄三钱　酒白芍三钱　丹皮四钱　当归四钱　延胡索四钱　红花一钱　川芎一钱　莪术一钱　肉桂一钱

汾酒二盏作引，水煎温服，渣再煎服。

方歌：

妇人血脏冷，月经久不调。瘀血凝成块，小肚有一条。每逢一月期，刺疼欲绞绞。

三钱姜黄芍，四钱丹归延；一钱红花入，川芎莪术官。二盅水酒许，煎服效若仙。

### ——牛膝散

治妇人月经不利，脐肚作疼，或小肚有块，疼引腰背，或气攻胸膈者，宜此治之。

半夏七钱　肉桂七钱　赤芍七钱　延胡索七钱　桃仁七钱　木香七钱　当归七钱　丹皮七钱　牛膝一两

以上九味共研细末，每服三钱，温酒送下，一日二次。疼止即安，而气降矣，此属血分气滞之故。

方歌：

月经不利肚脐疼，或连小肚及心胸。腰间气滞连肩背，方用牛膝散最灵。

七钱桂半赤芍延，桃仁木香归牡丹。一两牛膝主研服，每服三钱酒下安。

### ——越痛汤

治妇人月经病，血虚气寒，浑身疼痛，四肢拘挛者，宜此治之。

苍术三钱　附片三钱　酒白芍三钱　当归三钱　茯苓三钱　续断三钱　藁本三钱　甘草三钱　防风三钱　虎骨五钱（炙，捣碎）　生姜五片、大枣三枚作引

水煎温服，渣再煎服。现方中虎骨常用威灵仙代替。

方歌：

妇人月经痛难忍，浑身似风也非风。四肢拘挛难行动，唯有越痛散最灵。

三钱术附芍归苓，续断藁芷草防风；灵仙一两为君主，姜五枣三煎服宁。

### ——清血调气汤

治妇人经血前后，痢下赤白，里急后重。攻积利水俱不可用。唯有清血调气法治之。

当归三钱　紫苏梗三钱　黄连二钱（姜炒）　黄芩二钱（姜汁炒）　酒白芍二钱　扁豆二钱　茯苓二钱　泽泻二钱　枳壳二钱　车前子二钱　山楂二钱　木通一钱　生甘草五分　焦姜引

水煎温服，渣再煎服。

方歌（西江月）：

行经痢下赤白，里急后重难挨。攻积利水无收获，清血调气法则。

三钱当归苏梗，二钱姜炒芩连；芍扁苓泽枳车山，钱木草半立验。

## ——增味四物汤

治妇人血积成癥块，大如碗，坚硬如石。每遇寒气一触，剧痛不可忍者，宜此治之。

川芎三钱　当归五钱　熟地四钱　三棱二钱　酒白芍三钱　肉桂二钱　干漆三钱　莪术二钱　酒引

沸水煎服。如疼痛不止，加元胡二钱，红花钱半。另取麝香一分，分二次药汁冲服即效。此方，余在多年试验之特效方也。

方歌：

血积成癥块，坚硬如石板。每逢寒气触，疼痛不可蠲。

积久无法办，此方能治痤。芎归芍地棱，肉桂干漆蓬①。

白水煎成服，奇效功伟宏。再用加法治，似此说不穷。

延二红钱半，麝香称一分。药汁冲两次，效验如撞钟。

## ——调气行经汤（一名化气调经汤）

治流注瘰疬。妇人多有此病，其性急躁，其气忧郁。其心烦热者，是初起发生在项，或左右不等。久则破，流水后，传及四肢，遍身结毒，如梅李状，不疗自破。孔窍相穿，寒热疼痛。或流脓水、粘汁者是也，宜此汤治之，大有效果。不然，丧失性命矣。湿滞于血分，久则先发于三阳之道。

橘皮四钱　独活四钱　藁本二钱　羌活二钱　白芷二钱　香附二钱　花粉一钱　牡蛎一钱　皂角刺一钱　甘草一钱　大酒引

此药服三五剂后，有效时，可将此药分量加至五倍，做成散剂，每服二钱，一日三次，清酒调服。

方歌：

流注瘰疬病结核，妇人多有此危灾。性躁气郁心烦热，初起发生在项侧。

日久破流脓汁水，粘在哪里哪里溃。浑身四肢能传遍，状如梅李数不来。

不治自破穿窍孔，寒热疼痛不自在。四钱橘皮半独藁，二钱羌芷香附饶；

一钱花粉蛎草刺，酒引水煎病自招。欲作散剂日常用，分量加至五倍高。

研细每日三次下，二钱之谱清酒调。

此药治瘰疬，湿毒结核流注。本应列在外科一条，因妇人多有斯病，故列在妇科杂病一条，而外科不复赘矣。

## ——琥桂散

治妇人以在产后十数天，或二三十天，恶露不尽，聚结小肚常痛者，宜此治之。

---

注释：①蓬：莪术又称"蓬莪术"。

当归七钱　半夏七钱　香附一两（即沙根）　琥珀五钱　没药五钱　木香五钱　肉桂五钱　青皮五钱　赤芍五钱

共研细末，每服二钱，以豆淋酒兑开水送下。二至三次，疼痛自安。

方歌：

妇人产后十几天，或至月余疼不蠲。恶露不尽瘀血聚，小肚疼痛无时安。

七钱半归两沙根，五钱琥没木桂青；赤芍引用豆淋酒，调服二钱病自宁。

## ——润燥汤

治妊娠之妇，大便燥结，数日不便，便则半日不下者。宜此治之。

当归四钱　火麻仁四钱（炒、研）　黑芝麻四钱（炒、研）　阿胶三钱（炒成珠）防风二钱　紫苏梗二钱　黄芩一钱

水煎温服，渣再煎服，一服即通。方中芝麻如无，以胡麻顶替炒用。

方歌：

妊娠大便燥，休用大黄攻；专服润燥汤，一次便即通；四钱当归君，火麻芝麻从；

三钱阿胶入，三钱防梗芩；水煎温服下，立时即能通；此乃有效方，无芝胡麻用。

## ——加味安胎饮

治妊娠血虚有火，腹疼，或下坠不止，腰痠气促者，宜此汤治之。

白术二钱　杜仲二钱　续断二钱　紫苏梗五分　陈皮五分　川芎一钱　当归钱半　砂仁一钱　阿胶钱半　酒白芍钱半　生地钱半　熟地钱半　酒黄芩二钱　生姜、大枣引

水煎饭后温服，渣再煎服。

如腹疼者，砂仁、酒芍、熟地可倍用。如下血不止，加地榆三钱（炒炭）、大枣三个为引。

方歌（西江月）：

妊娠血虚有火，腹痛下坠难说。腰中痠濡是沉疴，须防流产出血。

二钱白术杜断，五分苏梗陈芎；钱半归砂二地芍，酒芩二钱方可。

下血炒焦地榆，腹疼倍砂地芍。勿疑繁冗加味多，枣引真有效果。

## ——仓公下气汤

治妊娠心腹、两肋间胀闷、气促，饮食少进，四肢酥乏无力者，宜此治之。

紫苏梗二钱　桑白皮一钱　半夏一钱　赤苓一钱　青皮一钱　陈皮一钱　大腹皮一钱赤芍一钱（炒）　羌活一钱　槟榔一钱　炙甘草一钱　桂心四分　生姜三片、大枣二个作引

水煎温服，渣再煎服。

方歌：

妊娠两肋膨胀多，四肢疲乏无奈何。胸闷饮食时少进，仓公下气服之灵。

二钱苏梗定为君，一钱桑半赤苓青；陈腹赤芍羌槟草，四分桂心姜枣灵。

气上逆时倍腹皮，腹疼口干加酒芩。

## ——枳壳汤

治妊娠腹胀，气逆上行，略食即饱，食后欲呕，愈胀愈闷者，宜此治之。

枳壳三钱　黄芩二钱　大腹皮二钱　藿香钱半　生姜三片、大枣二枚为引

水煎一杯，候温食后频频服，急则无效。

方歌：

妊娠腹胀痛，气逆往上行；煎服枳壳汤，一服即安宁；略食即饱闷，愈闷愈生膨。

三钱枳壳君，二钱酒芩臣；腹皮二钱佐，藿香钱半使；姜片作向导，一服下咽轻。

## ——保产无忧汤

治妇人妊娠。在服枳壳汤后，不胀能食，身有困乏，精神不振者，宜此治之。

当归二钱　川芎钱半　酒白芍钱半　川厚朴七分　枳壳六分　荆芥穗六分　羌活七分　醋艾钱半　菟丝子钱半　川贝钱半　生黄芪一钱　炙甘草一钱　生姜二片、大枣一枚作引

水煎候温，食后频频服，渣再煎服。

方歌（卜算子）：

妊娠各种症，先服无忧汤。身体困乏神不强，服此保安康。

当归川芎芍，枳壳芥穗羌。川朴醋艾菟丝良，川贝芪草芳。

姜枣作为引，水煎温服强。饭后频频下咽腔，保证无灾殃。

## ——紫苏和气汤

治妊娠胎气不和，上凑心胸，胸胀腹满，疼痛不安，名曰胎气上逼，亦谓之子悬者，宜此治之。

党参五分　生甘草五分　紫苏叶二钱　酒白芍一钱　当归一钱　橘红一钱　大腹皮一钱　川芎一钱　生姜三片　葱根七寸作引

水煎温服，渣再煎服。

如腹痛，加木香一钱、香附二钱；如嗽不止，加桑皮钱半、枳壳八分；如胎气热不安，加酒芩二钱；如食时发呕，加砂仁钱半；如腹泻，加白术二钱、茯苓二钱；如感冒，加羌活一钱、麻黄七分；如伤食胃气滞，加山楂钱半、香附二钱；如气恼忿怒，加台乌二钱、香附二钱；如心中烦躁焦急，加羚羊角一钱（研磨）服之。

此乃余在多年妊娠临床中，所得经验方也。

方歌（西江月）：

妊娠胎气不和，忿怒气上冲胸；心腹胀满更加痛，服此即时安宁。

方书子满子悬，亦是胎气上攻；养血降气立刻应，活法加减变通。

五分党参甘草，二钱苏叶为君；一钱芍归橘腹芎，姜三七寸葱引。

腹痛木香香附，嗽加桑皮枳红；热芩呕砂泻术苓，感冒羌麻必用。

伤食山楂香附，气恼台乌香附；心中烦躁焦急生，磨服羚角减轻。

### (三) 叙言

余之心力不强，记忆力失缺。以在幼年，所经验之治疗过程，至今一概忘尽。仅仅在这二十余年内，经过的只有不多几条。而且写的零乱不整，前后有些矛盾，语句不通，念起来有些不顺。再加方歌与方注重复，如在妇科中，最后一条方歌中，误将"香附台乌"写成"台乌香附"。这是余丧失记忆力之故耳。所以特写于此，使读者则不误耶。

在此处妇科中，仅有十三方，而再不写者，恐与《妇科十条》《妇科医案》重复混乱，此是而彼非，此重而彼轻耶。只有保产无忧汤一方，在《十条》中的方歌，是七言的句子，共十四句，加减法在内。因而在此妇科条中，亦有斯方。但是方同，而方歌不同。此方歌的句子是用"卜算子"调写的。所以凑成一方之歌，而无加减之法耳。希读者，不误而为盼焉！

# 八、脾 胃 门

## (一) 脾胃论

盖夫胃者，水谷之海，后天之本源也。在五行属戊土而为阳也。主纳食，而恶湿喜燥，所以健胃必须燥湿。所以湿去，胃阳自强也。脾亦为后天之本，五行亦属土，而为己，阴也。古谓之脾胃者，为中州之腑，而食物五味皆归于胃，以藉脾气之运动而消化。其五物五味之津液，而散布于五脏、六腑，供养而百脉百骸矣。若胃气强健，而能纳食；脾气有力，能消化快。虽有硬物冷食，以入胃中，藉脾气而即消化。若胃气虚弱，而口不能食；脾气不足，而消化力不强。则脾气先滞，脾气已滞，而胃气亦滞矣。所以食物入胃而不能化，则成食停气滞之病。所以胃不疼而自疼，脾不胀而自胀。疼胀并发，而乱投药物，而愈投愈乱，愈乱愈疼。胀甚则呕吐剧烈，而则无效之期也。

## (二) 胃气论

凡胃病，宜燥湿健胃、行气之法治之，而不失其大概之旨。若专以克伐为事，而终得不到很好的效果。但治胃痛者，只知其胃有积食与气滞，而痛胀并发，所以专用克伐等品。愈克，胃气愈虚，而积食滞气愈顽固不化。而但不知健胃，胃气一强，积食运化、滞气通，而痛减、胀消，积气亦行矣。

## (三) 治胃病叙

夫胃疼易治，而易愈者多，难治而难愈者少。有食积而疼者，有气滞而疼者，有饮水多而疼者，有吃冷物过多而疼者，有吃肉食、硬物而疼者，种类且多，不能一概而论也。所以古云"胃病无专方"者，正此谓也。但是只知其胃痛，不知其脾亦能痛也，肝亦能痛也，胆亦能疼。但是疼痛不一，要详细分析，再加以脉候之，审问确实，观舌察色，以便知其吉凶，而与易难之病也欤。

## (四) 水伤胃叙

又有一种水湿伤胃，而日久水聚于胃，而积湿于脾。湿积久而腹胀，水聚久而肠鸣。水湿聚结，再加之气滞，乃为水气相结，而心胃皆疼，腹肠鸣。久则饮食少进，四肢浮肿，眼下卧蚕，新起即胀，小便赤涩，大便亦硬。此为水症初起，一不觉意，以致水泛高原。腹胀鼓，浑身皆肿，此时水肿成。而以利水消胀法，以通利治之，否则不济事矣。

## (五) 冷食伤胃叙

又有一种冷食伤胃，而疼痛不止，胸肋俱胀，时泛呕气而不吐，略食即饱，一时更胜一时。直至交亥子，而胀减，少有矢气，而安然静卧，至天明而无膨胀之形。在早饭后，略有少饮或少食，而腹胀仍然如旧。舌色白苔青底，而小便清白而多，六脉浮濡无力，沉脉紧细，兼伏而滞。以消导克伐之药治之，而得不到很好效果。宜温热药法治之，少有胀消即能食，久则彻底消除耶。

### （六）调养脾胃法

古人有调养脾胃一法，而可以强健身体，促进睡眠，以能益寿延年，祛病壮阳。可以成为培养身体之至宝，调养脾胃之妙法也。每逢早晚饭后，以两手推运腹部数十遍，以助消化之力也。每早起，空心运丹田穴百十遍，以助丹田之火，上蒸于脾胃。脾胃已热，而消化力自强矣。一早即起运丹田后，即屈膝而坐，推涌泉穴数十遍，以致厥阴之气不寒而即热，上奉于心，而心气下降于肾，心肾相交，坎离既济，不药而身体健康，返老还童，百病即消，行走如飞。虽有些小外感而即散，内有郁积而即消也。

古人有漫步稳食法，以防胃病之发。漫步者，每在吃饭以后，在空阔宽敞处，空气通畅处，慢步而行数百步。而望其行，若有所思。在自己，实无所思。霎时之间，食稳进铺，侧身而卧，即时入睡。睡则合口少语。谚云："节饮食，防胃病；慎风寒，防外感；勿暴怒，养元气；少房欲，养阴精。"此四者，为保身养心之道，治病祛灾之术。但人不谨慎预防，疾病已发，金石草木，而焉能（立）愈其病乎？在为医者，用药恰当与不恰当耳。若是用药对症恰当，即时病愈。若是诊断不明，用药不恰当，其病立即告变。轻者变重，重者即殁。嗟夫！性命疾苦，委托于医。医若能事，其疾必愈。医若庸俗，其不叹哉！世之医，能明岐黄者少，而混饭者亦有之矣。世之病，而殁于病者少，而死于药者多矣。嗟夫！实可叹也。

### （七）选方
#### ——加味平胃散

治胃气滞，而脾湿腹胀、少食，呕逆吐酸，胃气不和者，宜此治之。

苍术三钱　陈皮二钱　半夏三钱　茯苓二钱　川厚朴钱半　炙甘草一钱　生姜三钱
大枣二枚作引

水煎温服，渣再煎服。

如胸满饱闷者，加枳壳钱半，槟榔钱半。

如腹胀生膨者，加腹皮钱半，莱菔子三钱（炒），木香钱半。

如消化不快，胃气垂疼者，加山楂二钱、曲饼二钱、麦芽二钱。俱用水煎服。

方歌：

脾虚胃湿腹生膨，呕逆吐酸疼不宁。医者勿作轻易治，噎膈溃疡在其中。

胃气不和食少进，加味平胃服之灵。三钱苍术净半夏，二钱陈皮并茯苓；

钱半川朴一钱草，姜三枣二作引成。胸膈饱闷食少进，加入枳槟大有功。

腹胀生膨莱菔用，腹皮木香钱半行。消化不快胃下垂，楂麦神曲入更精。

#### ——附子温中汤

治胃气虚寒，腹疼肠鸣，便溏泄泻，下午腹胀不食者，宜此治之。

党参二钱　焦术二钱　茯苓二钱　酒白芍二钱　炙甘草二钱　炮姜三钱　附片三钱　草豆蔻一钱　川厚朴一钱　陈皮一钱　生姜三片为引

沸水煎服，忌冷水。渣再沸水煎服。

方歌：

胃中有寒腹内疼，疼痛无时腹常鸣。幽幽如水大便溏，方用附子要温中。

二钱党术苓芍草，三钱附子炮姜好。一钱草蔻朴陈皮，生姜作引病自了。

#### ——调气平胃散

治胃疼。气滞不和，腹胀及腰连背，疼胀不止者，宜此治之。

陈皮二钱　川厚朴二钱　木香二钱　台乌二钱　草豆蔻二钱　檀香二钱　砂仁二钱　苍术三钱　藿香钱半　甘草一钱　生姜三片作引

水煎温服，渣再煎服。服时频频咽之。

方歌：

胃气不和痛及胸，胀满连腰腹内痛。饮食少进不矢气，调气平胃有伟功。

川朴木香砂仁陈，台乌草蔻二钱匀；苍术三钱燥湿用，藿香钱半草十分；

生姜三片作为引，下咽矢气病自松。

#### ——木香宽中散

治脾胃伤湿。湿生痰，痰停于中，气逆少食，食则膈噎不下者，宜此治之。

厚朴一两六钱　炙甘草五钱　香附三钱　砂仁三钱　木香三钱　青皮四钱　陈皮四钱　丁香四钱　白蔻仁二钱

以上共研细末，每服二、三钱，姜汤调送，早晚各一次。如脾胃虚损者，兼服"六君子汤"。

方歌：

湿伤脾胃病，痰停于膈中。胸中常胀满，气逆往上攻。

欲成噎膈症，急服此方灵：两六厚朴君，五钱炙草臣；

三钱香砂木，四钱青陈丁；二钱白蔻入，以上共研匀。

早晚各一次，姜汤调服灵。脾胃若虚损，兼服用六君。

#### ——三因当归汤

治脾胃虚弱，心腹胀满。多由火不生土，土不制水，故水气盈溢，发为浮肿。此水肿之症将成者，宜用此方治之。

焦术三钱　陈皮三钱　肉桂钱半　赤茯苓三钱　丹皮钱半　木通钱半　赤芍三钱　木香钱半　当归三钱　槟榔三钱　木瓜二大片　紫苏叶五片或十片　生姜三片作引

水煎热服，渣再煎服。忌生冷、盐食之类。所以生冷食物，增加胃湿性力量，盐能生水之故也。

方歌：

脾胃虚弱胀生膨，多因火不生土功。土不制水水气胜，若发浮肿水症成。

屡服通利治不效，三因当归有奇能。三钱焦术陈赤苓，当归赤芍槟榔同；

钱半桂丹木通香，二片木瓜不是引；十片苏叶效最灵，水煎热服休候冰。

盐能生水勿沾唇，服后要忌冷和生。

## ——参术健脾汤

治脾虚胃寒。虚寒气滞，略食即饱，逆气作呃者，宜此治之。

苍术二钱　香附二钱　厚朴二钱　白豆蔻二钱　半夏二钱　陈皮二钱　茯苓二钱　木香一钱　炙甘草一钱　益智仁一钱　砂仁一钱　党参一钱　生姜三片　大枣一枚

水煎热服，渣再煎服，忌冷硬之物。

方歌：

脾胃虚寒气，略食即饱闷。食后气上泛，连作呃逆声。

勿作积瘕治，健脾有妙功；二钱术附朴，白蔻半陈苓；

一钱木炙草，益智砂仁参。

## ——启脾温胃汤

治脾气无力，胃气虚滞，以致脾胃不和，中满腹胀者，宜此治之。

党参二钱　白术二钱　青皮二钱　炮姜二钱　厚朴二钱　砂仁二钱　陈皮二钱　神曲二钱　麦芽二钱　炙甘草一钱　生姜三片　大枣二枚为引

水煎温服，渣再煎服。

方歌：

脾气无力磨，胃气滞不和。中满腹胀痛，启脾温胃宁。

二钱参术青，炮姜朴砂陈；曲麦无二样，一钱炙草增。

## ——加味七气汤

治心胃气结，剧痛不可忍，得嗳稍有宽快。是气郁，非食积者，宜此治之。

香附二钱　肉桂钱半　三棱二钱　莪术二钱　青皮二钱　陈皮二钱　甘草钱半　益智仁二钱　藿香二钱　姜黄二钱　台乌三钱　草豆蔻二钱　延胡索二钱　川芎钱半　焦姜三片为引

水煎温服，渣再煎服，服后戒怒气。

方歌：

心胃气结痛，连及肋背胸。得嗳稍宽快，气郁非食停。

香附桂棱莪，青陈草智藿；姜黄乌草蔻，玄胡抚芎列。

#### ——滋血润燥汤

治胃膈。噎食不下，呕吐清涎，无时疼痛，大便燥涩。服通利药，多致液涸愈结者，宜此治之。

当归六钱　赤芍三钱　生地三钱　熟大黄三钱　桃仁二钱（研泥）　红花二钱　枳壳二钱

水煎温服，临服掺韭汁一杯，通口咽下。

方歌：

胃膈噎食成，呕吐清涎痛；大便似驼粪，通利愈不通；六钱当归君，三钱芍地军。

二钱桃红枳，韭汁掺一盅；大便若畅顺，噎膈即时轻。

#### ——膈气汤

治胃气不顺，食时膈有滞气，即食即噎，将成胃膈者，宜此治之。

白术三钱　香附三钱　陈皮三钱　厚朴四钱　槟榔二钱　砂仁二钱　白蔻仁二钱　半夏二钱　曲饼二钱　青皮二钱　茯苓二钱　木香一钱　甘草五分　生姜引

水煎，入蜂蜜一小盅。煎成候温服，渣再煎服，再入蜂蜜一羹匙。

方歌：

噎膈皆由气滞成，即食即噎气上喷。将成胃膈难治症，不管扁鹊再复生。

三钱白术香附陈，四钱厚朴二钱槟；砂蔻下曲青苓用，一钱木香草五分。

姜引三片煎服就，临服入蜜一匙灵。

#### ——加味丹参金铃汤

治胃气滞，肝气结，胃脘疼痛不止，气上攻胸，连及肩背者，宜此治之。

丹参三钱　檀香二钱（劈碎）　酒白芍三钱　厚朴二钱　枳实二钱（炒）　木香二钱　金铃子二钱（炒）　青皮二钱　焦山楂三钱　槟榔二钱　生甘草一钱　生姜三片为引

水煎候温慢慢服，渣再煎服。如呕吐，加半夏三钱；如口渴有汗，加焦栀二钱；如肩胁胀痛，加柴胡三钱。

方歌：

胃气滞时肝气结，疼痛不止受折磨。气上攻胸及肩背，丹参金玲服之协。

丹参檀香并酒芍，厚朴枳实金玲角；木香青皮焦楂子，槟榔甘草姜片截。

呕吐再将半夏添，口渴有汗焦栀研。痛若连及胸背胁，柴胡三钱治之痊。

#### ——消导宽中汤

治气滞食滞，胃脘胀满少食，身乏无力，水停胃中，欲成水肿者，宜此治之。

白术三钱　枳实二钱　厚朴二钱　半夏二钱　陈皮二钱　茯苓二钱　山楂二钱　麦芽二钱　建曲二钱　莱菔子二钱　生姜三片作引

水煎热服，渣再煎服。如尿涩少，加泽泻三钱、猪苓三钱。

方歌：

食滞于胃胃气疼，气滞于脾脾生膨。中满饱闷食少进，身乏无力懒得行。

水停胃脘水不通，消导宽中治之灵。三钱白术定为君，二钱枳朴半陈苓；

楂麦曲卜一样重，三片生姜作引行。若是尿涩点滴下，必定要加泽猪苓。

## ——清热解郁汤

治肝气结，胃脘刺疼，呕吐涎水，味如柏汁，口干不喝者，宜此治之。

焦栀三钱　焦姜钱半　川芎二钱　黄连二钱（姜汁炒）　香附三钱　枳壳二钱　苍术三钱　陈皮二钱　生甘草钱半　生姜引

水煎候凉，频频服。

方歌：

肝气郁结胃刺疼，食一入口常呻吟。口吐涎汁黄柏样，渴而不喝面发黄。

焦栀三钱二焦姜，川芎姜连一样放；三钱苍术并香附，二钱陈皮枳壳良；

甘草钱半姜作引，煎成凉服即安康。

## ——大七香丸

治脾胃虚寒，冷气上逆心胸，食则气滞噎塞，渐成膈症者，宜此治之。

丁香皮三两半　陈皮二两半　藿香二两半　砂仁二两半　肉桂二两半　甘草二两半　香附二两　麦芽一两　台乌六钱半　甘松六钱半

以上共碾成极细末，炼蜜为丸，如弹子大，重二钱。每早晚各服一丸，以盐汤或酒送下均可。如不饮酒者，以白开水兑酒送下。

方歌：

脾胃虚寒冷气攻，逆气反上冲心胸。食则气滞膈满闷，噎塞渐成膈症形。

七气丸如弹子大，盐酒汤下效验灵。要戒冷食和肥腻，服之日久噎自松。

三两半丁皮为君，二两五钱陈是臣；藿香砂仁肉桂草，与臣用量不二分；

二两香附为佐使，一两麦芽入其中；六钱五分乌甘松，研细蜜丸要拌匀。

早晚一九盐酒下，戒气戒冷又戒生。

## ——小分清饮

治湿伤脾胃，水停中脘，小水不利，以致肿胀，服补脾健胃药，而不受者，宜此治之。

厚朴三钱　枳实三钱　茯苓三钱　猪苓三钱　泽泻三钱　薏苡仁五钱　姜三片为引

水煎一盏，候温通口服，渣再煎服。

如阴虚者，加川牛膝二钱、生地二钱；如发黄疸者，加茵陈三钱至五钱；如寒滞而水不行者，加肉桂一钱，有油者为佳。

方歌：

食伤脾胃水停胸，小便不利肿胀生。补脾健胃治不受，分清饮服有妙功。

枳朴二苓泽薏仁，阴虚二钱膝地生。黄疸茵陈无二样，寒滞不行钱桂增。

口若不食三仙用，姜枣作引水即行。

### ——承气平胃汤

治胃气大滞，腹胀疼痛，口不能食，食则气噎而呕，大便几日不解者。宜此治之。

厚朴三钱　枳实三钱　熟大黄三钱　苍术三钱　陈皮二钱　半夏三钱　茯苓二钱　桃仁钱半（研如泥）　当归三钱　赤芍二钱　焦楂三钱　莱菔子三钱　甘草钱半　煨姜三片作引

水煎候温频频服，渣再煎服。

如大便坚硬，而候多时不下者，加韭汁一盏。掺和药内服之。如服后一时许，腹中肠鸣者为佳。

方歌：

胃脘气滞胀又痛，口不能食气上冲。食则即呕噎不下，大便数日解一行。

若是呕吐食难进，此属胃膈惆费功。厚朴枳实与酒军，苍术陈皮半夏苓；

桃仁当归赤芍药，焦楂卜子没放轻。甘草钱半生姜引，服时加入韭汁灵。

# 九、杂 病 门①

余将前几条写的不多，每一条的药（方）多少不一。多的不过十余方，少的只有五六方、七八方而已。一共集了八条。因还有八九张纸，所以再集杂治方几例，以完成九条之数。余顺便写于此间，以后便于参考。

## （一）伤寒愈后余邪

### ——柴胡葛根汤

治伤寒愈后，身发潮热，以致项前项后硬如石，疼痛不止者，宜此治之。

柴胡二钱　葛根二钱　天花粉二钱　黄芩二钱　桔梗二钱　牛蒡子二钱　石膏二钱　连翘二钱　升麻六分　甘草一钱

水煎温服，渣再煎服。

如热甚者，倍石膏至三钱或五钱，连翘三钱；如肿甚者，加夏枯草三五钱，俱水煎服。

方歌：

伤寒病瘥后，项侧发肿痛；下午有微热，坚硬如石红；二钱柴葛粉，芩桔蒡膏翘；

六分升麻用，五分甘草娇；如是热过甚，倍加连石膏；项内外肿大，枯草五钱摇；

俱用水煎服，下咽即时瘳②。

### ——牛蒡甘桔汤

治伤寒愈后，身不发热，但项前及两侧肿痛而不红者，宜此治之。

牛蒡子二钱　桔梗二钱　天花粉三钱　陈皮二钱　连翘三钱　赤芍二钱　川芎二钱　紫苏叶一钱　木香一钱　甘草一钱

水煎温服，渣再煎服。

方歌（西江月）：

伤寒愈后项肿，两侧疼痛不红。此属邪热未清尽，盘聚少阳之症。

牛蒡桔梗花粉，陈皮赤芍川芎；连翘三钱要捣研，苏木甘草一钱。

### 小结

凡伤寒愈后，余邪未尽者，此乃汗下不彻之故。余邪如有结耳后者，有结项侧者，

---

注释：①杂病门条目序号较原文有调整，原文条目前无病名、序号者，编辑时酌补；夹杂于部分条目后的"固肠丸"等五方，另立第九条其他病予以归纳。另外，原文第一段中有"一共集了七条""以完成八条之数"，疑数字有误。因此前已有八条，故改动。
　　　②瘳：音"chōu"，病愈。

有两耳下硬肿者，皆速宜消散。如若迟延者，日久则必化脓矣。宜连翘败其毒消其肿。如项肿而连及于头者，宜金银花、连翘、花粉、灵仙之类治之。如大便燥者，加酒炒大黄，利之可也，或加穿山甲（现禁用）治之亦可。如肿久而化脓者，欲破而不破，欲消不消，欲溃而不溃者，以手术治疗。脓溃后，宜内托消毒汤，加皂针、金银花、升麻、甘草之类治之。

但是此类病，实多由于日久，热伤荣血，为阴虚火冲所致之也。腮肿、颊肿、耳后肿、项侧发肿，痛不可忍者，阴虚火热所致也。经云："荣气不滋，逆于内里，乃发为痈、为疮"。何况耳后，乃图一寸，皆属于肾，何毒之有乎？治之宜滋阴化痰，散郁热，而和肝木，而肿者自消。宜熟地、麦冬、川贝母、白芍、连翘、桔梗、甘草，再佐以青皮、柴胡治之，而可为万全矣。

如尺脉微弱而甚者，竟用上病治下之法治之，再投之以引火归源之药，则肿者自消。是不治肿而肿消，不治痒而痒自止。若是见肿误认以毒为事，而攻其毒，不惟毒结愈固，而肿者不消，痒者不止，必致变生他病。此乃余之鄙见也。

伤寒愈后，余邪未尽，而邪热之毒结于头者，是碗头疮也。此等病，是因汗出不彻，而邪热之毒凝滞于头部，日久则皆结成疮。先肿而不痛，久之肿痛并发。再久化脓溃烂者。治之宜黄连、甘草、当归尾、红花、防风、苦参、荆芥、连翘、羌活、白芷之类治之。外宜芒硝、赤小豆、青黛之类，共研细末，以鸡蛋清调涂，或猪胆汁调成稀糊涂之。

伤寒病瘥后，应该脉静身凉，能食，大小便如常者，方可无忧。如身凉而脉少微紧，或沉紧而数。或口干而喜喝者，此为邪热未尽，而隐于深源之中。以后或短或长，亦不能定期，时有复发者也。此为"星星之火，可以燎原"者也，此则亦为之意也。

## （二）喉病

凡咽喉一病，最为难治，也最易治。在难治者，而诊其脉，而观其色，听其音，而审其形，以究其所因者而治之者，则为难治矣。在易治者，一不诊脉，二不观色，三不听音，只以审形而治，所以庸俗之医治之，而谓之易治。高明之医治之，而谓之难治。此在究其病理，与不究其病理之分别耳。所以，陈修园云：识一字可以为医。余曰：不识字，亦可为医。但为医治病，必穷究其理。如不必穷究其理，不分阴阳，不问寒热，不管肿痛，而一概而治者，可谓盲治者也！如愈则愈，如不愈则无能为也。岂不知《内经》所谓喉痹者，皆咽喉之病。是一阴一阳之热气，而结于咽喉，塞于十二重楼之巅，发肿且红，疼痛难忍。饮食难下，甚者米粒不入。其喉、口有黏涎不断，臭气触人而不可近者，为喉痹恶症。宜按法治之者，即愈。而身发大热，声如拽锯，而内外皆肿，而日夜不止，亦恶症。如若有白喉者，此为传染病之一。如有发现，须严防，隔离治疗，是为至要！若是其他喉症，可不予隔离。若如阴虚喉者，常疼痛而不严重，咽干而咳，痰有块片状，时发喉间痒甚，以见腥膻食物，喉痛剧甚也。

凡喉痹之症且多，而不能一条一例的写出，仅将经验、有效的几个方儿，贡献出来，希同道者参考，是余之愿也软。

#### ——加味地黄汤

治咽喉疼痛，日久服凉药不愈。责在相火，服此宜壮水制火，宜此治之。

生地四钱　山茱萸三钱　山药三钱　泽泻二钱　茯苓二钱　丹皮钱半　玄参三钱　桔梗三钱　知母钱半（蜜炒）　黄柏钱半（蜜炒）　生甘草一钱

不用引，沸水煎温服，渣再煎服。连服二三剂，则疼痛即止。

方歌：

咽痛实难当，水谷难下腔；凉药无一效，责在相火上；生地山萸药，茯苓泽泻丹。

再加元桔梗，知柏蜜炒添；一钱甘草引，要用沸水煎；连服两三剂，疼痛自然蠲。

#### ——加味六味汤

治咽喉肿痛，日久不愈，水米不能下咽，口内黏涎不断者。宜此治之。

荆芥穗四钱（炒）　防风二钱　桔梗四钱　薄荷二钱　僵蚕二钱　甘草二钱　桑叶三片为引

急火煎，候温频频呷服。

如有风热，内外皆肿，加酒黄芩二钱、焦栀二钱、木通钱半。如发热身痛者，加羌活钱半。如有胃火，加粉葛根二钱。如内外肿不散者，加夏枯草三钱至五钱，甚至六七钱。

方歌：

咽喉多日肿又痛，日久不愈气难闻。水米难下食管去，口内黏涎不断根。

方用加味六味汤，二十四症都能痊。芥穗桔梗各四钱，二钱防风薄草僵；

三片桑叶作为引，以上俱用急火煎。风热内外皆肿大，酒芩焦栀木通加。

如若身痛羌活放，胃火再将粉葛添。肿胀不消内外痛，加上枯草七十分。

#### ——荆防败毒汤

治瘟疫行甚，不时传染，咽喉内外俱肿，疼痛。身有隐疹，似癍非癍者，宜此治之。

荆芥二钱　防风二钱　羌活钱半　独活钱半　川芎一钱　柴胡钱半　前胡二钱　桔梗钱半　茯苓一钱　枳壳一钱　薄荷一钱　甘草一钱

水煎温服，渣再煎服。

如癍症出现，咽喉糜烂者，加金银花三钱，连翘三钱，俱用急火煎服。

方歌：

瘟疫厉行咽喉痛，身热恶寒似头痛。内外两旁俱肿大，好似癍症未现形。

荆芥防风及羌活，独活川芎柴前桔；茯苓枳壳薄荷草，水煎温服起沉疴。

癍症出现咽喉烂，加入银翘各三钱。

#### ——清热解毒汤

治风热发癍，隐疹，咽喉内外俱肿者、身热恶寒有表症者，宜此治之。

荆芥钱半　防风钱半　羌活钱半　独活钱半　茯苓一钱　枳壳一钱　川芎一钱　桔梗一钱　柴胡一钱　前胡一钱　薄荷一钱　连翘钱半　金银花钱半　玄参一钱　僵蚕一钱

射干一钱　牛蒡子一钱　甘草五分

水煎食远温服。渣再煎，亦食远温服。忌鸡蛋、豆腐、辛辣之物。

方歌：

风热瘖症隐隐红，咽喉内外皆肿痛。身热恶寒有表症，此方服之最为灵。

钱半荆防并二活，连翘银花服之协；一钱茯苓枳芎桔，二胡元参僵蚕截；

射干牛子及薄荷，五分甘草不可多。水煎温服食远用，一服下咽效更捷。

## ——治喉痛秘方

治白喉喉痛。先服养阴清肺汤而不效。以致之瘟毒而入于肠，充满经络，流布内外，以致成燎原之势，甚则喘满结胸，真阴枯竭，而成危逆之症者，宜此治之。此不但治白喉有效，即风火喉服之效果更好。

牛蒡子三钱（炒、研）　玄参四钱　金银花三钱　连翘钱半　山栀子钱半（炒焦）赤芍钱半　薄荷八分　桔梗钱半　贝母钱半　僵蚕钱半　甘草五分

水煎食远温服，渣再煎如前服。

如胸满，加枳壳钱半，紫菀钱半。如声音嘶哑，加射干一钱，蝉蜕一钱。如口渴，加花粉二钱。一方，加生地三钱，山豆根三钱。

方歌（西江月）：

风盛火旺之年，发生白喉传染。养阴清肺治不瘥，服此秘方效验。

牛子元参连翘，山栀赤芍银花；薄荷桔贝效可夸，僵蚕甘草无价。

胸满枳壳紫菀，音哑蝉蜕射干。渴加花粉二三钱，水煎食远温服验。

## ——特效喉疼汤

治喉痹疼痛，日久不愈，白喉缠绵不已。养阴清肺、除毒化瘟等药，而不能愈其疾。但此方药味平淡，然而效力极好，不可轻视焉。

牛蒡子五钱（炒、研）　瓜蒌仁三钱（研）　连翘二钱（捣）　桔梗二钱　郁金钱半（捣）　赤芍二钱　玄参八钱　山豆根三钱　熟大黄二钱　生地四钱　僵蚕钱半（炒）

水煎温服，服时塞鼻，恐药汁从鼻流出。

方歌（西江月）：

喉痹日久不愈，白喉不已缠绵。身热恶寒又出瘖，养阴清肺不验。

除瘟化毒无效，日久身热发烧。咽喉肿痛昼夜嚣，浑身瘖症探稍。

连翘瓜仁牛子，桔梗赤芍郁金；元参酒军山豆根，生地僵蚕好用。

要为平淡无奇，效力很有功绩。一服下咽疾病愈，真正方中之奇。

## （三）咳嗽

凡咳嗽之病，一年四季皆有，而不独发于春天也。夫冬伤寒，而以至春，必发咳嗽。是春温之气而咳嗽也。春伤于风，而以至夏，必发咳嗽，是为之暑嗽。暑热之气，先伤于阳明，胃气。阳明之暑邪，日久而传之于肺，必咳嗽矣。若以至秋，得秋燥之气，而咳嗽

大作。此是先伤于湿，以后遇燥而发咳嗽，是为秋燥而咳嗽也，此所谓湿热而发飧泻，燥热而发咳嗽也。如秋伤于湿，以至于冬，遇寒而发咳嗽，是为之寒嗽也。受寒气之人，无湿不咳嗽。然不咳嗽必发热，恶寒、头痛、项强，是为之伤寒成矣。所以四季皆有咳嗽，而不独发于冬春两季也。

凡为医者，要知其咳嗽，从何经、何脏而发，从何络、何腑而生也。如肺嗽、心嗽、肝嗽、脾嗽、肾嗽、胃嗽、胆嗽、大肠嗽、小肠嗽、膀胱嗽。在十嗽之中，亦要分咳嗽之区别。所以咳无痰，而有声也，是为之肺咳，是肺气伤，而不清也；嗽无声，而有痰也，是为之脾嗽，是脾湿动而有痰也。所以咳嗽者，有痰、有声，因伤肺气，气动于脾湿，脾湿一动，而痰自起。肺气一伤，而咳乃生，故咳而兼嗽也。咳者声击之故，而咳俗谓之咳嗽者是也。

但凡肺主气，若风寒以伤皮毛，而必传之于肺，因肺主皮毛之故也。而形寒饮冷则伤肺，使气上而不下，逆而不收，冲击膈咽之间。令喉中淫淫如痒，习习如梗然而不止。不止必咳嗽矣。若是冷嗽，甚者续续不已，连日不息，坐卧不安。言之不竟，动引百骸，声闻四邻，嗽痰不出。甚则呕逆而泪出，头额津津，如汗非汗，似油非油，倚枕而卧，头痛，胸肋皆痛。以至下午更甚，至半夜以交亥子，而少有安卧矣。

《内经》曰："五脏六腑，皆能使人咳嗽，而非独发于肺部也"。各以其时而主之，而受病。若非其时，则传之以与之也。所以其病不等，风、寒、暑、湿、燥、火，皆能令人咳嗽。惟湿咳病，先由痰饮入胃，留而不去，上入于肺，而咳嗽并作。假令湿在心经，则为热痰；湿在肝经，则为风痰；湿在肺经，则为气痰；湿在肾经，则为寒痰。但其治有所不同，各随其症，而用药治之也。

古语云："百病好治，咳嗽难疗"。余因这句话，便把咳嗽一条，多叙其语，少立其方，是因难治之故也。

## ——清风宁嗽汤

治春夏秋三时咳嗽。由感冒而引起，头痛发热，恶寒，胸肋痛。咳时无痰而呕恶，痰涎不利，粘如漆胶。口干不喝，而少食。上午稍轻，下午更重。有汗或无汗。其不愈，以至半夜时交亥子，嗽减身凉，少有安静。以至翌日，乃复如此。若不早治，以至日久，而有痰阻于胸，并气喘，而成气管炎者，宜此治之。

羌活钱半 防风二钱 厚朴二钱 枳壳钱半 桔梗二钱 前胡三钱 白前三钱 川贝二钱 桑白皮三钱 杏仁二钱 甘草一钱 芦根七寸（剪碎）作引

水煎候温服，渣再煎服。

如气喘无汗，加紫苏梗三钱、麻黄一钱（蜜炒焦）。

如咳时呕吐，加半夏二钱、茯苓二钱。

如汗多不止，加石膏三钱、知母钱半，去麻黄、防风。

如下午发热，加黄芩二钱，去厚朴。

如咳嗽衄血，加栀子二钱（炒）、丹皮钱半、白茅根三钱，去防风、羌活。

如咳嗽肋痛，加瓜蒌络三钱。

如痰涎不利，似胶汁者，加瓜蒌仁二钱、胆南星二钱。

如腹胀少食，加莱菔子三钱，玉片钱半。

如咳嗽日久，体虚面浮肿者，加沙参三钱，去荆芥、防风。

如喉痒咳嗽，气逆者，加细辛七分。

如气促喘急，加条沙参三钱、紫菀三钱、百部二钱、紫苏子钱半。

此方治春夏秋三时咳嗽，依法加减治之，各随其症。用药灵活而治，变化无穷。医者审而用之，则咳嗽易治而易愈。虽则说是难治症，而不为难矣。

方歌：

春夏秋，咳嗽病，快将清风宁嗽用。身微热，头又痛，咳时无痰胸胁痛。
吐出痰，似胶粘，干呕口渴食欲难。上午轻，下午重，以交亥子少减轻。
如日久，嗽不宁，加减之法照病情。川厚朴，羌防风，枳壳桔梗并杏仁；
川贝母，前白前，桑皮甘草各样添；鲜芦根，七寸长，剪碎作引水煎汤。
若气喘，无汗殃，加上苏梗焦麻黄。咳嗽时，吐痰涎，半夏茯苓各二钱。
汗不止，加石母，去了防风并麻黄。下午热，加条芩，厚朴不用一二分。
只一嗽，鼻衄血，加上丹栀茅根节；去羌活，并防风，一服下咽血即停。
胁扇痛，瓜蒌放，痰涩似胶南仁尚。腹若胀，卜子添，体虚面浮沙紫菀；
去羌活，和防风，咽痒气逆加细辛。气喘促，沙菀用，百部苏子不可轻。
灵活法，加减通，变化无穷有妙功。治咳嗽，通用法，加减而用效可夸。

此方治咳嗽最妙，但是在医者，要使用得法，而无有不一服下咽，而咳嗽即宁。由于认症不清，用药不到，当效者则不效矣。

## ——苏子降气汤

治咳嗽不止，痰涎不利，壅塞喉中，而痰不出，腔不利，而欲吐者，宜此治之。

紫苏子三钱　独活钱半　陈皮二钱　厚朴二钱　半夏二钱　前胡二钱　肉桂二钱　甘草一钱　芦根七寸（剪碎作引）

水煎候温服，渣再煎服。

方歌：

痰涎不利塞喉中，咳嗽频频欲吐形。咳之不出咽不下，连声促喘炎症生。
三钱苏子便为君，二钱陈朴半夏同；前胡肉桂无二样，钱半独活引导灵；
一钱甘草为谅征，七寸芦根是先锋。

## （四）子午潮热
## ——丹栀加减逍遥散

治每日中午、每晚半夜子时，而发热心烦。有躁急不能卧者。宜此治之。

当归三钱　酒白芍三钱　茯苓三钱　柴胡二钱　薄荷一钱　炙甘草一钱　丹皮钱半

焦栀二钱　姜枣引

水煎服。

(加味丹栀逍遥散)①:加胡黄连二钱、黄芩二钱,麦冬钱半、秦艽三钱、地骨皮三钱,通草钱半、车前子钱半,减去薄荷、甘草二味。

方歌:

子午潮热症,中午又发生。半夜交子时,潮热也来侵。加减逍遥汤,及时服之灵。

丹栀逍遥散,减去薄荷甘。胡连芩麦入,艽骨通草前。

## (五) 白屑风
### ——消风汤

治头生白屑,痒极难忍,抓之似麸糠飞扬者。宜此治之。

当归尾三钱　生地三钱　黑芝麻三钱 (炒)　防风三钱　知母二钱　蝉蜕钱半　石膏三钱　苦参三钱　牛蒡子钱半　荆芥钱半　苍术二钱　木通一钱　甘草八分

水煎食后服,早晚各一次。

方歌:

头生白屑痒难当,用手一搔屑飞扬。不是冤孽没法治,消风汤服即安康。

三钱归地胡麻防,知虫膏苦牛荆苍;一钱木通五分草,水煎温服效力强。

## (六) 落枕风
### ——和气饮

治闪跌挫气,肩背连项,及胸肋疼痛。以及失枕项疼,名落枕风。宜此治之。

陈皮钱半　生甘草钱半　川芎一钱　升麻八分　葛根八分　苍术一钱　桔梗一钱　白芷六分　茯苓六分　当归六分　半夏六分　干姜一钱　枳壳一钱　大黄五分　生姜一片为引

水煎候温顿服,渣再煎服。

方歌:

闪挫久坐肩背痛,连及肩肋项不宁。久卧失枕落枕风,此方服之大有灵。

钱半陈草一钱芎,八分升葛钱苍梗;六分芷苓当归夏,十分干姜及枳壳;

五分大黄加在内,一片姜引煎服协。

## (七) 肾囊风
### ——蛇床煎

治肾囊伤风,痒不可当。白昼发痒,有时少减;夜晚难禁,搔之水出,有痛者。宜此熏洗治之。

当归尾五钱　蛇床子五钱　威灵仙五钱　苦参五钱

每天至晚临卧时,水煎二碗,先熏后洗。二三次即不痒。不可白昼熏洗,洗则不效,

---

注释:①加味丹栀逍遥散:原文此处缺字,编者酌加,读者审慎鉴定。

而痒更甚。

方歌：

风伤肾囊痒，日痒夜更狂。白昼犹可受，晚间手抓忙。一搔水湿强，熏法乃为良。

五钱归尾床，灵仙苦参长。先熏而后洗，二次效奇张。此为特效方，读者仔细详。

## (八) 其他病

### ——固肠丸

治泄泻日夜不止，小便短、少、清白，大便无度，水谷不化。宜车前汤调下五苓散，次则用理中汤，而不效者。宜用此丸常服除根。

龙骨一两　附片一两　枯矾一两　诃子一两（去核）　丁香五钱　高良姜五钱　砂仁五钱　白豆蔻五钱　赤石脂三钱　木香三钱

以上共研细末，醋糊为丸，如弹子大。每服一丸，米汤送下，日久安全。

方歌：

泄泻不止也无妨，先服五苓车前汤。仍然理中无效验，最后宜用固肠丸。

一两龙骨枯矾诃，五钱丁良炒蔻列；石脂木香各三钱，醋糊为丸米送协。

泄泻之时腹水鸣，立止水泻有妙功。

### ——芦荟消疳饮

治牙疳口臭，牙床腐烂，疼痛不止，血水常流，肉色黑青者。宜此内服治之。

柴胡一钱　芦荟一钱　连翘四钱　玄参四钱　栀子二钱　桔梗二钱　牛蒡子二钱（炒）　石膏四钱　羚角钱半　薄荷钱半　升麻八分　竹叶二十片为引

沸水煎服，渣再煎服。忌鸡鱼，并一切辛辣等物，一概勿犯，慎之慎之。

方歌：

走马牙疳臭难闻，牙床腐烂又疼痛。日夜不止流血水，宜服此方效力宏。

一钱柴荟四连玄，栀桔牛膏羚薄先；八分升麻勿少用，廿片竹叶作引痊。

鸡羊鱼辛一切忌，如若不忌治之难。

### ——人中白散

治走马牙疳。日久口臭难闻，疼痛不止，浑口发烧如噙火，肉色黑青。宜此搽治之。

人中白二钱　儿茶一钱　黄柏六分　青黛六分　薄荷叶六分　冰片一分

共研极细，搽患处，即流出清涎为佳。

方歌：

牙疳日久腐烂，疼痛臭气触人。浑口发烧肉色青，搽之涎出即应。

二钱中白钱茶，冰片一分研搽。六分柏黛薄荷夸，搽上涎出为佳。

### ——降逆汤

治反胃呕吐，噎膈气不顺，而上逆者，食时咽下食管亦痛者。宜此治之。

厚朴五钱　藿香三钱　当归钱半　党参钱半　焦术一钱　茯苓一钱　陈皮一钱　砂仁一钱(研)　草蔻钱半　神曲一钱　吴茱萸一钱(炒)　炮姜一钱　炙甘草一钱　生姜三片、大枣二枚作引

如男人加白芍一钱；如妇人加川芎一钱。俱水煎服。

方歌：

反胃呕吐而痛，噎膈气逆不顺。吃时咽下食管痛，此为胃膈将成。

川朴藿香当归，党参焦术茯苓；陈曲草蔻拣砂仁，吴萸姜草并用。

男加白芍一钱，女用川芎同重。姜枣为引水煎成，频频而服乃应。

### ——小儿七气汤

治小儿未满一岁，时哭时止，哭时扭腰，反仰。此属于气滞腹痛者，宜此治之。

川厚朴八分　枳实六分　木香六分　槟榔七分　香附八分　龙眼肉七分　远志五分枸杞三分　酒白芍七分　生甘草四分　灯芯草一团为引

水煎候温，徐徐呷之自安而能熟睡矣。

方歌：

小儿未满岁，忽哭似腹痛。扭腰和反仰，气滞最难堪。川朴并枳实，木香槟元志；

香附枸杞芍，甘草用四分；引用细灯芯，一服效更捷。

此一方余在《小儿科》未载，故写于此以供参考。还有更多的零散不整文稿，余未整理者多矣。

刘源泉七三齿龄书

一九六八年九月一日

魏店人民卫生院中医门诊室

## (九) 附：噎食不下

凡噎食之病，诸书皆论之均详。皆以幽门缩小，食不能下，气不能通。所以便结，四五日不更衣，甚则七八日一次，形似驼屎，涩涩难下。食以下咽而胸膈饱闷生膨。以日中或下午而吐，吐则有少快。但不知其胃部以藉胃大络之血，所以养百骸也。夫血者，阴也，而胃阳，全藉脾阴之血所养。而胃阳不足，食则即噎。大络无血，便则即结。所以噎膈之病，无有不贫血者也。血亏而气愈滞，所以气滞食必噎，噎则必吐。血虚便秘涩，涩久必结。所以有幽门缩小之故成焉。但以药方治之，各书皆详其细，以捷方治之者少，后列效方数种，供参考。

### ——治噎食不下神效捷方

狗毛不拘多少，不论雌雄、黑、黄、白、麻均可。先以威灵仙四两，和狗毛放在一处，

用水煮一点钟时，取威灵仙不用，将毛焙干研细。每服二钱，以菜羹水调送，久服自愈。

## ——又一方

用狗宝一具，不拘大小，要以似石非石，似骨非骨，打破内有毛纹者佳。以威灵仙水煮一点钟为度，取出焙干。大者加沉香二钱、小者一钱半、再小者一钱，和一处研细。每服一钱，早晚各一次，白开水送。

如无狗宝者，以羊枣代之。羊枣在羊肚内，是毛所结。如制狗宝法制之亦可。

## ——又一方

用狗粪中粟，水淘净晒干，研细。每服二三钱，粳米汤送下。此不易得。非把狗圈管不可，要将狗圈在囹圄之内，数日休喂食，等狗将肠胃中所蓄杂物消尽，所以去其恶臭。另以小米或大米喂之，令狗勿出外，恐拉屎于外无所觅也。等狗将米拉尽，再以米饲喂，再拉再喂。积屎中粟四五斤，用水淘净，晒干，研细用。但以粟喂狗时，以用生米，不可用熟米。慎之慎之！

## ——又一方

用鹅尾尖毛，不拘多少。烧灰存性，再加沉香一二钱，共研细。每服一钱，以半夏、生姜煎汤送下，早晚各一次。服之七日大效，二七日痊愈，三七日除根，四七日永不再犯。真成治噎膈之病捷方中，有效方也。

## ——擂台歌

食欲不振胃喷酸，时痛又噎吐清涎。更衣形似驼粪弹，哪位高明能治痊？

此条不在胃膈的条例中，是因在去年写的时节，将些捷方土法，未曾写入胃病条例中。故今年写于卷尾。

刘源泉

一九六九年七月九日

# 跋 语

　　余自幼喜读书，但是文化有限，水平缺乏。在这五十余年内，经验不多，所诊断过的患者，不知几何。由于前二十年来，专注诊病，未曾注意，没有随诊随记之念，而以愈为快耳。在中十几年来，就重视了疾病之苦而全在于医。医若诊断不明，用药不到，而病不效，反然对自己有不好的反映。所以每诊断一例病，必有记载。每逢病家来诊断后，必须有病历记载。何病用何药治之而得到速效者，列成一部分；效力慢者，列成一部分；将一部分不效者，再研究、改进和提高。而常用者是速效一部分。在这二十年来，把医疗工作当为己任，积累了一些经验。余把积累下的一些验方，一条一例的写出来，以供大家参考。如可用则用，如不可用者，作为废纸也欤。

七三老人刘源泉

一九六八年九月二日书

# 小儿科歌诀

刘泽泉 著

# 前　言

　　这本儿科小册子内边，条例不多，只有五六种而已，但是里头的材料和实践经验却是丰富。至于口诀的句子，有自余祖先相传的，有余在经验中得到的，一律改编成歌句。由于歌句的多少，是按照病症而编写的，在句子、字数多少方面，是余一己之见而写成，或七言，或五言不等；在音调上，有三七调，有西江月调，有卜算子调，此乃余之陋性，读者哂焉。至于条例，有小儿面部形色、指纹形色、症候用药、症候用药补遗说、赘言。后附土方、单方、捷方、验方，一共凑成六条。在这六条中，余未检查有多少病症，有多少药方，但是在药方以外，更有少许灸法、石砭法、吹耳法、排背法等。至于土、单、捷、验方中，都是一次又一次，在农村群众中、临床实践中，一个又一个得来的，所以凑成这本儿科小册子，以供同道业儿科者参考。

刘源泉书于门诊室

一九七零年六月十三日

# 自 序

　　盖夫小儿科一书，古谓之哑科，每尾于各医书之后，余甚不解其意。自古有医谚云："宁治十男子，不治一妇人；宁治十妇人，不治一孩童。"由此证明，是小儿之病而实难疗，妇人之病亦难疗矣。惜哉，习儿科之人，亦要明其真理。大人之病多于小儿，小儿之病难于大人也。余想，男妇之病，外感六淫之症多，而内伤七情之病更多。而小儿之病，外感六淫之病有之，而内伤七情之病少于大人也。但是，惊恐有之，忧思全无，喜怒哀之病形态亦有，而实无患之疾。此说小儿良知，天真之体，不能与成年之人一同而视焉。至于风寒是外感之疾，惊恐客忤为外来之候，而不于小儿有忧思之症，而此内生也。余家几世业医，都有一定口诀相传，至余太祖、太婆之世，专治小儿之疾，原因是家中有一部钱乙所著小儿科，一有空暇，余太祖时常讲解，并编成歌诀以教子孙，易记而易诵也。至余行医之时，奉为秘藏珍宝。以至民国二十二年①，不知被何人窃去，至今三十余年，未见有人读及是书、说及是书也。自此以后，余读过好几家小儿科，都不胜钱乙之小儿科者多矣。但是在彼时，读钱乙之书，并念吾太祖所编成的口诀和药方，余记的不多，所以在十年以前，吾知吾老之将至矣。在十年以后，吾知吾老已至，而将逝矣！在将逝未逝之际，吾以不惜劳、不辞苦，以尽吾之力、尽吾之愿，以记所未忘之歌，未忘之法，未忘之方，共写成这本《儿科》小册子。由于人老神昏，记忆不清，忘记的不少。在句子上，亦有很多冗乱。至于后条，所附五十六个土方、单方、验方，都是余一个又一个、一次又一次，在临床实践中经验过几次的。因而，吾将逝矣，以未逝之时，以残废不健之体，写成这个不完整的册子。但是余一生业医者，已五十八九年矣，恨余水平不高，不能很好的写出一世经验来。只能以点滴之验，以供大家参考。吾年七十五岁，在前三十余年，体健少病。在中二十年，虽身有病而一治即愈。在这二十余年，身患杂病，治之者无所愈其疾矣。人生一世能有几何，虚度岁月，惟吾至愚云。

刘源泉书于门诊室

一九七零年六月十八日

---

注释：①民国二十二年：为公元1933年。

# 凡　　例

　　本部分小儿科之病，不多数条，先以面部形色，以观儿之疾苦，是属于何脏何腑，以便定其病名，即先明生克变化之理，虚实寒热之机，以推其生之理也欤。

　　本部分小儿之手纹和指纹，先定之以寅卯辰位，次以风气命三关，以按寅卯辰位，此则不移之理。再加之以指纹形色分之，青黄赤白黑五色，以定风寒客忤，天吊内勾之病名，以便用药而治，或施之以灸法，均可用也。

　　本部分小儿之病，在症候用药之法，有从古方者，有余自己创造出经验的方法者，都一条一例写出，但是余在文化上、年龄上、毅力上都有所不及。写的零乱不整，前边写下病症，后文未补上药方，亦有之矣。

　　本部分在面部形色、指纹形色上，及症候用药、并补遗篇上，都编成歌诀，或七言，或五言，或三七调不等，至于赘言不多，可是结合实际，由于政府提倡土方、单方的同时，余响应号召，写了五十几个土方，以便用于临床上，以起萤火之功。

　　在此五十五个捷方、单方、土方、验方中，每方有歌，又有些许说明，不但读者能明了，何方之药，而怎么用，而且亦分量之多少，不同之故耳。（原稿《目录》后有一段文字，合并移于此）

刘源泉

一九七零年六月五日

# 一、小儿面部形色歌及注解

## (一) 面部形色歌

小儿有病不能言，全凭医家仔细参。令人抱在光明处，先将面部用心观。

须要分析五脏位，青黄赤黑不一般。先将面部谈一谈，以后再说指三关。

仔细分析详细看，五脏五色各占验。左颊属木肝之位，右颊是肺脏根源。

额主心兮属火地，下颏水脏肾气连。脾乃鼻头为主则，请君临床仔细详。

左颊青兮身无病，若有赤色风寒侵。如若白色金来乘，惊悸夜卧不安宁。

手足朝夕冷如冰，前额三指似火焚。右颊白色疾不侵，若是红胀热与惊。

再加新卧受风冷，连连不止作嗽声。右颊红中有青色，不吮乳汁哭嘤哀。

额主心兮色潮红，若有黑色病来侵。头后发热前额冷，睡眠不醒必出疹。

如若身热汗不出，清凉解热即安宁。下颏微黑无疾病，若有黄色泄泻生。

若是青色脾有湿，赤白相兼小便癃。重白不赤尿不禁，壮火制水病即宁。

鼻乃黄色居正中，山根年寿须分清。青色若临脾土位，小儿吐泻生慢风。

若是红色胃积热，鼻燥唇干乳汁停。小儿面青生风症，面白颊赤咳嗽侵。

面赤耳热心家火，面若黑色痞积生。面黄脾胃发生病，努气色青兼胀红，

胃中必有浊汁停，啼哭之时不竭气，必主小儿盘肠疼，天吊内勾详细审。

医家一一分晰明，角弓反张是天吊。看地屈腰内勾名，伤寒伤风细分辨。

天花麻疹要认清，说罢面部位合色。再谈大概详细呈，治疗药方后页寻。

更有小儿马脾风，风伤肺脏是原因。抬肩喘气声难鸣，加味败毒可能轻。

口唇绀色带紫红，心脏气闭血不通。及时治疗延长日，一误再误命归阴。

山根若见脉横青，此症明知两度惊；赤黑困倦时吐泻，色红夜啼不安宁。

青脉生于左太阳，须惊一度细推详。赤是伤寒微燥热，黑青定知乳汁伤。

右边青脉不须多，有则频惊怎奈何？红赤为风抽眼目，黑青三日命必殁。

环口黎黑啼无声，两目下陷定知凶。泄泻不止发干呕，此症逢之命难存。

面部形色说不尽，以下再将注解明。

## (二) 面部形色注解

凡小儿之病，最难揣摩。若以六脉为根据，脉无所凭。若以问诊为准，而小儿则不能言者矣。所以古人书中，以儿科为"哑科"者，正此之谓也。

缘小儿有病，令人怜也，所以问之不言，而只哭啼示之，所以令人怜之者也。为医家要仔细参看，详细分析，五脏五位五色，以青黄赤白黑，以定何脏何腑，有何疾病，以便知其主要疾乎。

每一色各占一脏，所以左颊属肝，木之位，以应东方也。所以青色为顺，白色为逆，是金克木之症。以制其金，而补其肝，则病自愈。如若色红者，木生火也。以济其水，而救其焚，则心气平，而病自消矣。如色黄而不荣者，是土乘木位，而木不能克土，而土反制其木。此等病，而为大逆也，必须扶肝泄土，乃为治本之法，其病自除。若是黑色者，是水气凌肝而不济肝，虽然水能生木，而水过旺，则水气必凌肝木。木不得其水所（生），而反受水制，是为母临子位矣。若是赤色而有焦燥之形者，是肝火太旺，而肝脏之火，上奉于心，再加心气不足，而肝火不得息矣。此所谓火气凌心，母临子位，所以心为肝之子。子不得其母之养，而反受母之制也。所以左颊常以青色为本，而红色为木生火也。

以右颊属肺而主金，是西方金气运事，所以常色白带微红为顺，燥红色为逆，是火来克金之症。以泻其火，倍其金，而养其肺。若是淡黄者，为土生金也，为母临子位，以养其肺也。若见青色者，木临金位，而以泻肝补金，其疾得痊。若见黑色，乃水气太旺而临金，是肺气旺，而肾脏亦旺。若如肾气不强，而水不能济木，反浸其肺矣。宜补其金，而利其水矣。

额主心属火，而是南方火位，所以常有火气运事之功能，所以淡红为顺。若见燥红，为心火太旺。若见黑色为逆，是水克火也。宜急制其水，以救其火矣。救火之法，补脾为要。脾土既旺，水焉能克火哉？若是燥红，而带青色者，是肝木旺，而肝气凌心，是母逼其子也。急宜泻肝降火，是救其子，而制其母也。此之谓太过不足之理也。若见白色者，是金乘火位，而火不能克金，而反受金之侮。宜壮其火，而泻其肺，则病自安，而不受制矣。

下颏属肾，是水脏，而居于北方之位，是最重要处。在下颏陷中，常带微黑色者为顺，若见黄色者为逆，是土克水也。若见青色者，木乘火位，是子凌母，而不受水之济，而反乘其水也。若见黄色者，土来克水也，急宜泻其脾，而壮其水也。若是赤色者，是水火不能既济，水火反成未济者也。若见白色者，是金生水，而金水同穴，而不为病也。

若左颊微青者，是无病之色也。若是赤色者，为风寒所侵也。若是白色者，是金乘木位，必惊急而夜卧不安宁也。若手足早晚冷如冰，必前额三指发热似火也。

如右颊白色者无症，如发热红胀，而再加之新卧起，以受风寒也，必咳嗽不止。若红中而有青色者，以至小儿不呷乳，必肚痛而啼哭不止矣。

若是前额有潮红，而色带微白者无病也。若有黑色，疾病不已，而水克火也。如头后发热而前额冷，再加之耳尻俱冷和睡眠不起者，是非天花即出麻疹，以清凉解热之品治之。

若是下颏陷中，有些许之黑色者无病也。如有黄色者，必泄泻不止。如若是青色，必主腹泻而呕吐也。如赤白相兼者，必主小便癃闭，或尿米汁之状。若是重白不赤，而必主小便不禁。治之之法，宜壮火制水之品为宗旨欤。

若是鼻准常以黄色为无病，是以定山根年寿要分明白，则为得其窍妙。如见青色者，是木临土位，肝水侮土之症，小儿吐泻必生，慢脾风之病。如见红色者，胃中必有积热也。如鼻燥唇干者，是乳停滞于脾胃也。如面部发青色，必主生风症疾苦；如若面白颊红，必主咳嗽、气促之疾。如面赤耳热，必主心家有火，宜清心家之热也。如努气，面部胀红而兼青色者，胃中必有浊内郁，而啼哭无时矣。如啼哭之时，而不吮乳，不歇气者，必主盘肠气疼，哭时必有登高上视之势。再有天吊风者，其儿必目睛上视，角弓反张之势出现矣。另外而有内钩者，即俗曰看地风也。犯时面俯地，而腰曲下之势，是为名也欤。再将伤寒，风寒，详细分辨，以后亦当注明。至余水平不高，魄力不大，毅力不强，所以注的不很明晰，遗漏亦复不少。

再将马脾风，和遗漏下的几条，再说一段，以补其不足之也。

小儿马脾风者，即今之肺炎也。若是斯症之生也，皆因小儿先伤风寒，而皮毛受之，而但肺主皮毛，若再风寒一深入，传及于肺也。但风属阳邪，易于化热，寒属阴邪，亦能化热，若久而不去，风寒团结于肺部，先发热而继之以发炎。肺炎若发，抬肩喘气，声音嘶哑，甚至心脏气不通畅，气滞于血，而口唇发绀，而亦紫红者。若治之得法和及时，虽然属于恶证，而愈者众多。若治不及时而不得法者，为一误再误，其命必殁。若山根年寿和印堂，必须分晰清楚，勿以山根为年寿，年寿为印堂也。但鼻以上为山根，山根以上为年寿，年寿以上为印堂，印堂以上为天庭，又曰天心。人老年高，将近寿终，而天庭印堂先暗，所以预知其将死矣。

如小儿若见山根年寿之间，有青色横脉纹者，以便知有惊风之疾，已两度之久也。两度者，已十日矣，但五日为一气，一气即一度也。若是赤黑色，小儿困倦无力，精神不振，以便知有吐泻之疾。如若色红而脉纹大者，以便知夜啼不安，必是肝虚心热之证矣。若左太阳如有青色脉纹者，便知一度之惊也。若是青赤色者是伤寒，微有燥热也。若见黑青现于左太阳者，是被乳汁所伤。若右太阳而有青脉纹者，只是一条而已，若脉纹二三条不等或乱有脉纹，须知小儿频惊，治之不易之病。若是红赤而为中风之病，所以眼目必有抽斜之势。若是黑青者，不治之症，三五日必殁。若是环口鬈黑，啼哭嘶哑无声，而兼两目下陷者，定然为逆证。若是泄泻不止，而发干呕者，则更为不治之症。余因在儿科面部形色上，经验不多，记的很少，所以在临床上，起不到很好的作用与豆大之功。只有这一点，余尽写出，希同道作为参考并指正，诚余之愿也！

# 二、小儿指纹形色歌及注解

## (一) 指纹形色歌

说罢面部色和形，再将指纹细推寻。须要分出三关纹，详细参看定吉凶。

必须固定风气命，寅卯辰位要分清。风寒惊急里和外，积滞呕吐在其中。

虚实热凉观指纹，若诊脉法无可凭。青黄赤白黑五色，欲知疾病观其真。

红主伤寒青主风，白色血虚卧不宁。黄色乳积伤脾胃，黑主泄泻肾病侵。

指纹细中有米形，腹中咕咕响连声。时泻时止如涕涎，浊汁内郁是根源。

纹若向外弯如弓，明知此乃风与惊。纹若向内弯如弓，脾虚胃寒生慢风。

气关细小风关粗，定然夜啼不安宁。指纹若如水字形，腹内必生寸白虫。

纹头破叉是惊风，青是跌惊黄畜惊。腹疼纹入掌中心，若有赤色必带惊。

纹傍若有芒齿形，必定麻疹来相侵。精细推时详审看，乳食停滞消化难，

气恼脉纹中间断，推而继之又断弦。手纹小粒如虱粪，腹疼啼哭不安宁。

纹形长来宽又弯，必有风寒来相缠。纹色红紫天吊风，内红边紫内勾明。

纹形长来弯又曲，小儿必定有疳疾。纹中黑色结成块，腹大筋青痞疾来。

毛焦骨立项颈细，此病从来难治愈。指纹突起青又红，咳嗽频频不安宁。

三关欲知病轻重，自古相传至于今。风关病轻气关重，透关射甲命难存。

临床治疗要细审，若过命关预知凶。青风红伤寒，紫惊白色疳。

黑是因中恶，黄则困脾端。要知因何病，详细好推寻。

欲问何药治？处方后边存。胡乱说至此，请君来批评。

## (二) 指纹形色歌注解

小儿缘何看手纹以知何病？主于风寒热惊之因，而致之以吐泻、发热惊急、伤乳伤食、夜啼不寐、疹毒之等而已。不然，因小儿出生至一岁皆曰婴儿，在医家最难诊断之时。因为无六脉可凭，无言语可问，只得遵其古人之法，以察言观色，再加之手纹的推详，以便知其各等之疾苦，又能行灸法而治，则无大过矣。如面部、指纹有何根据而推测疾病而治疗乎？曰不然，头为诸阳之首，诸阴而上奉其阳，阳行而阴便从之。所以医家先观其面部者，以参考阴阳之成败，五行之定位，便知何脏何腑，所属于寒热、虚实，风湿、燥火、外感、内伤各种疾病，各从其症而治疗，为得愈。至于指纹者，因小儿是纯阳之体，但小儿在襁褓之中，都无脉可凭。男左手、女右手的食指，皆属于木。但木旺于春，加之以（纯）阳之体质。指纹从虎口而达食指，第一节寅位为"风关"。但指纹而不出于风关着，则无病。若指纹出于风关者，病轻而易治。若指纹已过风关，而至卯位者，名曰"气关"，则病重而治之难愈，若是依法治之，而亦能得到速效。若指纹已过气关，

而至辰位者，名曰"命关"，则病极重，而难治之疴。虽有良医，而不能很快的转危为安。若是指纹透过三关，直射指者，名之曰"透关射甲"者，为之不治之病。若小儿两岁至四岁，名曰小孩，皆谓之小娃娃。若如有病，医家半从其指纹，半从其脉。因在此时，全凭指纹而指纹黯，全凭六脉而脉不足，所以一从纹，一从脉也。若小儿五岁至八岁，皆谓之曰童子，以在此时，言语能说清楚，指纹全无，六脉始足，所以医家不从纹，而从六脉，以诊断疾病。此谓之儿大体格健，六脉渐强，指纹渐隐。

若指纹色红，而突起于皮肤者，必主伤寒无疑也。若是青色，而指纹宽大，不起于皮肤者，必主伤风也。若是白色，而异于皮肤者，必主血虚，而夜卧不安，或腹有积块，吸收小儿之血液，所以指纹色白，而面色无荣。所以血不能养心，以至心血不足，则夜卧不安矣。若是指纹色黄者，必主乳积，而伤于脾胃也，若是指纹而边黄色，中心黑色者，必主泄泻，而肾水反临土位也。若是指纹而细，中有小粒而如米形，必主腹中咕咕常响，而时泻时止者。是初生小儿，一出娘胎，口中必有浊汁未及拭时，以被儿咽至腹内，日久不去，郁于脾胃者，是根源也。所以时泻时止，再久而不消，必成痞块，以至此时，实难消除矣。若是纹向外弯如弓，而色有红青紫色者，必主惊风并发也。若是指纹向内而弯如弓者，则为脾虚胃寒，必主吐泻，而成慢脾风矣。若是气关细纹，而风关纹粗，定然小儿夜啼不止，是肝虚胆热所致，以至而心虚不安，所以夜啼不止也。若是指纹而有三条，如水字之形者，必主小儿腹内有寸白虫也。若是纹头破而分叉者，必主是生物①所惊而生风也。如若纹色青者，必主跌惊所致也。跌者，俗谓拌也。如纹色黄者，必主畜惊也。畜者，谓驴牲畜和狗等，而叫、咬之所惊也。如指纹不从寅位风关而出，反入小儿手掌之心者，必主腹疼。若有赤色者，必兼惊而疼也。若是指纹一线，直至卯位气关，而边有芒齿之形，而如麦芒者，必主麻疹出现，或天花感染。如若指纹而中间忽断，医家以拇指推而续之，不推而复断者，必主气悒，小肚必胀矣。如若指纹中有小粒，如虱屎之状，揉之而不去者，必主腹痛，啼哭而不安也。若是纹形长，而且宽又弯，必主风寒两伤。如若纹色红紫者，是天吊风也。必角弓反张，目睛上视者，而为之天吊也。如若内红边青，指色不正者，是内勾风也。必主儿眼看地，亦谓看地风也。二者皆风寒所伤，但（所）伤的经络不同：一风伤于督脉，一风伤于任脉也。二者一在人身之前，一在人身之后。在前者主于阴，所以有内勾之名。在背者主于阳，所以有天吊之称。若是指纹形长而弯弯曲曲，而伸之不直者，必主发生疳疾，或者腹内有块。若是指纹色黑，中有小核成块者，如外形腹大，更有青筋暴起者，而痞疾成也。如毛发焦黄、骨立项细者，此种病则难治而难愈者矣。如指纹突起，而有青红之色者，则痰嗽频频不止之病，亦名之百日咳也。但是在指纹三关之上，而推寻小儿之病，必须分清五色，勿以青为紫，白为黄也。若以指鹿为马、宜羊以牛，则误人不浅矣。另外在四句五言中说的明晰："青风红伤寒，紫惊白色疳。黑是因中恶，黄则困脾端。要知因何病，详细好推寻"。

但是在小儿之病，繁冗且多，不止于余写的几段而已。只说小儿夜啼一症，有治之而

---

注释：①生物：指人及牲畜、猫狗等活物。

易愈，有治之而不愈者。有一治儿哭声更急，则种种变症实难揣摸。若问之而不清①，（只凭）诊之而清，则医家无从着手。始终诊断不出因何夜啼，昼则静卧而安，夜啼不止也。但服之以镇静之品，药力已过，仍然如此。或者有时缓和，一至过半夜，则仍然依旧矣。但是小儿夜啼，有四般要：一曰寒啼，二曰热啼，三曰口疮、重舌，四曰客忤。

寒啼者，腹疼而啼，面色青白，口中气冷，手足亦冷，腹亦冷，曲腰而啼。凡是前半夜啼者，是夜则阴盛，寒则而啼，所以前半夜而啼。如欲治之者，当宜六神散、益黄散治之（方在后）。

如若是热啼者，热则心家热燥而啼，面赤耳热、小便赤、口中热、腹部热，有汗津津而不干，仰身而啼，手心热，手背不热。宜导赤散加黄芩治之亦可。或用灯芯一团烧灰、清油灯花三五枚共研，下午服一次、黄昏服一次、卧时服一次即安。

口疮重舌夜啼者，儿腹时饥，不能吮乳。一吮乳时，儿啼哭不止。急看儿口是否口疮、是否重舌，若是口疮，依照口疮治之；若是重舌，则先不用服药，宜用瓷片锋以砭其耳中高弦穴，出血少许，然后再用蒲黄，以蜜拌之，丸如豆大。候儿睡熟，用一丸放儿舌下，徐徐化下，连用三五次，重舌即消。儿能呷乳，则无啼哭之疾也。

客忤所犯者，夜啼不止。客者，外来之邪气也。忤者，逆也，而不顺也。所以儿体虚弱，易犯客忤之邪气。中于儿身，即惊而啼，愈惊愈啼。儿有惊悸之势，两目上视而注于屋，喜高而恶低者也。急宜钱氏安神丸治之。另外还以手揣儿背部肝俞和胆俞，有一方寸之位部，分外热些。急用自然汁②渗湿其二俞，再以手拭之，使自然汁匀，再以口之气慢慢吹之。以凉为度，儿啼自止。如客忤所犯者，日必惊啼，以至黄昏后尤甚者，为客忤而加中恶也。宜用钱氏安神丸治之，或用猪胆汁兑水冲服。用牛黄清心丸、或用牛黄镇惊丸、或用灯花散亦好。如月内小儿夜啼者，是儿在胎中受热所致。用牛黄千金散，灯芯薄荷煎汤服之为佳。如有痰，亦能清热化痰。若小儿夜啼，作心家有虚者，和有热者治之，亦为得法。若是诸法治之而不效者，宜单方治之为妙哉。

注释：①原稿"清"后有"疖"，似乎不通，酌改为"若问之而不清，（只凭）诊之而清"。特记此以备考。
②自然汁：用新鲜中药材榨取的汁液。因其取材容易，用法简便，疗效显著，可用于急危重症的救治。中药自然汁药方很多，如生姜汁、白萝卜汁、梨汁、葱汁等等，原稿则未指明用何种自然汁。

# 三、小儿症候用药歌及注解

## （一）症候用药歌

小儿病，有多般，不止泄泻与风寒。风寒疾，苦何医，苏合香丸最有益。

身发热，流清涕，清干散用效力奇；荆芥穗，薄荷叶，酒芩焦栀桔梗末；
共研细，开水调，伤风咳嗽各自招。

三汁膏，真正好，姜梨葡汁一起熬；熬成膏，随时用，这个方儿是千金。

如若发烧并啼哭，细审有无其它疾。急惊风，与天吊，医家临床如法疗。
一清热，一消风，清热消风与镇惊。

镇惊汤，治疗好，柴胡茯神薄荷草；焦栀子，川黄连，再用寸冬重一钱；
钩丁勾，并甘草，灯芯竹叶作引导。

有慢惊，和慢脾，症候吐泻气上逆。快将大醒脾汤用，潞参焦术共茯苓；
天麻半夏毛橘红，姜蚕全蝎胆南星；苍术木香并炙草，生姜作引效有功。

慢脾发热与吐泻，温中补脾亦效灵；参术芪，苓半干，附片砂仁肉桂添；
公丁香，炒白芍，陈皮甘草一般多；煨姜片，作为引，候温服之效力宏。

又有寒，泻吐逆，荡惊汤治是主力；公丁香，十数粒，古月姜桂五分齐；
灶心土，作为引，频频而服切勿急。急速医，休停立，寒回泻止效力奇。

浊汁内郁如何明？呷乳腹中响连声；吐乳汁，便绿青，拧腰扭胯泣不停。
解郁散，真个好，消化浊汁婴儿宝；苏打粉，白玉饼①，共合一处研细匀；
一次量，零点三，每日一次勿间断；便变黄，腰不凝，浊汁化尽疾不侵。

惊热病，怎么医？肝虚胆热生惊急；每夜啼，时不移，不呷乳时吓而啼。

---

**注释：** ①白玉饼：主治小儿腹中有癖。处方：白附子一钱；胆南星一钱；滑石一钱；轻粉一钱；巴豆十二粒（去油）。

补肝煎，真妙用，柴胡胆草并黄芩；川黄连，三五分，陈皮木通不可重；
炒枣仁，合灯芯，焦栀竹叶一般同；伏龙肝，作为引，每日申酉服之灵。

安神丸，亦堪用，临卧服之不啼惊。拍背法，能止急，自然汁拭肝胆俞；
用口吹，或手拍，解热能止儿不啼。

有一个，简易法：随便几粒油灯花；灯芯草，烧成灰，放在一处研细面；
沾乳头，给儿吮，也能解热又镇惊。这两味，没说明，不花一文能治病。

保赤子，仗精诚，口不能言脉难凭。初生子，最难明，慎防四六发脐风。

看腹部，有青筋，一条直上冲心胸。急用艾，灸元宵，灯火之穴十五醮；
囟门眉心两合谷，脐轮脐心共七炷；鞋带两穴救儿苦，更有人中一炷醮。

如麦粒，勿过烧，病愈之后热度高。盘肠气疼绞肠风，腹部胀硬泪满睛；
儿啼时，口唇青，腹内不响又不鸣。治疗它，何药好？七气止疼汤是宝：
川厚朴，枳实炒，木香槟榔香附好；龙眼肉，引姜汁，下咽疼止不啼哭。
若少睡，加远志，小便不利枸杞施。唇若红，引灯芯，频频而服最有灵。

咳嗽病，急治疗，胸中气结痰喘哮。一字散，效力奇，大黄玉片牵牛力；
纹党生，各等分，共研细末蜜拌匀。每一字，下咽喉，不用神针并法灸。
且勿当，风寒疗，这个方儿效果高。

胎毒症，缘何成？只因母胎血不清。或遗传，有性病，结在儿身胎毒成。
吃辛辣，用毒品，外来之毒治之容。亢蕤丹，消毒饮，及时服之效有灵；
细生地，赤芍药，二花连翘并牛角；滑石粉，煅石膏，川朴枳实生甘草。
腹若胀，加玉片，酒芩焦栀一并添。大便燥，酒军放，加减而治乃为上。
淡竹叶，八九片，水煎温服毒自除。乳母服，小儿啖，这样服法真罕见。
作九剂，将蜜炼，丸如豆大雄黄面。

艾灸法，亦要施，若在头面灸合谷；灸人中，并大椎，连灸三次毒自衰。
在胸部，灸肩井，膻中三壮效力稳。在下部，灸髀骨，解溪二穴收效速。
上中下，三处有，大椎人中一齐灸。合谷穴，及肩井，再灸解溪膻中应。
髀骨穴，两髀勿，能治胎毒并水泻。

儿出生，不溺尿，肾脏气闭决渎道。两耳窍，属肾经，急用麦秆吹之灵。
麦秆筒，长七寸，双手去将耳朵扪；慢口吹，不要笑，不一伏时儿溺尿。

这个法，真方便，请君牢记在心间。

水泻症，因何成？脾虚胃寒水不渗。初发生，不注意，缺乏水分是凶疾。
急治疗，用何品？立止水泻有奇功；苍白术，云茯苓，各样三钱不许轻；
川厚朴，焦山楂，陈皮土炒车前炸；川泽泻，各钱半，肉桂甘草五分三；
煨姜引，水熬煎，服下尿多大便坚。若呕吐，加半夏，日久虚寒诃肉加。
肉桂仁，要去油，涩肠止泻效无休。如成人，也能用，分量照数不可动。

马脾风，因何生？寒邪客于肺脏中；寒化热，咳嗽成，肺叶发炎气促生。
败毒散，能收功，桔梗橘红胆南星；川贝母，白茯苓，瓜蒌枳壳并僵蚕；
竹沥钱，草五分，灯芯竹叶作引灵。徐徐服，气促平，如若急躁反为凶！

有一个，古验方，葶苈大枣泻肺汤。对斯症，有大功，内加桑皮与杏仁；
焦麻黄，百部力，痰多急用半夏曲。如发热，加石膏，平喘利气病自好。

如肺胀，胸中结，一字散治最要捷。少商穴，放出血，石砭华盖是老诀。

有一个，简易法，薄荷叶和闹肠花。这两味，切粗末，拿纸卷入火燃着；
吸一吸，气喘松，连吸数次气促平。如小儿，不能吸，大人吸之喷儿鼻。

初生儿，浑身红，此为胎赤是病名。胎气燥，败血攻，血充皮肤为原因。
急清热，理气分，清毒活血汤可用；细生地，连翘心，赤芍牛角各等分；
粉丹皮，条黄芩，灯芯竹叶作引灵。再加上：川黄连，服下红色即时蠲；
粉甘草，加五分，水煎温服赤减轻。

胎黄症，何原因？只因胎气湿热蒸。怀孕时，喝水多，水湿伤血湿化热。
要清热，又燥湿，五苓加减最合适；苍白术，白茯苓，再用泽泻并木通；
茵陈蒿，可用重，以前五味一般同；生甘草，引灯芯，水煎温服黄自松。
要乳母，忌辛温，如若不忌病复生。

奶麻症，不须愁，浑身发疹密又稠。不发热，目无泪，有些瘙痒亦为贵。
甘草节，灯薄荷，虫蜕三个翘五分。水煎服，自然松，一个礼拜勿冒风。
喂乳时，要谨慎，一不小心飧泄生。

荨麻疹，痒难当，身发热时目脆胀。上午轻，下午重，以交亥子少安宁。
八一汤，有妙用，按儿大小要减轻。再加上，洗又熏，葛佬①麻黄一般同。

注释：①葛佬：蒲公英的方言名。

陈艾叶，赤葱根，花椒一钱水十盅。火炖滚，气满喷，先熏后洗勿犯风。
上二方，普通用，成人年老都能行。

发热症，有多般，谨防麻疹来相缠。耳和尻，中指冷，必定发热出麻疹。
有此症，急隔离，法定传染不须疑。发热初，目泪汪，咳嗽频频大便溏。
葛根汤，最为上，加上升麻亦相当。荆防风，并葛根，赤芍川芎一般同；
生甘草，芫荽引，再加黄豆毒减轻。

初见点，色鲜红，咳嗽不止喘连声。化毒汤，快癍饮，二方合用有妙功。
疹出齐，咳自松，收没之时要谨慎。慎起居，防伤风，风灼肺脏炎症生。
抬肩喘，嗽连声，此属麻后一死症。服消炎，清肺饮，继续而服得安宁。
前白前，苦杏仁，苏子枳壳鲜芦根；禹银花，桑白皮，百部寸冬一样齐；
川贝母，橘红皮，急火煎服勿要溢。频频服，切勿急，六个小时肺炎息。
热不降，喘不息，急用青霉素有力。注射时，防反应，中西合治是良工。

麻疹病，繁且多，不能一一详细说。请同志，参考书，浏览各家业务熟。

夜啼症，白昼眠，睡至黄昏不安然。心家热，肝胆劫，神不守舍哭泣多。
补肝虚，清胆热，清热饮子是妙诀；川黄连，柴胡叶，还有胆草淡竹叶；
远志肉，川枳壳，再加枸杞两三颗；炒知母，酸枣仁，此是秘诀不传人。
用水煎，临卧服，秘放四两灶心土。

初生儿，病多端，护理之法要备全。十三法，不细言，责任属于接生员。
这些条，未完满，最后还有补遗篇。

## (二) 症候用药歌注解

因小儿疾病甚多，各书儿科甚为明晰。各式各样，有专重于积者，有专重于热者，有专重于风者，有专重于寒者。以各家对比来说，终不如钱氏之说者也。如钱氏与叶天士之说，小儿初生未经风寒客忤之体，在乳母须得小心调摄，温凉得宜，而病自少。古云："小儿要平安，常有三分饥与寒"。据此说明，小儿初生勿过暖，暖则易外感风寒。至于客忤者，亦是外来之邪气，而客于小儿之体也。勿过饱，饱则易伤脾胃，脾胃一伤，吐泻必生。吐泻已久，内脏必虚，虚则久而慢脾风生也，此古人以告诫之者也。至于用何药以治何病者，各家儿科最详，有方有论。但是在为医者，用之于恰当不恰当耳。若是认病准确，用药恰当，一服即愈。如认症不清，用药不对斯疾，药一下咽，立即告变，轻者变重，重者则不挽救其命，反怨儿之命该如此。嗟夫！寿也？命也？业医者亦当如之何也已矣！

## (三) 小儿各症候药方

### ——苏合方

专治大人小儿一切痉痫，昏迷不省人事。小儿客忤、中恶、发热、气闷痰涎上泛者宜之。

苏合油五钱（拌入安息香内）　安息香一两（另研细，用酒蒸糕）　丁香一两　青木香一两　檀香一两　沉香一两　荜拨一两　香附一两　诃子一两（去核）　水牛角一两　朱砂一两　冰片五钱　熏陆香五钱　麝香三钱

以上先将前十味中除苏合油、安息香二味，余各研细，再将后四味，另研极细，共放一处，炼蜜拌匀。带油蜜熔化，坚硬适宜，丸如芡实大。每服一丸，淡姜汤送下。如昏迷不醒者，薄荷灯芯汤送下。

### ——清干散

专治小儿伤风，感冒，发热。鼻流清涕，目泪不止者宜之。

荆芥穗三钱　薄荷叶三钱　酒黄芩三钱　焦栀三钱　桔梗三钱

以上共研末极细，每服一钱。如发热者，宜开水调服。如咳嗽不止，目泪不流者，宜蜜水调服。但是丸剂、散剂须注意焉，慎之慎之！

### ——三汁饮

专治小儿咳嗽无痰，而发热不止者宜之。

姜汁一杯（鲜姜易取）　葡萄汁一杯　冬梨汁一杯

以上三汁共合一处，再用纱布过滤去渣，在慢火上熬，熬时再放冰糖一两。炖至冰糖化尽为度，量儿大小服之。

### ——清热镇惊汤

专治小儿急惊风与天吊风。角弓反张，哭时后仰。目睛上视，时惊时哭时热者，宜之。

柴胡钱半　茯神一钱　薄荷一钱　焦栀一钱　黄连一钱　麦冬一钱　钩藤八分　甘草五分　灯芯草竹叶引

水煎候温频频服之。服后安睡为病效之兆。

### ——大醒脾汤

专治小儿慢脾风，并慢惊风。呕吐泄泻，清白小便，不热，身温四肢冷逆，面色白者，宜之。

党参钱半　焦术钱半　茯苓钱半　天麻一钱　半夏一钱　橘红八分　僵蚕六分　全蝎五分　胆南星一钱　苍术一钱　木香六分　炙甘草五分　生姜、灶心土为引

水煎候温徐徐服。服后安卧，四肢温和者为佳。在用药分量上，照儿之大小。

**——温中补脾汤**

专治小儿慢脾风。发热呕吐，泄泻不止，小便清白，或少有微黄色宜之。

党参钱半　焦术钱半　半夏一钱　干姜一钱　附片八分　砂仁七分　肉桂七分　丁香五分　酒白芍一钱　陈皮八分（土炒）　甘草五分　煨姜、灶心土引

水煎候温，频频服之，服后勿呷乳。

**——荡惊汤**

专治小儿慢惊。吐泻不止，而属于里寒者，宜此方服之。

公丁香十粒　胡椒十粒　炮姜五分　肉桂五分　伏龙肝（即灶心土）引

水煎温服一酒盅，候十分钟再服一酒盅，如此服之自安。

**——解郁散**

专治小儿浊汁内郁。以在吮乳之时，腹中响而不止，大便常下绿涎，有时吐乳者，宜之。

白玉饼十个或二十个都可　苏打片五片或十片都可

以上二味共研细，分十次服，每日早一次，服至腹内不响、大便色黄为止。如用白玉饼五个，则苏打片五片，定然数量。

**——补肝煎**

专治小儿惊热、惊悸。每夜啼哭不止，以在睡后一小时，如有所惊吓之状者，宜之。

柴胡一钱　龙胆草一钱　黄芩一钱　黄连五分　陈皮五分　木通五分　酸枣仁六分　焦栀六分　灯芯草一分　竹叶一分　伏龙肝引

水煎候温，顿服，每日服药时间，在下午四、五点钟服之最好，因病发在夜间，所以下午用药。

**——安神丸**

专治小儿夜啼不止，多惊多怕，卧不多时一惊即醒者，宜之。

生地四两　黄连一两　当归三钱　党参二钱　茯神三钱　远志三钱　酸枣仁三钱（炒）　生甘草三钱　朱砂五分（另研）　赤金三十片（另研）

以上共研细末，炼蜜为丸，如梧桐子大，宜朱砂金箔为衣。每三五丸，灯芯薄荷送下。

**——拍背法**

专治小儿肝虚胆热，多惊多怕，每夜在一定的时候惊叫一声，啼哭不止者，宜之。

自然汁（不拘多少）拭在小儿背上，肝胆之俞穴。拭湿，以口慢慢吹之。拭湿处被凉，小儿即清省不啼。

## ——简易汤

专治小儿惊悸发热，似惊非惊，似吓非吓，夜啼不止，指纹突起者，宜之。

灯芯草一团烧炭　　清油灯花三四粒

共放一处，以筷头研细，以乳汁调稀，放儿口中，再以乳吮之服下，三四次即安。

## ——灸法（元宵灯火）

专治小儿四六天所发脐风，俗谓四六风也，宜元宵灯火灸之。元宵者，十五穴之名也。如若腹部，有一青筋直冲心胸者，急速灸之。

囟门穴上下各三炷；合谷穴两手各三灯；脐轮、脐心穴共七处各三炷；鞋带穴（即解溪）两处各三炷；眉心穴（即印堂）灸三炷；人中穴（即水沟）灸三炷。

共十五处，各灸三炷，共灸四十五炷。一日灸两次，连灸三日，青筋缩短为度。上述穴位，唯人中一穴，艾炷愈小愈妙，可勿过烧为好。

## ——小儿七气汤

专治小儿盘肠气疼，亦谓之绞肠风，又曰拧肠风。小儿忽然啼哭不止，目上视而腰曲者，宜之。

川厚朴五分　　枳实四分　　木香五分　　槟榔五分　　龙眼肉五分　　远志四分　　枸杞三分　　灯芯草引

水煎温服，下咽即愈。

## ——一字散

专治小儿咳嗽，气促、喘急、气闷胸结者，俗称"胸喉"者，宜之。

大黄一钱　　槟榔一钱　　牵牛子一钱　　党参一钱

以上四味共研细末，以蜜水拌匀，软硬适宜。每用一字，喂儿口中，再吮乳汁冲服，不一小时即效。此屡试屡验之方也。

## ——尢薤丹

专治小儿胎毒，浑身痒烂，愈烂愈大，传及遍身，头面剧甚，经年累月而不愈者宜之。

细生地四钱　　川芎九钱　　熟大黄九钱　　酒芩九钱　　酒黄柏九钱　　赤芍六钱　　金银六钱连翘八钱　　水牛角三钱（研细）　　滑石一两（煅，水飞）　　石膏一两（煅）　　川厚朴六钱枳实八钱　　生甘草五钱

以上共研细末，炼蜜为丸，如芡实大，雄黄为衣。每服一丸，毒重者两丸。一日二次或三次，忌鸡鱼辛热之品。

## ——消毒饮

专治小儿胎毒。遍身瘙痒无度，有时结痂，痂落复发者，宜之。

酒黄芩二钱　　连翘三钱　　生地二钱　　赤芍二钱　　金银花二钱　　熟大黄一钱　　石膏二钱

（煅）　荆芥穗一钱（炒）　生甘草一钱　灯芯草引

水煎候温，频频而服，忌辛热鱼鸡之类。如若发热色赤者，加竹叶二三十片为佳。

### ——灸胎毒法

专治小儿胎毒一切痒烂，或在头面，或在两臂，或在腰间及两腿，连及两尻者，宜之。

合谷穴两处（各灸三炷）；大椎穴一处（灸三炷）；人中穴一处（灸三炷）。若在两臂及胸部者，灸肩井穴二处（灸三炷）；膻中穴一处（灸三炷）。如若在下部及两腿者，灸髀骨穴（穴在髀髋以上陷中，灸三炷。取穴法：令小儿面俯在地，将腿伸直，臀部以上陷中是穴）　解溪穴二处（灸三炷；此穴并治水泻）

如若浑身上中下部皆有，以灸上述各穴为佳。

### ——麦秆利尿法

专治小儿初生，一切很好，只是小便不利，尿不能出者，宜此法吹之即尿。

麦秆筒七寸长两根，对准小儿耳门，以手扪小儿耳朵，如男性者先吹其左耳，后吹右耳；女性先吹其右耳，后吹左耳。不可笑，笑则恐气大不祥矣。

### ——立止水泻汤

专治水泻不止，日夜无度，腹内水鸣，小便短涩，甚则二目闭者，或两目下陷者宜之。

苍术三钱　焦白术三钱　茯苓三钱　泽泻钱半　川厚朴钱半（姜炒）　陈皮钱半（土炒）　车前子钱半（焙）　焦山楂钱半　肉桂三分　甘草五分　煨姜引

如日久虚滑不止而有寒者，加诃子二钱（煨）、肉蔻二钱（去油）；如再不效，加粟壳二钱（炒）。如若小儿不满一岁者，减半用；如一岁至两岁，用三分之二；如成人或七八岁，照分量用足。

### ——加味败毒散

专治小儿马脾风，胸高气喘，喉中鸣，抬肩出气，胸闷欲绝者，宜之。

桔梗二钱　橘红钱半　胆南星一钱　川贝母一钱　茯苓钱半　瓜蒌钱半　枳壳钱半　僵蚕八分　竹沥一钱　甘草五分　灯芯草、竹叶引

水煎温服，徐徐而用，不可急，急则反结而不效。如若不效，改用后方。

### ——葶苈大枣泻肺汤

专治小儿马脾风，气促痰喘，胸膈不利，啼声不出者，宜之。

葶苈子一钱　大枣三个　桑白皮二钱　杏仁一钱（炒，去皮）　焦麻黄一钱　百部一钱　半夏曲一钱　石膏二钱　鲜芦根七寸（剪碎）作引

水煎温服，服之痰少气平为度。如不能效，改用一字散（方见前）掺入药汁内，频频而服，可能望效哉。急用三棱针在少商穴放血。

#### ——石砭法

专治小儿肺胀气喘，风结胸膈，口唇指纹一致发青色者宜之。

少商穴二处（穴在大拇指内侧，大人一韭叶，小儿三线许），以三棱针刺放血，血出为妙；华盖穴一处（穴在天突下一寸五，大人三寸）；以瓷片至锋利者，砭出血为度。内服一字散，以露蜂房煎汤送下。

#### ——简易法

专治小儿咳嗽，气促痰喘，声如拽锯，闻于四邻者，以此法治之。

薄荷叶半两（切成粗渣子，如旱烟状）　闹羊花五个或七个（以手捏碎）

上二味和匀，另用皮纸卷成小筒，将药装在筒内，似自制卷烟状。以火燃之，令烟出，熏其小儿鼻口。烟入，其病即愈。如小儿不能吸入者，大人吸而喷之。

#### ——清毒活血汤

专治小儿胎赤，浑身红赤欲烂，目不能开，口唇皆肿者，宜之。

生地一钱　连翘一钱　赤芍一钱　水牛角四分　丹皮八分　黄芩八分　黄连五分　灯芯草、竹叶作引

水煎温服，以赤色消失为度。乳母忌辛热之品。

#### ——加减五苓汤

专治小儿胎黄，通身黄如金色，眼珠、爪甲尽黄者，宜之。

苍术一钱　白术一钱　茯苓一钱　泽泻八分　木通六分　茵陈三钱　生甘草一钱　生姜、灯芯引

水煎温服，乳母亦服之，乳母忌辛温发酵之物。

#### ——解毒汤

专治小儿奶麻，浑身瘙痒，发疹稠密，但身不发热目无泪出者，宜之。

生草五分　灯芯一团　薄荷三分　蝉蜕三个　连翘五分

水煎温服，每次服一酒盅为度。

#### ——八一汤

专治小儿身发疹粒，痒不可当，浑身发热，目脆微胀，上午稍轻，下午微重者，宜之。

胡麻仁二钱　枳壳二钱　何首乌一钱　荆芥一钱　川芎一钱　苦参一钱　蔓荆子一钱　防风一钱　威灵仙一钱　炙甘草一钱　薄荷五钱　蜜酒引

水煎温服，服后忌风，忌鸡鱼辛热之品，不忌则犯。

#### ——熏洗法

专治小儿、大人荨麻疹。瘙痒，风毒结于皮肤，发泡疹形者，宜之。

蒲公英一把　麻黄一把　艾叶一把　葱根一把　花椒一钱

以上五味，水两大碗。煎滚先熏后洗，洗后勿犯风寒。此法宜在每晚临卧时用，白昼勿用。

### ——葛根汤

专治小儿发热、咳嗽，目泪汪洋，早轻晚重，似伤风而非伤风，是麻疹未出之状者，宜之。

升麻六分　葛根钱半　荆芥一钱　防风钱半　川芎钱半　赤芍钱半　甘草五分　芫荽、黄豆引

水煎温服，服后勿犯风寒，至要之嘱！

### ——化毒汤

专治小儿麻疹。初见点之时，疹色红活，而咳嗽不止，气促热甚者，宜之。

荆芥一钱　防风钱半　柴胡钱半　赤芍一钱　连翘钱半　葛根一钱　牛蒡子一钱　蝉蜕一钱　薄荷一钱　生甘草一钱　沙柳引

水煎温服。

### ——快癍饮

专治小儿麻疹。已出未出之时，热甚，咳嗽气促，疹色木红者，宜之。

牛蒡子一钱　连翘钱半　花粉钱半　地骨皮一钱　防风钱半　黄芩一钱　桔梗钱半薄荷一钱　生甘草一钱　淡竹叶引

水煎温服，如大喝不止，加麦冬一钱、葛根一钱；如咽喉疼，加玄参钱半、石膏二钱或三钱均可。

### ——清肺饮

专治小儿麻疹，再出齐之时，不节饮食，不慎风寒，起居无时，以致重伤风寒，发热咳嗽，风灼肺者，宜之。

前胡二钱　白前二钱　杏仁钱半　苏子钱半　枳壳钱半　金银花二钱　桑白皮二钱百部一钱　麦冬一钱　川贝钱半　橘红一钱　鲜芦根七寸（切碎）作引

水煎温服。服药后六小时即愈。如不愈，再另行治疗为妥。

### ——治麻疹法

凡麻疹之为病，变症百出，而不止于三四条而已。余在此三四条后再加之数条说明和几个药方，以供大家参考。古人有一句谚语云："宁治十男子，不治一妇人；宁治十妇人，不治小孩童。"此是说明世间之疾苦，而妇人多于男子者也，所以妇人之病多，而小孩之病更多于妇人者也。不但妇人之病难疗，而小儿之病亦难疗矣。妇人之病难疗者尤可为，而小儿之病难疗者更不可为。嗟夫！小儿之病虽难疗，而不能不疗！而男子之病易疗者，

反不得其疗也软？

凡小儿之病最难医疗者，责在医家而不在小儿。但小儿有病，儿只是啼哭而不能言一言半语，全凭医家仔细观察诊断。何部青、何位红以定其风寒、吐泻之疾。再验指纹何色，或黄或白或黑，以定其色，以听其声，以定其急、慢惊风，病之轻重。如轻从轻治之，如重从重治之。如此法治之，所以责在医家而不在于病家。嗟嗟！小儿有病，委托于医。性命之事，非庸医所能掌也。医家之责重若千斤！若医家不负责任，视儿命如毫毛者，则不为良医也！

凡医小儿之病者，重要在于观面色、看指纹、听声音、审气息、揣热冷、问抱母，五者具备，医小儿之病不难治，而后反为易医者矣。以前在各条例之内，注备不足。尤其在麻疹一条，仅仅只有三四个药方，论说不多。很不能深刻了解病之情况，实难确定病之轻重，所以得不到很快的疗效。余在此处再补论说和药方，以补其不足，供大家参考并批评。

凡麻疹之流行，多发于风胜火旺之年，六淫胜复之气加临，引动先天性胎毒而发也。麻乃少阴之毒，故小碎而稠密，色红而赤。是心热移于肺部故，咳嗽而鼻流清涕者，是心火刑于肺金，故目泪汪洋也，泪汪不止，是肺热移于肝也。凡手指挖眼、目、耳、口、鼻者，是肺部之热极也。

歌曰：

麻为胎毒发于心，肺胃相连热毒侵。咳嗽鼻中清涕出，且看双目泪淋淋。

凡春温、夏热、秋燥、冬寒，此乃四时之主气也。如冬应寒而反温者，是阳气先暴泻，火令早行，客强主弱之令。人感其气，至于来春，必发麻疹。虽曰胎毒，未有不因天行疠气而发者也。

歌曰：

凡遇冬温最不祥，民多疫疠发疮疡。若是麻疹相传染，可用汤丸预解良。

凡麻疹发热，与伤寒相似，与伤风相同。但麻疹发热则面颊赤，咳嗽喷嚏，鼻流清涕，目中泪出，打呵欠，喜卧，或吐或泻，或以手挖耳鼻。指纹如锯齿，口腔有白赤疹子，以在此则分别，与伤寒不同。但不可汗之，如发汗，增加呕吐，或衄血，或咽疼，其状不一，须可慎之。

歌曰：

麻出须明岁气先，勿经汗下至颠连。审人虚实施法治，暗损天和命不坚。

凡治麻疹之法，以清凉为主，治痘之法，以温补为先，但此法医家皆知矣。大凡以主气、客气、六淫胜复之气，以观其变通。万不可胶柱而鼓琴也。

歌曰：

麻宜清解痘喜温，须知麻痘不同门。麻出痘实无人解，寒热宜分未可混。

凡麻疹之出疹，麻毒出得以尽为度，不可流毒于内脏者也。如毒流于内部脏腑而出不尽者，终为后患。谚云："星星之火，可以燎原"者也。麻疹之毒，终生为患也。

歌曰：

麻毒从来不可留，出尽毒解更无忧。腹中胀痛邪犹伏，喘粗昏迷命难留。

凡麻疹六七日而不出，隐隐在皮肤之间，观其症状，明是麻疹，却不见点，或者皮肤坚厚，或为风寒所闭，或毒结于里，伏而不出者，死症也。

歌曰：

过期不出势淹延，毒伏荣分未得宣。急宜透肌休急慢，岂堪脏腑受熬煎！

凡此病流行，传染较比别病甚速，应予临时隔离，勿与患者相接触。多喝开水，多吃稀粥，能使内脏不滞，皮肉松软，而麻疹易出。保持室内清洁卫生，谨慎风寒，以免外邪侵犯之忧。

凡在大寒之期，必须室内加火，以避寒气来侵，以致麻疹迟迟不出也；炎热之季，室内洒水以防炎热之气，以防汗出不止，而麻疹隐而不出也。

凡麻疹初热，而未见疹粒，发热咳嗽六七声、或七八声、或八九声、或十余声而不已者，此为上焦热极。而气促、面浮、目胞肿，而时起时卧、卧而即起者。此乃火毒内蒸，肺部燥极，而汗出不止，久而鼻中必衄血者也。

歌曰：

火毒熏蒸汗不停，毒邪并迫血违经。汗多卫表邪从解，血去荣中毒少停。

凡麻疹发热、吐泻，绝不可作寒治之也，乃为邪热内迫之兆，邪在上焦则吐，邪在下焦则泻，邪在中焦则吐泻并作。治之之法，以清热为主，万不可用热药以加重病势也。

歌曰：

发热怎能生吐溏，任他频出不须慌。肠胃停污从此清，胞胎之毒全消化。

凡麻疹初发热时咽喉疼痛，本常有之症，万不作喉痹同治，又不可针砭，勿用吹药治之。急发麻疹，疹毒一出，而喉痛自愈矣。

歌曰：

毒气熏蒸烟上腾，解毒清炎效即灵。从来麻疹多斯症，咽喉自此痛不增。

凡麻疹出、收之期，以十二小时为准。但有不同之时，当以手足出齐，而额间即收没者，乃为顺矣。而不可拘于十二小时也，如出齐而不收者，重矣。

歌曰：

麻疹出收合阴阳，出时温和收以凉。出而不收阳气盛，九十不出是阴强。

凡麻疹之出也，各有形色不同，治法各异。但痘之出也，而色太红，连肌肉赤者，必发痒陷也；麻疹之出也，色喜红，连肌肉尽赤者，毒能出尽，而邪热得松；如色淡白而不红者，是血虚而治之可也。

歌曰：

痘见赤色痒陷攻，麻喜红色毒得轻。白色血虚犹可治，若是紫黑命难存。

凡麻疹收没以后，身有热而不减者，此虚热也。微微清之而愈。如热太盛，臭气触人者，毛竖肉消，或时瘈疭者，神昏不清、渐渐赢瘦者，或气促不止，以防肺炎并走马牙疳之疾又发生也。

歌曰：

收没发热神渐昏，忽然瘈疭乍时惊。莫将痘症同治疗，退热凉心命可存。

凡麻疹以后，咳嗽气喘，胃中伏邪上蒸肺气，火炎上腾，身热不退，咳嗽不止，面目四肢浮肿，胸高喘促，口鼻中出血，唇干迷闷，摇头不定，手抓不停者，绝症也。

歌曰：

胃火上炎肺遭迫，咳嗽百声痰阻膈。胸高抬肩目浮肿，手摆头摇泉下客。

凡麻疹收没以后，饮食如常，身凉脉静，行止安和。一切辛热煎炒之物不可入口，以防引动邪火。再者辛辣之物多有小毒，以恐食物中毒而不安也。

歌曰：

麻收禁忌切须防，咸酸辛辣且勿尝。一不小心终是祸，物多适口定为殃。

凡治麻疹之法，不离于岁气者也。例如太阴司天之年，咳多而麻疹少，咳重而麻轻；至于太少之年，麻疹常见，而多咳嗽，少见疹而稀；如少阳司天之岁，厥阴风木在泉，麻少而咳少，泻痢相兼，麻顺而泻逆，咳轻而痢重；若在卯酉之岁，阳明燥金司天，少阴君火在泉，肺金受制，火在下金在上，益肺泻心，宜用苦咸以承金气。承金以倍土，通利脾胃，是以土气旺而金受益，是不养肺而肺自强。肺一强，肝木自平，而土不受木之所侮矣。

余至此，再在麻疹一条不多赘矣。缘麻疹一病，小儿多受其害。所以在《小儿科》内，叙述稍多一点。但还是很不全面，希同道之人，在麻疹行盛之年，对于斯症，要全面参考各书籍以为宗旨，勿以余之语为尽耳。不过在麻疹者，小儿占有百分之九十以上，所以在此多写几条，冗乱不整，希读者多加批评指正，余欢迎之至也欤！

# 四、小儿病症补遗歌及药方

## （一）病症补遗歌

补遗篇，细细言，症候用药并相连。小儿病，需调摄，热凉得体自活泼。

有重舌，休吃药，石砭耳中高弦穴。生蒲黄，蜂蜜研，压在舌下一时潜。

木疝症，睾丸大，发生此病且莫怕。儿不疼，真嚇怕，勿犯风寒并水拉。
身体强，自然松，若要服药理中寻。加减法，真妙用，炒白术和纹党参；
炮干姜，炙甘草，引用生姜合大枣。若寒盛，加附子，荔核橘核一并施。
小茴香，上肉桂，水煎温服睾丸小。

化毒汤，治麻疹，荆芥防风一般同；炒枳壳，连翘心，赤芍前胡并葛根；
牛蒡子，苦桔梗，甘草淡豆各等分；沙柳引，水煎成，下咽疹毒自减轻。

快瘟汤，亦有应，麻出不快服之灵。当归尾，赤芍药，连翘牛子并枳壳；
蝉蜕衣，生黄芪，柴胡更加升麻提；生甘草，胡荽荽，沙柳黄豆作引伟。
口大渴，加花粉，疹毒快出服之协。喝不止，添粉葛，疹出不快防毒结。
色红活，更喜悦，色若青紫毒必曳。

救急法，有神应，急求人粪路朝东；烧成灰，酒作引，服下霎时青变红。
儿不迷，热降低，此是麻疹一秘密。

还有个，外治法，麻疹不出浑身擦；酒四两，要炖滚，芫荽一把放酒中；
煮一时，取出擦，浑身擦到不必嗟。睡一睡，被覆盖，不一小时麻出快。
此方名，芫荽酒，麻疹各书条例有。

初生儿，三朝内，急服化毒汤为最。开乳肠，解毒热，脐屎下尽用不着。
煎成水，慢慢吮，薄荷灯芯甘草节。脐带落，要焙干，朱砂五分一同研。
能解毒，要还原，胎毒胎热从此蠲。满月后，有变蒸，微寒发热吐乳生。
口唇边，起白疹，三七之后无此形。三十二，是一变，六十四日为一蒸。
十个变，五个蒸，强健脏腑智慧增。

眼不开，目胞肿，此病名称是胎惊。焦啼哭，烦且躁，日夜不止哇哇叫。

粉甘草，细灯芯，再加黑豆竹叶心。水煎成，频频咽，不一时许哭声慢。

面色青，四肢寒，口冷腹疼胎寒严。当归身，桂细辛，干姜党参芍焦芩；
龙骨粉，各等分，共研细末乳调吮。服下咽，寒能绝，面不青兮四肢热。
脐带落，风湿伤，脐硬肿直脐风痴。有青筋，上冲心，急灸元宵风息平。

五通膏，妙有功，生地生姜赤葱根；炒卜子，活田螺，五样共捣贴脐窠。

还有个，驱风散，防风枳壳陈苏叶；川厚朴，广木香，僵蚕钩丁最相当。
水煎成，十毫升，三次服下有妙功。

又一方，撮风散，撮口脐风治之痉；炙蜈蚣，用半条，钩丁一钱五分高；
辰砂蚕，蝎子尾，各味半钱不可裁；麝一分，共研末，每服一分不要欠。
竹沥汁，兑水调，这个方儿效力高。

更有个，蒿虫散，专治小儿惊风痰。若瘛疭，和慢惊，此药服之大有功。
一片朱砂一片雪，其功只在青蒿节。任他死去要还阳，服时须用亲娘血。

风入脐，心脾热，唇青舌强撮口角。视牙床，有米粒，青布蘸水拭破医。
急治疗，要相当，附子理中加竹黄；真僵蚕，川全蝎，一同研细服之捷。
每一次，用三分，乳汁姜汁调服匀。

小儿病，实非一，伤寒无汗恶寒极。手足冷，面色青，左额青纹可细寻。
姜活汤，大有功，姜活细辛白芷芎；生地黄，条黄芩，生草姜枣合葱根。
水煎服，汗出松，一汗而解有妙功。

若伤风，且自汗，手足稍温面红颜。宁嗽汤，是主方，芥穗前桔薄荷良；
苦杏仁，川贝母，橘红枳壳水煎服。鲜芦根，作药引，这个方儿效力稳。

伤乳食，胸饱闷，吐泻腹疼面色沉。右额青，目胞胀，夜热昼凉无症状。
消积汤，服为上，川朴枳实槟榔放；净半夏，酒炒芍，三仙合用是妙诀；
加肉桂，行冷气，消积止疼真有济。

惊风热，山根青，手足有汗又恐惊。用何药，对症疗？惊风丸最效力高。
勿水煎，乳汁调，一日两次热惊消。

疳疾热，是骨蒸，备热不止盗汗生。沉香末，为总司，吉糖拌服积息愈。

变蒸热，两耳冷，微热又虚惊腹疼。或啼哭，或吐乳，以过三日无此苦。

诸表热，通神散，内热化毒自能安。生地柴，枳壳芍，细辛一分水煎沸。
连翘草，并竹叶，防风荆芥南薄荷。

疾热症，若何医？沉香末子是主力。香附二，沉一钱，川朴陈皮及槟榔。
山楂曲，并麦芽，各样钱半不可多。川枳壳，合枳实，炮姜白曲共焦术。
五味药，各一钱，照样称准仍然添。老川芎，用五分，柴胡桔梗木香根。
碾成末，糖拌匀，早晚开水送五分。日日服，勿间断，服至一七功效显。

小儿尿，如米汁，水生火降为总司。小肠虚，膀胱寒，火不胜水是根源。
吴萸汤，治为先：良姜故纸各二钱；吴茱萸，益智仁，肉桂三味钱五分。
细研末，盐水送，每次一钱用服尽。日二次，不须断，三朝以后浊汁变。

白血病，是软黄，血液减少面无光。浑身黄，似土形，爪甲如同死人型。
急炮制，还血粉，皂矾四两绿变红。面包裹，火内烘，取出和枣共捣匀；
白面粉，四两重，明雄三钱二把菌。合一处，再慢捣，捣成一团火内烤；
烤成后，要晒干，研成细末有绒团。兑糖拌，天天餐，服至半月面红颜。
腹若胀，厚朴汤，一日两次休要忙。风寒症，若何成，头疼发热咳嗽生。
寒无汗，风自汗，鼻塞不通打冷颤。解表热，通神散，若是惊痰细审看。
咳有声，嗽有痰，风寒邪客肺经原。如发热，及头痛，通神解表效力宏。

火郁肺，声不转，泻白散和含化丸。桑白皮，地骨皮，各样一钱不须疑；
米百粒，草五分，四味合用泻白成。水煎服，嗽自轻，不愈急用含化灵。

川贝母，款冬花，瓜蒌仁合元肉佳；炒阿胶，毛橘红，桑白皮同苦杏仁。
一共研，再听用，三汁膏和四两冰。慢慢炖，糖化尽，以前药粉掺其中；
再熬稠，捻成锭，丸如指头大含用。每一丸，放口中，旋含旋咽咳自宁。
此丸药，小儿用，老人虚人亦可含。

痰塞喉中喘急症，清风宁嗽汤如神。更有一个救急法，巴豆塞鼻自然通。
慢惊之症实非惊，吐泻亡阳病后成。脾胃损伤肢体冷，虚痰泛上目无神。
口鼻气微时惊悸，手足瘈疭命将终。加味醒脾汤可用，党参焦术白茯苓；
木香天麻同半夏，南星橘红生草灵。仓米姜枣煎服用，僵蚕全蝎逐痰增。

不愈六君加附子，灶心土引效如神。百沸汤煎不失效，厥回痰降自全生。
四味回阳加蔻丁，伏龙作引效亦灵。理中地黄汤亦用，服后痰降吐泻平。

乳食伤脾亦呕吐，食化乳消无此苦。沉香末子是总司，不愈定吐饮子饬。
半夏陈皮及木香，神曲麦芽川朴良。水煎临服加姜汁，身热口渴焦连放。
身凉不渴干姜入，脉微厥冷党桂尝。暑月香薷滑石添，大便秘结玉片舍。

伤乳泄泻食不进，健脾消食利水应。沉香末子亦可施，实脾利水煎方定；
苍术焦术白茯苓，山药扁豆甘草顺；泽泻木通及木香，砂仁煨姜陈皮用；
有热须增姜炒连，无热肉蔻炮姜添。不愈再行细诊断，立止水泻治之痊。
胃阳不升加粉葛，呕吐不止半夏添。此乃医家真妙诀，还要临床加减用。

理中地黄治慢风，前有方名药未评。熟地黄，用五钱，潞参四钱再休添；
白术三，山萸一，归纸芪枣枸二钱；姜桂草，各十分，引用姜枣核桃仁。
泻不止，加丁香，灶心土引亦相当。热不退，加白芍，寒盛急将附子帖。
若痰嗽，炒粟壳，金樱去毛不须缺。水煎服，慢慢喝，用量按儿大小酌。

遍身肿，是尿湿，燥脾利水并消食。腹胀便结消积散，内消食积沉香末。
不效平胃五皮煎，川朴陈皮并车前；腹皮姜皮茯苓皮，炒苍术及莱菔子；
桑白皮共炒杏仁，槟榔曲饼泽泻施；麦芽木香并木通，水煎服之有效灵。
小便清时大便坚，小水量多肿自痊。

头又痛，身发热，昏昏而睡失知觉。瞳孔大，目光斜，角弓反张不休歇。
一时惊，一时啼，脑炎发生君莫疑。银翘散，为对症，连翘二花苦桔梗；
南薄荷，淡竹叶，荆芥豆鼓牛子捷；生甘草，鲜芦根，改为汤剂水煎成。
服下咽，休叫惊，角弓反张自能松。身不热，神识清，风息炎消即安宁。

第二方，清热饮，豆卷桑叶连翘心；栀子皮，条黄芩，薄荷僵蚕钩丁藤；
杭菊花，水煎成，再行加减亦有灵。痰若多，加杏仁，川贝白前不可轻。
食不消，加曲饼，内金枳壳一钱多。小便少，加赤苓，木通车前及黄芩。

若抽搐，神昏迷，急清心火不可疑。龙胆草，炒黄连，青黛三钱一同研。
牛黄麝，各二分，一钱防风并钩丁。共为末，糊为丸，如粟米大服十丸。
此方名，凉惊丸，清脑消炎立即痊。更有个，清宫丸，专治脑炎占为先；
牛角末，细元参，莲子连翘竹叶心；麦冬心，水煎浓，冲服牛角末如神。

至宝丹、紫雪散，还有安宫牛黄丸。这三方，不再传，因为药物不备全。
如有缺，再弥补，有些小疾是软迟。有龟背，和龟胸，这种疾病有原因。
请同志，作参考，再加批评与指导！

凡在小儿科中，只几段。内中条例不多，论方论证不大明晰，只以简洁的词句，胡乱写了几页。这些病和处方，仅仅是余知道的几条。而余不知道的病症很多，余未曾写也。只因水平不高，医疗技术有限，再加之年龄关系，精力不足、神识不清、毅力不强，所以未写完满，半续半断，零落不整耳！

## （二）病症补遗药方

### ——石砭法

专治小儿重舌，舌根胀硬，不能吮乳，吮时啼哭不止者，宜之。

高弦穴（穴在耳中高弦之中），用瓷锋砭之，血出如米珠即愈。

### ——蒲黄压重舌法

专治小儿重舌、木舌，不能呷乳，呷时啼哭不止者，宜之。

生蒲黄（不拘多少），以蜂蜜拌之，揉成硬块，用少许。待儿睡时，放儿舌下，慢慢含化自愈。

### ——加减理中汤

专治小儿木疝，睾丸肿大，小儿亦不知其疼处，状若有水者，宜之。

党参钱半　白术一钱　炮姜八分　炙甘草五分　姜枣引

如若寒盛者加附片子五分，橘核五分，荔核五分，同捣。小茴香一钱，肉桂五分，俱用沸水煎服。

### ——化毒汤

专治麻疹。初起发热，目泪汪洋，咳嗽不止者宜之，服之以减其毒者。

枳壳一钱　连翘钱半　赤芍钱半　前胡钱半　葛根一钱　牛蒡子一钱　荆芥一钱　防风钱半　桔梗一钱　生甘草五分　淡豆豉八分　沙柳引

水煎温服之，毒自减轻。

### ——快痖汤

专治麻既出而未出者，耳后项侧已有疹粒，而浑身出不快者，宜之。

当归尾钱半　赤芍钱半　连翘钱半　牛蒡子一钱　枳壳一钱　蝉蜕八分　生黄芪一钱　柴胡钱半　升麻五分　生甘草五分　芫荽一撮　沙柳黄豆作引

水煎温服，麻疹快出。

如大喝不止，加花粉一钱，粉葛一钱。

如出而不快或出而忽没者，毒必内结。若身体麻疹已出，而疹红活着为贵。若麻疹毒太重而不出者，出而忽没，疹色黑紫者，疹毒内陷而必拽也，宜救急法治之。

### ——救急法

专治麻疹六七日不出，出而忽没，其色青紫暗者，毒必陷者，宜之。

大粪不拘多少，火上烧令烟尽色白为度，研细末，以水酒掺兑冲服，一伏时疹色红活，疹没而复出，儿不昏迷即愈。

又一法：

## ——芫荽酒

专治麻疹七八日不出，即出即没，不大发热，昏迷不醒者，宜之。

白酒四两　芫荽一把

先将酒炖滚，将芫荽放酒内，煮一伏时。将芫荽取出，热凉得益时，在儿身上下拭遍，以被覆盖，不一时许，疹乃全出而不昏迷矣。

## ——小儿化毒汤

小儿出生三天内宜服此药，能开乳肠，解热毒。若脐屎下尽者，勿服。

薄荷三分　灯芯草一分　生甘草五分

水煎服，用棉球一个，蘸此药水，令儿吮之。

## ——服脐法

专能解毒热，稀麻疹，免天花，解毒还原。胎毒、胎热一切解免。

脐带一条焙干　朱砂五分

共研细，待儿满月后，以在变蒸第一次与儿食之，分三次服完。

## ——胎惊饮

专治小儿在变蒸之时，眼目不开，眼胞浮肿，日夜啼哭不止者，宜之。

甘草五分　灯芯草三分　黑豆十粒　竹叶心十个

水煎温服，服后静卧片刻即止。

## ——桂参汤

专治小儿胎寒。面色青，四肢冰冷，气冷腹痛，呻吟者，宜之。

当归身一钱　桂枝七分　细辛三分　干姜五分　党参八分　酒白芍一钱　焦黄芩五分
龙骨八分

共研细末，每用一钱，以乳汁调服，一日三次，口内气温即愈。

## ——五通膏

专治小儿脐风，脐窠硬肿，有一条青筋上冲心胸者，宜之。

生地一钱　生姜一钱　赤葱根二个　莱菔子一钱（炒）　活田螺五个

共放一处，以杵捣如泥，摊净布上。贴脐窠，再以"元宵灯火"灸之即愈。"元宵灯火"灸法见前。

#### ——驱风散

专治小儿脐风、慢惊风、急惊风、撮口风，天吊、内勾皆可治之。

防风八分　枳壳六分　陈皮六分　竹叶五分　川厚朴五分　木香五分　僵蚕五个　钩藤五分

以上俱用水煎成，十毫升温服，渣再煎服。

#### ——撮风散

专治小儿撮口风，禁口而不能吮乳，吮时以口摸乳而不呷者，宜之。

蜈蚣半条去足（炙）　钩藤一钱半　朱砂五分　僵蚕五分　蝎子尾五分　麝香一分

共研细末，每服一分。以竹沥对开水送下即愈。

#### ——蒿虫散

专治小儿急惊、慢惊、撮口、脐风，天吊、内勾，一切抽搐者，宜之。

净朱砂一分　上轻粉一分　青蒿虫七条

共研一处如泥，丸如米粒大，七粒为一服，以乳汁调服。

#### ——加味附子理中汤

专治小儿脐带落后，一不小心，以致风入脐窠，而心脾发热，唇青舌强，口撮者，宜之。

党参一钱　白术一钱　干姜八分　附片八分　天竺黄六分　僵蚕五条　蝎子四个

共研细末，每服三分，早、午、晚各一次，以姜汁、乳汁调送。

#### ——羌活汤

专治小儿伤寒无汗，恶寒发热，手足稍冷，面色青，左额纹青者，宜之。

羌活一钱　细辛四分　白芷八分　川芎八分　生地一钱　黄芩八分　生甘草五分　生姜一片　大枣一枚　葱根引

水煎温服，汗出即愈。如伤风自汗，手足微温，面色不青者勿用。

#### ——宁嗽汤

专治小儿伤风自汗，咳嗽不止，而不发热者，手温而不凉者，宜之。

荆芥穗六分　前胡一钱　薄荷六分　杏仁八分　川贝一钱　橘红八分　枳壳七分　桔梗一钱　鲜芦根七寸（剪碎）作引

水煎温服，如汗多加知母五分。

#### ——消积汤

专治小儿伤乳食，胸膈饱闷吐泻，腹痛胀，面色沉，右额纹青，目胞肿，夜热昼凉者，宜之。

川厚朴六分　枳实五分　槟榔七分　半夏七分　酒白芍八分　山楂五分　神曲五分　麦芽五分　生姜一片作引

水煎温服。如腹胀冷气不行，加肉桂六分。

## ——惊风丸

专治小儿急、慢惊风，手足自汗，发热，惊悸不止，抽搐啼哭者，宜之。

荆芥穗一两　防风八钱　当归身五钱　天麻五钱　白附子三钱　全蝎五钱　僵蚕五钱　胆南星三钱　半夏五钱　生地五钱　朱砂三钱　大黄三钱　天竺黄一两　生甘草二钱　赤金箔五十片

共研细末，薄荷水为丸，如粟米大，金箔为衣。量儿大小服，每日二至三次，乳汁送下。

## ——沉香末

专治小儿疳疾。发热，骨蒸盗汗，背热不止，身体疲乏者，宜之。

香附二钱　沉香一钱　川厚朴钱半　陈皮钱半　槟榔钱半　山楂钱半　曲饼钱半　麦芽钱半　枳壳一钱　枳实一钱　炮姜一钱　神曲一钱（炒）　焦术一钱　川芎五分　柴胡五分　木香五分　桔梗五分

以上称准，共研细末，兑糖拌匀，每早晚各服六分或八分，服至一礼拜有更大效果。

此药消积健胃，清热止汗，为儿科之圣药。如大人有此疾苦，亦能服之。

## ——通神散

专治小儿表热不解，上午微热，下午热甚，手背热而手心不热者，宜之。

生地一钱　柴胡钱半　枳壳八分　白芍一钱　细辛三分　连翘一钱　薄荷六分　防风一钱　荆芥七分　生甘草三分　淡竹叶七片作引

水煎温服。

凡小儿在一岁以内，有时发热，而眼胞微胀，啼哭而不乳，为父母者，以为必受风寒所致，岂不知是变蒸发热。小则内坚脏腑，增强智慧，以致三五日，自然平复矣。以致半岁后，小儿少有发热，便溏，少吮乳，不喜笑，爱吵哭，亦是变蒸所致，不必医治，自能平复。

## ——吴萸汤

专治小儿溺尿状如米汁，白浊可怕，但知其是寒，而不知其水升火降之故。小肠虚，膀胱寒者，宜之。

高良姜二钱　补骨脂二钱（盐炒）　吴茱萸钱半　益智仁钱半　肉桂钱半

以上共研细末，每服一钱，用盐水送下，一日两次。儿小者减半，服至三日，其效如神。

## ——还血粉

专治小儿白血病，软黄。喜食泥土、木碳、瓦块等物者，宜之。

皂矾四两　白面半斤　茵陈半斤　晋枣三十个　豆淋酒一斤　明雄黄三钱（另研极细）

以上先将皂矾包在面内，放慢火中煨熟，取出听用。再将晋枣泡豆淋酒内七日，去皮、核。将枣肉同前煨熟的矾面共放一处，用杵捣三四百下令和匀，取出丸成一团。再用粗黑面半斤，水拌摊成饼，将之前捣成之药包好，放火内再煨熟，晒干。同茵陈、明雄黄共一处，研极细。如药粉内有绒球者佳。小儿每服五分，大儿每服一钱，兑糖拌服，开水送下，一日二次。服至一礼拜，大有效果。

## ——厚朴汤

专治小儿腹胀、呕吐，气不顺而逆于上，吮乳即呃逆者，宜之。

厚朴八分　陈皮六分　枳壳六分　槟榔五分　木香五分　半夏六分　茯苓六分　砂仁五分　炙甘草三分　生姜一片

水煎温服，服后胀消气顺。

## ——泻白散

专治小儿火郁肺部，咳嗽连连而声不转者，气促面红者，宜之。

桑白皮一钱　地骨皮一钱　粳米一百粒　生甘草五分

以上四味，共水煎温服自愈。

## ——含化丸

专治小儿、大人、老人，虚人咳嗽痰多，气促喘急，痰涎不断者，宜之。

川贝母五钱　款冬花五钱　瓜蒌一两　杏仁一两　龙眼肉一两　阿胶六钱（炒）　橘红五钱　桑白皮一两　梨汁一盅　姜汁一盅　葡萄汁一盅　冰糖四两

以上先将三汁、冰糖放小砂锅内，火上慢慢炖，以糖化尽为度；再将前八味药研细，加入三汁内再熬，以软硬得宜为止。以手捻成锭，丸如指头大。放口中边含边咽。

## ——清风宁嗽汤

专治小儿咳嗽，痰塞喉中，喘急气促不止，发热自汗者，宜之。

荆芥六分　防风八分　羌活六分　橘红六分　前胡一钱　白前一钱　枳壳八分　苏子八分　焦麻黄五分　百部七分　半夏八分　川贝八分　桑白皮一钱　生甘草五分　鲜芦根七寸作引

水煎温服自愈。

## ——救急法

专治小儿感冒风寒，咳嗽发热，痰喘气不得出，痰不得降者，宜之。

巴豆四粒

去外硬皮，留其内白膜，以棉花包好，纳入两鼻孔内，令气出入通，痰自降矣。

#### ——加味醒脾汤

专治小儿急、慢惊风。吐泻之后而损伤脾胃，四肢冷，虚痰泛上，目无神气，手足瘛疭，气息微冷，时惊悸者，宜之。

党参钱半　焦白术一钱　茯苓一钱　木香五分　天麻七分　半夏八分　胆南星八分　橘红六分　生甘草五分　僵蚕六分　全蝎三个　陈仓米一钱　生姜一片　大枣一枚作引

水煎温服，频频而咽自愈。

#### ——加味六君汤

专治小儿慢脾惊风，脾胃虚损，四肢冰冷，口鼻气微而阳气不强者，宜之。

党参钱半　焦术钱半　茯苓钱半　陈皮一钱　半夏一钱　附片八分　炙甘草一钱　生姜一片　灶心土引

沸水煎服，服至四肢温和为止。

#### ——四味回阳饮

专治小儿慢脾风，吐泻不止，脾虚胃寒，而阳气欲绝者宜之。

党参钱半　焦白术钱半　干姜一钱　附片一钱　肉蔻一钱（去油）　丁香八分　炙甘草一钱　灶心土四两作引

水煎温服，而阳回体温者为佳。

#### ——理中地黄汤

专治小儿慢脾惊风，吐泻不止，睡不合目，口鼻气冷者，宜之。

酒地黄五钱　山萸一钱　潞党参四钱　白术三钱　当归二钱　补骨脂二钱　炙黄芪二钱　酸枣仁二钱　枸杞二钱　炮姜一钱　肉桂一钱　炙甘草一钱　生姜大枣引

如泄泻不止加丁香五分，核桃仁一个，灶心土为引；如热不退，加白芍一钱；如寒甚，加附片七分；如咳嗽加粟壳六分，金樱子一钱（去毛）。

#### ——定吐饮子

专治小儿吃乳伤脾，脾不运化，乳汁停滞，以致呕吐者，宜之。

半夏一钱　陈皮八分　木香五分　神曲一钱　麦芽一钱　川厚朴七分　姜汁引

水煎温服。如身热口渴，加焦连六分；如身冷而不渴者，加干姜七、八分；如脉微细，四肢厥冷者，加党参一钱、肉桂六分；如在暑月炎热之时，加香薷八分、滑石一钱；如大便秘结、腹胀，加玉片一钱。

#### ——健脾汤

专治小儿乳食伤脾，食则即吐，至夜间泄泻不止，小便短涩者，宜之。

苍术钱半　焦术钱半　茯苓钱半　山药一钱　扁豆一钱（捣碎）　泽泻一钱　木通八

分　木香五分　砂仁七分　陈皮八分　煨姜引

水煎温服。如有热而泻如水注者，加姜连六、七分；如不热，加肉蔻一钱（去油），炮姜八分。

### ——立止水泻汤

专治水泻。大人、小儿泄泻不止，肠鸣幽幽如水走，两目下陷者，宜之。

苍术三钱　焦术三钱　茯苓三钱　泽泻钱半　川厚朴钱半　陈皮钱半（土炒）　车前子钱半（焙）　焦山楂钱半　肉桂三分　生甘草一钱　干姜引

水煎候温顿服。如呕吐有热，灶心土引；如呕吐，加半夏二钱（炒）；如泻甚，加肉蔻二钱（去油）；如大喝不止，加粉葛二钱（煨）；如兼咳嗽，加粟壳钱半（蜜炒）；如腹胀，加木香钱半。此大人用量，小儿减半。

### ——平胃五皮煎

专治小儿遍身浮肿、腹胀。是湿伤于脾也，脾湿不去，肿亦不消者，宜之。

川厚朴钱半　陈皮二钱　车前子一钱　大腹皮二钱　桑白皮二钱　茯苓皮二钱　杏仁一钱（炒）　槟榔一钱　神曲一钱　泽泻一钱　麦芽一钱　木香六分　木通一钱

水煎候温顿服，服后小便清而多者，肿即消散矣。

### ——银翘散

专治小儿脑炎。头痛发热，昏昏而不醒，目光斜视，瞳孔散大，角弓反张者，宜之。

连翘三钱　金银花三钱　桔梗二钱　薄荷钱半　荆芥钱半　淡豆豉一钱　牛蒡子一钱　生甘草一钱　淡竹叶三十片　鲜芦根引

水煎，候热凉适宜，顿口服。

### ——清热饮

专治小儿脑炎，神识不清，发热头痛，喜卧不食，食则发呕，咳嗽者，宜之。

豆卷①一钱　桑叶一钱　连翘钱半　栀子一钱　黄芩八分　薄荷六分　僵蚕七分　钩藤一钱　菊花钱半

水煎候温服。若痰多加杏仁一钱、川贝一钱、白前钱半；如食化不易，加曲饼一钱、鸡内金六分、枳壳八分；如小便短少，加木通七分、赤苓一钱、车前子一钱。

### ——凉惊丸

专治小儿脑炎。发热抽搐，神志昏迷而不醒者宜之。

龙胆草钱半　黄连钱半（炒）　青黛三钱　牛黄二分　麝香二分　防风一钱　钩藤一钱

---

注释：①豆卷：黄豆泡水发芽后晒干。

以上共研细末，稀糊为丸如粟米大，每服二十粒，白汤送下。

## ——清宫丸

专治小儿脑炎。发热，昏迷，不省人事，不知小便自遗者，宜之。

玄参五钱　莲子五钱　连翘五钱　竹叶心三钱　麦冬三钱　水牛角二钱

以上共研细末，炼蜜为丸如小豆大，每服十丸，白汤送下。

## ——六神散

专治小儿夜啼不止，永不入睡，睡则一惊即醒，以致东方发白方可入睡者宜之。

扁豆二钱（去皮）　茯神三钱　党参一钱　白术一钱　山药一钱　生甘草五分

共研细末，每服五分或一钱。每服一次，加赤金三片，一日三次，夜勿睡热炕。

## ——引涎水法

专治小儿涎水过多，胸前衣服常湿，下颏被涎水糟烂者，宜之。

天南星一两，研极细末，以开水和醋拌稀。摊净布上，贴儿足心，男左女右，每夜临卧时贴上，清早揭去。连贴三次，永远除根。

## ——洗脚法

专治小儿目赤，羞明怕日，眼胞浮肿，流泪不断者，宜之。

川黄连三钱，捣碎，用水一碗，将黄连煎滚数沸，取过露宿一夜。次早以此水洗儿脚心涌泉穴。连洗三次，一生永无患眼之疾苦。

## ——消疳无价散

专治小儿疳积害眼①，瞳仁不明，云翳遮睛，怕日羞明，云翳不退者宜之。

炉甘石钱半　海螵蛸一钱　滑石一钱　石决明一钱（火煅）　冰片二分　雄黄三分　朱砂二分

以上共研极细，每用不落水鸡肝②一付。以竹片将鸡剖开，将药包在鸡肝，以麻线扎紧，放水内，架火上煮熟食之。用量按大小用之：如三岁以上，七岁以下，每付鸡肝包药二钱；如三岁者，每鸡肝一付包药一钱或钱半。轻者一付即愈，重者三付全安。

## ——小儿快活饼

专治小儿五积六聚，喜食泥土，面色痿黄，骨立发直，多泪者宜之。

皂矾二两；白面一斤。用水将白面拌湿，软硬得宜。再将皂矾包在面中，晒一二点钟许，再放烫烫火③内，慢慢煨熟，打碎再晒干，研细，兑糖一斤，和药面拌匀，以水润湿，

---

注释：①害眼：方言。眼角或眼睛红肿，亦泛指各种眼疾。
　　　②不落水鸡肝：指宰杀时直接从腔内取用，不经水洗的鸡肝。
　　　③烫烫火：方言。即带大量火星的灰烬。

软硬得宜，压成饼如古钱大，厚分许，晒干收贮。

如一岁至三岁小儿，每服三至五个，白汤送下；如五岁至八岁者，每服五至十个，白汤送下；如腹胀泄泻者，用姜汤送下。忌肉、鸡蛋等物。

## ——行迟法一
专治三岁小儿，不能行走，坐则腰软，行则两腿无力者宜之。

苎麻根不拘多少，每用一钱，研磨极细，以白开水调服，一日二三次。服一七、二七日，始能坐，服之七七日，即能行而稳。再服九七日，而行则步健矣。

## ——行迟法二
专治小儿二三岁，足腿无力，不能行走，坐亦不能者，宜之。

五加皮不拘多少（淘净沙土），研细末。每服一钱，粥汁送下。一日三次，服至七七日，勿服。日久自然行走矣。

## ——齿迟法
专治小儿已过一岁至两岁，而齿不生者。此先天之气不足也，宜用。

老鼠粪（一名两头尖）不拘多少，每用一个（大小不同），以在小儿上下牙床擦之，擦至一七，小儿牙床即痒。擦至三七日以后，牙床有白疹粒出现，再不必擦，日久牙齿则生。

## ——语迟法
专治小儿语言迟涩，至二三岁，不能呼爷叫娘，或病后不语者，宜之。

天南星二两（囫囵，去净皮、脐），研细末。若三岁以上小儿，每服一钱（或五分），以猪胆汁兑水送下。

## ——伏龙法
专治小儿初生遍身赤肿、溃烂，无法治疗者，宜此涂之。

伏龙肝（即灶心内烧红之土）四两，研细末，以鸡蛋调涂，或井花水调涂亦可，一日二次即愈。

## ——治丁溪法
专治小儿丁溪疳。腹大青筋，项细头大，骨立毛燋，三四岁不能行走者，宜之。

大蜘蛛不拘多少，愈大愈好，以在慢火上烧熟，每次吃一个。不过数十个即效。因此物最能强筋之故耳。

## ——治丁溪法二
专治小儿丁溪疳。眼目不明，羞明多泪，云翳遮睛者，宜之。

夜明砂不拘多少（捡净杂物），研细末。量儿大小每用一钱，拌入饮食中，令儿任意食之即效，对无辜疳、诸疳皆可。

## ——止吐法

专治小儿初生，或在月子内外，呕吐不止，无药可治者宜之。

壁钱（即燕窝）二十七个，水煎澄清服之，一日二三次，服时以棉花塞鼻孔为佳。

## ——灸疳疾法

专治小儿一切疳疾之病。肌黄面瘦，筋在肉外，骨瘦如柴者，宜之。

合谷穴（穴在大拇指内侧，去甲两线许），各灸一壮，每日灸一次，灸三七日后，小儿面色红活，身体活泼。

## ——灸脱肛法

专治小儿脱肛，日久不愈，久则下血疼痛不止者，宜之。

尾骶骨尖，穴名"长强穴"，一灸一壮；再灸脐中心，穴名"神阙穴"，灸三壮；再灸百会穴七壮。只这三处连灸二三个七日，痛止脱收，永不再犯。

## ——灸急慢惊风法

专治小儿急惊风、慢惊风、慢脾风，天吊、内勾、角弓反张，危急不可救者，宜之。

乳头穴（穴在两乳头尖上），男左女右，各灸三壮；再灸眉心穴三壮；再灸囟门穴三壮。停一二小时许，再灸。一日连灸三四遍即效。

# 五、小儿各种症状赘言

凡小儿头摇而哭，必是头痛。发热恶寒、鼻塞不通、声重咳嗽、手背热、清涕不止、咳嗽恶风、畏寒，皆属于外感之疾。学医者当细审焉，必须注意。

凡小儿发热，脉浮紧，指纹红色，无汗，是伤寒。脉浮缓，有汗恶风，是伤风。如已在暑月，吐泻口渴，齿燥，脉虚濡者，是伤暑，不可作风而治之。

凡小儿浮肿泄泻，身重，小便不利，脉濡细者，是伤湿也。如口干舌燥，唇焦面赤，脉大数，是风热也。皆属于外感，不可作惊风而治。如作惊风而治者，误矣！

凡小儿嗳气，饱闷作酸，不思乳食，腹胀，及恶闻食气，下泄臭屁，恶心欲吐，或乍吐乍泻，或寒热不等，腹中有硬块，而手心常热，脉弦滑者，俱是内伤乳食之症。勿以慢风治之，愈治愈危矣！

凡小儿发热无汗，是表实也。大便闭结者，是里实也。如心胸饱闷，腹部臌胀，逆气发呃，口吐酸水，手足有力，有时啼声不止，大人以手按其腹，哭声更甚者，是腹痛也。此皆属于实证也。

凡小儿面色㿠白，形色无神，而放处不移，气微力少，不呷乳，腹胀。大人以手按其腹，而不甚啼哭，二便如常。喜卧，眼目半开半闭，手足无力。或慢风以后，或久吐久泻之后，或自汗，脱肛，脉细无力，囟门下陷。此是先天气不足而衰弱，肾气未坚，元精不充之症，具属于虚证也。

凡小儿发热无时，手足心热，面红唇干，舌燥口渴不止，口内生疮，有臭气。呷乳口烧，大便涩结，小便赤黄。或痢下黄赤，肛门痛，色红。喜饮冷水，喜坐冷处，有时腹内急痛者，脉大洪数者，此皆属于热症也。

凡小儿面白唇青，手足常冷，口内气微而凉，大便泄泻青白，无热不渴，腹中绞痛，无增无减，呕吐恶心，喜坐卧暖处，怕冷畏寒。脉沉细迟微，无力者，具属于寒证也。

凡诊小儿之脉，先以食指以诊人迎气口，脉之大小、浮沉、迟数。次以气诊，以己之气，度小儿之气，或急、或缓、或大、或小。再次以腹诊，以手按儿腹，或软、或硬，便知其疾病之若何。最后以观指纹，或红、或青，何者为风，何者为惊，以便知虚实寒热也。

凡小儿之病，最难诊断也。必须以己之气，度小儿之气。如小儿之气促，为热、为实；气微，为虚、为寒也。望诊者，以观小儿面部形色如何？赤则为实、为热；淡白者，为虚、为寒也。

凡以手按摸小儿腹部，如腹部热而怕按者，为积、为热、为实也；如腹部凉，胀而喜按者，为虚、为寒也；如腹内咕咕有声而响者，有虚郁，必主泄泻也。

凡小儿面色黄，鼻准色暗，必主上吐、下泻；如发热、昏睡、摇头，必主头疼，谨防脑炎也；如不发热而昏睡者，梦中摇头不已者，必有中耳炎，耳中必痒痛也。

凡小儿在襁褓之中，吮乳时以头触大人胸怀，摩擦不止，是儿鼻中干燥，发痒难禁之状。胃中必有积热，而熏蒸于鼻也。

凡小儿之病，在问诊方面，全凭父母及保姆所言之也。夫为医者，只能以观色、望形、按摸、气度以及闻声而已。大概病之情况全靠于问，问其病之时日、或吐、或泻、或惊、或急、或热、或凉？一一问明，方可施行治疗。如不详细审问，凭一己之见而治之者，则不得为良医也。但在儿之胎毒，以及疥癣、疮疖、肿疽、痈瘤等疾，亦当问确切而再进行治疗，方不致误事。至口疮、眼疾、天花、麻疹，亦不以草率从事。盖夫麻疹者，恶候也；口疮者，苦疾也；天花者，已在今之社会而不以为然，若在昔时，人之疾苦莫重于天花，人之寿夭，全在于天花占验亦。

嗟夫！自余行其医道者，五十余年矣。余年七旬有五，不辞劳苦，一有时间，便将我一生在小儿科方面的一些经验写出来，以供我院医务工作者及大家参考。并诚恳接受大家的批评与指正，余欢迎之至也！

# 六、附捷、单、土验方①

## （一）治老少耳聋方

大人小孩两耳聋，猫尿灌之最有灵。再加狐狸阴茎挖，耳聋之人能复聪。

狐狸阴茎即雄狐狸外阴，猎人常有，找之方便。

附：取猫尿法

猫儿溺尿最怕人，一闻人声尿即停。急将蒜捣如泥样，塞在猫鼻猫尿通。

凡猫尿不易寻找，要将猫抓住，将两条腿拿定，以器盛之。将蒜泥塞在猫儿鼻内，尿即流出。

## （二）治耳中流脓方

耳中流脓肿又痛，灯芯烧灰研细匀。再加冰片二三分，吹入耳中效力宏。

凡吹时，将耳内脓水以棉捻拭干净，吹药入耳，以棉花塞之，二三次即效。

## （三）治小便尿血方

小便尿血也不疼，尿量增多色鲜红。急找柿饼三五个，烧灰研细服之灵。

如无柿饼，鲜柿子烧灰亦可。

## （四）治大便下血方

大便下血因何成？不是脏热是肠红。鸭蛋七个元肉裹，每早一次能除根。

鸭蛋子即苦参籽，勿以为鸭子蛋也。

## （五）治赤白痢疾方

赤白痢疾臭椿根，火上烤黄香气生。研成细末开水下，下痢后重立即宁。

臭椿根白皮厚者佳，如皮薄则力薄不效。

## （六）治腰痛方

挫闪腰痛卧不安，日夜无时疼动难。木香莪术研细末，每服三钱即安然。

每次用木香二钱、莪术一钱，开水送下，一日二次。

---

**注释**：①原稿所著捷、单、土验方中部分治法现已不提倡使用，为保留原稿内容而收录，仅供学术参考、交流。

## （七）治腰背疼痛方

腰痛连背背连胸，兼滞而痛不安宁。沉香乳香元胡索，共研酒服下咽松。

每服二钱，一日二次。每份沉香二钱、乳香三钱、延胡索三钱。

## （八）治心胃气痛方

心胃气疼欲摘心，时疼时止不安宁。白矾六钱芒硝三，再加川椒廿粒从。

共研细，分三四次服，温开水送下，一日二次。

## （九）治遍身疼痛方

遍身疼痛因何生？原是风湿气滞成。红花木瓜川牛膝，三味等分服之灵。

每味各五钱，研细。每次三钱，开水送下，一日二次。

## （十）治刀斧砍伤止血方

刀斧砍伤血不停，血见愁敷是正宗。此药遍地湿潮有，捣烂贴上血即凝。

此药一名红缨子，红蔓绿叶，叶蔓中间有一红籽。

## （十一）治心包气痛方

心包气痛难忍奈，又哭又唱实可哀！米曲一个椒七粒，炒黄研细除腹灾。

米曲者，是小曲也。打碎和川椒炒，分二次服，开水送下。

## （十二）治浑身疮疹方

浑身发疮疱疹形，本是风热湿热蒸。方用甘石研细末，清油调涂自然松。

将炉甘石火煅，研细，再将清油在火上炼至烟出，过滤凉冷调药。

## （十三）治鼠疮方

淋巴结，是鼠疮，猫抓草治乃为良。能内服，能外贴，这个方儿效可彰。

猫抓草，遍地皆有。如内服，水煎服，一日二次。如外用，捣细烂摊布上，贴患处，一日一换，日久自痊。

## （十四）治鼠疮方二

又一方，治鼠疮，猫头烧灰研细良。每二钱，酒送下，一日二次效可夸。

猫儿头连皮带肉，一切烧化用之。

## （十五）治鼠疮方三

鼠疮化脓实难闻，猫儿皮贴最为灵。剪上一方开水泡，贴之勿揭勿放脓。

用猫皮一方，剪去毛，肉搓①勿动。开水泡软，拭去水贴之。

---

**注释：** ①肉搓：皮上附着的肌肉纤维等。

## （十六） 治牙缝出血方

牙缝出血臭难闻，竹皮大量和茅根。再加白糖一半两，连服数次即安宁。

竹皮大量者，用三四两而已，茅根一两也。

## （十七） 治风火牙疼方

矾荞糕，真正好，立止牙疼十分妙。白矾研，荞面拌，浆水调稀贴之瘥。

将白矾三五钱研细，荞面一两，以浆水拌稀，摊布上贴之。如有虫行者即好。

## （十八） 治虫牙疼痛方

荜拨寸香研，枣肉拌为丸。丸如粟米大，纳孔笑哈哈。

荜拨五分寸香一分共研，枣肉拌丸如小米大，纳虫蚀孔中。

## （十九） 治羊儿疯方

风痫痰痫一般同，俗名通称羊儿疯。初胎狗娃勒死用，烧灰研细服之灵。

将幼犬勒死，不要出血。烧灰存性，研细。每服二钱，小儿减半。

## （二十） 治妇人血崩方

血崩症，真惊人，经血暴下人昏晕。急寻找，旧饭罩，烧灰存性服之妙。

年程多，日子久，上边饭痂休要抖。水煎成，凉少温，下咽以后血即停。

将旧罩上的饭痂休抖，连饭痂烧好，水煎服之。

## （二十一） 治胎衣不下方

胎衣不下活羊血，一杯服之衣即落。竹签扎在羊腿上，血即流下真妙诀。

## （二十二） 治胎衣不下方二

家燕窠，找一具，用水将它煮成泥。舀在盏，凉一点，服下胎衣化成片。

将燕儿窠，以水煎成，舀在碗内，稍凉一点，饮清留浊。

## （二十三） 治小儿重舌方

小儿病，最难疗，全凭医家仔细眺。不呷乳，重舌胀，耳中高弦把血放。

高弦穴在耳中内廓，高弦中间，以石砭出血如米粒许。

## （二十四） 治小儿初生不溺尿方

小儿初生不溺尿，面颜手纹无凭照。麦秆两根七寸长，手按耳朵吹即尿。

用麦秆筒按儿两耳吹之，徐徐为妙。

### (二十五) 治小儿夜不眠方

肝虚胆热夜不眠，全仗医生仔细参。补肝清热是良法，清油灯花服之瘥。

将请油灯花拨三五个，研细，乳汁调服。

### (二十六) 治小儿心家热夜不眠方

小儿心家热燥，每夜卧不成眠。啼哭汗出明显，灯芯灯花细研。

将灯芯烧灰，和灯花研细，乳汁送服。

### (二十七) 治小儿腹疼方

忽然腹疼不宁，时疼时止后倾。方用七气水煎，下咽即愈立安。

### (二十八) 七气汤药方

川朴枳实香，木香玉片良。龙眼肉远志并蝉蜕，枸杞甘草节。

以上水煎服，频频呷之，分量照儿大小定之。

### (二十九) 治小儿便绿方

小儿便绿是何因？浊汁内郁乃致成。方用苏打白玉饼，研细乳汁送下灵。

白玉饼十个，苏打片五片，研细。分十次服，一日一次。

### (三十) 治小儿咳嗽方

咳嗽病，实难疗，羊绒熏之疗效高。羊绒弹，七八粒，火上烧烟熏之愈。

将羊绒丸成弹如指肚大，放在火上烧，令烟出，移儿鼻孔前。吸入时，谨防烧儿鼻。

### (三十一) 灸脐风方

小儿脐风容易发，预先灸之最为佳。鞋带合谷脐轮心，人中眉心囟上下。

元宵灯火十五处，一日二次不须嗟。

系鞋带的位置同解溪穴，两足同灸三壮；合谷穴，两手同灸三壮；脐轮穴，在脐周围共七处，各三壮；脐心穴，在脐中心，灸三壮；人中穴，三壮；眉心穴（即印堂穴），灸三壮；囟门穴，即囟门口，上下各三壮。

### (三十二) 治小儿大便闭结方

小儿大便结不通，葱白蘸蜜一二寸。塞在肛门两三遍，不挨片时立即通。

将葱白放置蜜中，一伏时取出，塞之。

### (三十三) 治血崩症方

血崩人人都晓，得法易治易疗。今用土方单方妙，记于此处休抛。

芥穗炒黑研细，每服三钱为高。不用开水童便调，血崩昏迷有效。
桂心烧灰存性，每用三钱为标。为末空心米汁调，下血不止即效。

### (三十四) 治血崩症方二

棕榈烧灰存性，一次三钱为要。酒水送下力量好，这个方儿真好。

### (三十五) 治血崩症方三

血崩日久不止，侧柏白芍炒焦。分量等分各一毫，酒水各半兑调。

### (三十六) 治血崩症方四

血崩至重之症，忽然大下惊人。棕灰姜灰和乌梅，研细三钱血归。

### (三十七) 治血崩症方五

忽然血崩心疼，此症古今多凶。蒲黄灵脂草官雄，各样三钱称准。
用量照人老幼，姜汤送下立验。一日三次疼即痊，这个方儿稳便。

### (三十八) 治血崩症方六

一用旱莲野草，苎麻白根叶稍。各样三两不为高，水酒各半煎熬。
候温徐徐服下，自觉血归经道。苎麻根（即麻子白根）不用梢①。

### (三十九) 治血崩症方七

木耳乌梅两种，都要烧灰存性。研细开水调均匀，下咽即愈至稳。

### (四十) 治双目失明方

两目属青盲，视物却无光。菊花青皮洗，日久自然亮。
青皮三钱，菊花五钱。每早晚各洗一次。

### (四十一) 治老少大便脱肛方

老少便脱肛，瓦松治之良。连根带稍洗，先熏后洗强。
瓦松即房上俗称瓦旋儿者，为屋顶瓦片缝隙处长的景天科瓦松属植物。

### (四十二) 治子宫脱垂方

妇人脱垂男脱肛，通用大剂举元汤。参芪芎归柴陈草，升麻姜枣引为良。
水煎温服，方见《妇科十条》。

## (四十三) 治烫火伤方

烫火烧伤麻油煎，内纳大黄无数片。大黄蔫时敷伤患，连换几次疼烧慢。

将大黄切成薄片，放煎油内，一秒钟取出，候冷贴之。

## (四十四) 治蝎子蜇人方

蝎子蜇人疼难当，无法可治这种伤。用鸡涎水①伤处拭，内服大酒即安康。

## (四十五) 治百虫入耳方

百虫入耳休害怕，清油滴之真好话。连滴耳内二三次，外用盐水洗为佳。

若虫出之后，耳内疼痛不止者，用盐水洗，以消其虫之余毒也。或以酒洗亦可。

## (四十六) 治毒蛇入口方

毒蛇入口真害怕，无法治之实可嗟。三粒花椒垫蛇尾，用手揉之立即下。

在蛇尾上刺一小口，放花椒在内，以手揉二三十下立出。

## (四十七) 治绣球风方

肾囊湿痒绣球风，又痒又痛脑发昏。方用护墓纸一团，每晚拭之能除根。

护墓纸，即清明节上坟纸，要经过雨露者为佳。

## (四十八) 治嗓子塞方

咽喉不痛又不肿，声音嘶哑真急人。两手搓热如火样，按在脖子出汗津。

这个方法真当验，治之不费半分钱。

## (四十九) 治血崩后血漏不止方

崩后血水永不停，勿作血崩枉劳神。大米四两炖成饭，不用油来不要盐。

棕灰龙骨研细面，调在饭内服之痊。

## (五十) 治风眩烂眼边子方

风眩烂眼边，流泪永不干。蛳蝎腹拭眼，泪干烂即痊。

将蛳蝎打死，双折拿在手，以腹部拭数次，即好，永不发生。此物吾地到处有之，一名蝎虎，因它吃蝎子而有其名。

## (五十一) 治妇人产门痒痛方

妇人产门痒又痛，何方治之最为灵？急用芒硝蛇床子，每晚熏洗得安宁。

---

注释：①鸡涎水：鸡口中的黏液（唾液）。

若是肿胀不能坐，再加蒿本和防风。

若熏洗时，一定要在每天晚上，工作做毕，脱衣熏洗。洗后不可犯风，宜谨慎为妙。

### (五十二) 治热结气滞腹痛方

乳汁草，是葛佬，药名就是公英草。研细末，服三钱，热结腹痛即时安。

将蒲公英研细，以开水每服三钱，一日二次。

# 跋　语

　　余年逾七旬有五，在将逝之时，以残喘之余，写成这个本子。早在一九六四年，以学习之暇，在儿科方面创编了几段不完全歌诀和解语。以后因工作繁忙，不知将此几段未成帙卷的废纸置放于何处，觅无所觅，找无所找。所以，直延至今春（即一九七零年，农历庚戌之二月），余以为老病缠绵，必将不起。至农历三月初余稍有精神，便到卫生院中医门诊上班。一有少暇，即检查以往所写的几本册子，找到了不完整的几篇《小儿症候用药歌》和《面部形色歌》，还有《指纹形色歌》《症候用药补遗篇》以及《赘言》片段。其余详细的，一概未曾觅到。余思之良久，叹曰："人生一世，以遗迹为重。"但是，优有优迹、有劣迹之不同者也。优则为"绩"，劣则为"迹"。由于绩、迹之有分别，余只能以迹，而不能以绩之名也！

　　所以不辞其劳，不怨其苦，以不堪计划，一定要把儿科几段，以分秒必争之势写出，以供后学之人作不完全的参考。诚请方家批评指正，余感激之至也欤！

刘源泉

一九七零年七月中旬

# 编 后 记

二溪先生为甘肃秦安刘文魁中医世家第七代主要传人之一。自幼秉承家学，十六岁即行医乡里，业医近六十年，经验不可谓不丰富。先生终身热爱中医之道，精通医理，在中医临床和学术研究方面，均有突出成就。擅治内科疑难杂症，多年沉疴，精于妇科、儿科。与四弟盈川（名景泉）先生同为享誉陇上的一代名医。晚年总结一生行医之经验，著有《妇科医案》《妇科集要十条》《脉理定义》《实践经验九则》《小儿科歌诀》等书稿多部。

先生是母亲的二舅，即我的二舅爷，至亲往来，感情匪浅。2018年夏初，表叔刘正午（先生长子）约我长谈：言及自己年事已高，尤其身体欠佳。眼看先父遗著尘封笈底，手书孤本或将在自己身后散失殆尽。幸有堂弟刘东亮（盈川先生三子）提议整理付梓，央我抽空抄录整理成电子文档，以便成书而贻予后世。我当即承诺，愿尽菲薄之力。

孰料言犹在耳，正午表叔竟于当年农历七月十二日作古！于是，"誊抄整理"一事，便成了临终之托，我自然加倍重视。正午表叔辞世后，东亮表叔一如既往地鼎力支持，并奔走呼吁、筹集资金、联系办理出版事宜，才得以付梓成书，以"二溪医论医案集"为书名与读者见面。《二溪医论医案集》的出版，无疑是发掘民间中医资源，振兴我省中医事业的又一成果！也是广大中医从业者、爱好者的福音！先生极一生之经验结晶，当为中医从业者、爱好者难得的参考与借鉴！

《二溪医论医案集》是由现存二溪先生的《妇科医案》《妇科集要十条》《脉理定义》《实践经验九则》《小儿科歌诀》五部遗著手稿，按完稿时间之顺序，合并汇编而成。各篇内容均独立完整，自成一书。为保持先生遗著原貌，以及各篇目的独立性，部分内容、案例、方剂，在不同篇目中有重复出现的情况，请读者明晰。

先生祖上六代行医，经累世积聚，家藏医学经籍满架，可惜多数遗失。而先生幼年，只上过两三年私塾，文学功底主要基于阅读国医古籍。所以其行文风格独具一格，半文半白，常以方言、口语掺杂其间。为方便外地读者、青年读者阅读，编辑时对一些生僻字、词、方言等，作了简单的注释，附于各对应章节之后，以供参考。需要说明的是，许多注释词语，在不同的篇目中重复出现，为了方便随手查阅，亦未作整理合并。另外，编辑排时，对个别口语句子、短句子，在不影响本意的原则下，作了改动与合并，特此说明。

然而，对于医学，编者实属彻头彻尾的外行。抄录编辑中难免有理解错误、断句不准、标点不当、注释错误等问题出现。诚请读者谅解，并予以纠正。

本人作为主要的整理编辑者，谨以此书告慰先生父子在天之灵，凝聚着先生毕生心血的经验成果，在尘封半个世纪之后，终于与广大读者见面，可以继续地造福于人民大众了！正午表叔的遗愿得以偿还，可以九泉瞑目了！

任守义谨记